全国高等医学院校规划教材精讲与习题
丛书编委会

神经病学

Neurology

黄 樱 钟善全 主编

化学工业出版社

·北京·

本书共 23 章，章节编排与规划教材基本一致。每章先列出学习目的，强调本章需要重点掌握、熟悉和了解的内容；内容精讲对本章的学习内容和知识点进行了提炼、归纳和总结，重点内容用★号标出，特别需要强调的重点、难点与考点内容用点线明示，以提醒学生注意掌握、记忆；章后设同步练习和参考答案。书后附试题，以供学习者检查自己对知识的掌握程度。

本书适用于全国高等院校基础、临床、预防、口腔等医学类专业本科学生使用，也可作为报考研究生的专业课复习用书，及教师教学、临床医师的参考书。

图书在版编目（CIP）数据

神经病学/黄樱，钟善全主编. —北京：化学工业出版社，2020.1

（全国高等医学院校规划教材精讲与习题）

ISBN 978-7-122-35683-3

Ⅰ.①神⋯　Ⅱ.①黄⋯ ②钟⋯　Ⅲ.①神经病学-医学院校-教学参考资料　Ⅳ.①R741

中国版本图书馆 CIP 数据核字（2019）第 258259 号

责任编辑：邱飞婵　满孝涵　　　　　　文字编辑：吴开亮
责任校对：李雨晴　　　　　　　　　　装帧设计：刘丽华

出版发行：化学工业出版社（北京市东城区青年湖南街 13 号　邮政编码 100011）
印　　装：三河市延风印装有限公司
787mm×1092mm　1/16　印张 18¼　字数 482 千字　2020 年 3 月北京第 1 版第 1 次印刷

购书咨询：010-64518888　　　　　　　售后服务：010-64518899
网　　址：http://www.cip.com.cn
凡购买本书，如有缺损质量问题，本社销售中心负责调换。

定　　价：54.00 元　　　　　　　　　　　　　　版权所有　违者必究

编写人员名单

主　　编　黄　樱　钟善全

副 主 编　赖燕蔚　刘　铮

编　　者　黄旭华　黄　樱　赖燕蔚　刘　琳

　　　　　刘　铮　肖祖锋　钟善全　朱海兵

前言

    神经病学是临床医学本科专业的一门重要课程。为了帮助医学生系统掌握神经病学科的知识，激发学生学习兴趣，减轻学生的学习负担，提高学习效率，用较少的时间掌握和记住教材的基本内容，轻松学好该课程并取得良好成绩，编者结合多年的教学经验，编写了本书。

    本书系国家卫生健康委员会"十三五"规划教材《神经病学》（第9版）之压缩（精髓）版，较前一版本增加了"神经心理学检查"和"脑血管病的介入诊疗"这两章。本书编写的章节及第一级标题的名称与第9版规划教材基本一致。每章开始列出本章需重点掌握、熟悉、了解的内容。行文中重点内容用★在开始位置标出，并在特别需要强调处（重点、难点、考点）用点线标出，同时归纳了大量表格便于记忆学习。内容精讲按第9版教材内容抓住本门课程的重点、要点和核心内容，单刀直入全面系统而又简要地介绍本课的基本概念、基本知识和基本理论。每章后附若干复习题，均有参考答案。书后附一套习题，题型、题目数与执业医师考试相同，以供学生自测。

    由于时间仓促，编者水平有限，不足之处在所难免，恳请读者批评指正并提出宝贵的意见。

黄樱   钟善全

2019 年 4 月

目录

第一章 绪 论

学习目的

1. **掌握** 神经病学的主要内容和特性。
2. **熟悉** 神经病学的总体目标。
3. **了解** 神经病学的实践现状与发展。

内容精讲

一、神经病学的概念和范畴

★神经病学包括神经系统疾病和肌肉疾病两类，全面、系统地讲述了这两类疾病的发病机制、病因与病理、症状与体征、诊断与鉴别诊断、预防和治疗，是神经病学的主要内容。

神经系统分类如表 1-1。

表 1-1 神经系统分类

按解剖结构分类	按功能分类
中枢神经系统（脑、脊髓） （分析综合内外环境传来的信息并做出反应）	躯体神经系统 （调整人体适应外界环境）
周围神经系统（脑神经、脊神经） （传导神经冲动）	自主神经系统 （稳定内环境）

本教材涉及的肌肉疾病主要是指骨骼肌疾病。

神经病学不同于精神病学。神经系统疾病的主要症状为运动、感觉和反射障碍，如病变累及大脑时，常有精神症状。而精神疾病的主要症状是情感、行为和认知等精神活动障碍。

二、神经病学的特性及医学生学习目标

★神经病学的独特之处如下。

（1）定向诊断 判断是否属于神经科疾病。

（2）定位诊断 查明病变的部位，分为临床定位（病史＋体格检查）及综合定位（临床定位＋辅助检查）。定位分为三个步骤：①确定病变是否位于神经系统或骨骼肌；②确定病灶的空间分布是局灶性、多灶性、弥散性还是系统性；③确定具体的位置。

（3）定性诊断 即病因诊断。神经科的病因诊断可概括为一个单词"MIDNIGHTS"："M"营养障碍（malnutrition）；"I"炎症（inflammation）；"D"变性（degeneration）；"N"肿瘤（neoplasm）；"I"感染（infection）；"G"内分泌腺体（gland）；"H"遗传（hereditary）；"T"中毒（toxication）或外伤（trauma）；"S"卒中（stroke）。

定性诊断中还需注意：①一元论原则；②辅助检查符合临床思维，而不是主宰临床诊断；③注意排除假性定位体征；④重视共病。

（4）培养临床思维 神经病学是一个临床实践与临床研究并重的学科，仍有许多未解决的临

床问题，医学生应学会透过现象抓住事物的本质和规律，适应从经验医学、循证医学到精准医学的转化。

三、神经病学的实践现状与发展趋势

★神经病学的总体目标是：

(1) 提高对疾病的认知水平，及时对疾病作出正确诊断。

(2) 尽可能针对病因治疗，提高治愈率，降低死亡率和致残率。

(3) 发展神经病学学科和神经科学。

★由于神经医学影像、电生理和基因生物工程等技术的发展，使神经病学疾病诊断水平有了很大提高，为很多疾病的治疗带来了希望。现状为：

(1) 神经疾病谱的变化　老年人口的增多将使老年变性病和脑血管病增多，逐渐使疾病谱发生改变。

(2) 神经疾病诊断技术的变化　随着医学分子生物学的发展，以往不能确诊的部分疾病如遗传性疾病，可以通过分子生物学方法，确定致病基因。相信随着医学分子生物学、神经影像学和其他相关学科的发展，神经疾病的诊断技术将会发生改变。

(3) 神经疾病治疗技术的变化　新的治疗技术日渐成熟并应用于临床，如缺血性脑血管疾病的外科介入治疗和基因靶向治疗等技术，将使目前部分不能根治或难治性的神经疾病治愈成为可能。还有脑立体定向技术、神经导航技术等。

(4) 人工智能的发展　为神经科疾病诊治带来了新的希望。

（黄　樱　钟善全）

第二章 神经系统的解剖、生理及病损的定位诊断

 学习目的

1. **掌握** 神经系统结构病损后产生的症状、体征。
2. **熟悉** 神经系统解剖的基础理论知识。
3. **了解** 神经系统结构病损的代表性疾病。

 内容精讲

概　　述

临床医师根据病史、症状、体征、辅助检查结果诊断疾病，神经系统疾病的诊断也不例外。神经科临床医师首先根据解剖学、生理学和病理学知识及辅助检查结果对症状进行分析，推断疾病的病变部位（称为定位诊断），然后在此基础上推断病变的性质和原因（称为定性诊断），按顺序完成上述两步后才能作出正确的诊断。要作出正确的定位诊断，必须具备扎实的神经系统解剖、生理和病理等基础医学理论知识，熟练掌握神经系统结构病损后产生的症状、体征，同时必须灵活应用。本章主要讨论神经结构病损与临床症状、体征之间的关系，为临床定位诊断提供理论基础。

人类的神经系统由中枢神经系统和周围神经系统组成，如下所示：

$$\text{神经系统}\begin{cases}\text{中枢神经系统}\begin{cases}\text{脑：大脑、间脑、脑干、小脑}\\\text{脊髓}\end{cases}\\\text{周围神经系统}\begin{cases}\text{脑神经}\\\text{脊神经}\\\text{内脏神经}\end{cases}\end{cases}$$

神经系统病损后出现的症状，按其表现可分为：缺损症状、刺激症状、释放症状、断联休克症状（表 2-1）。神经病损后不同的时期出现这四种症状中的一种或几种。

★表 2-1　神经结构病损后出现的症状

名称	定义	举例
缺损症状	神经结构受损时，正常功能的减弱或消失	偏瘫、偏身感觉障碍
刺激症状	神经结构受激惹后所引起的过度兴奋表现	癫痫、坐骨神经痛
释放症状	高级中枢受损后，原来受其抑制的低级中枢因抑制解除而出现功能亢进	锥体束征、手足徐动症
断联休克症状	中枢神经系统局部发生急性严重损害时，引起功能上与受损部位有密切联系的远隔部位神经功能短暂丧失	脑休克、脊髓休克

第一节　中枢神经

中枢神经系统（central nervus system，CNS）由脑和脊髓组成。脑分为大脑、间脑、脑干和小脑等部分，脊髓由灰质（含有神经细胞）和白质（含上、下行传导束）组成。

一、大脑半球

大脑半球（cerebral hemisphere）的表面有大脑皮质形成的脑沟和脑回，内部为白质、基底核及侧脑室。两侧大脑半球由胼胝体连接。每侧大脑半球的外部形态，可以概括为"三个面（外侧面、内侧面、底面）、四个极（额极、颞极、岛极、枕极）、六个叶（额叶、顶叶、颞叶、枕叶、岛叶、边缘叶）"。

两侧大脑半球的功能不完全对称。在语言、逻辑思维、分析综合及计算功能等方面占优势的半球称为优势半球，多位于左侧，小部分右利手者和约半数左利手者可能在右侧；在音乐、美术、综合能力、空间、几何图形和人物面容的识别及视觉记忆功能等方面占优势的半球称为非优势半球，多位于右侧。

（一）额叶

1. 解剖结构及生理功能　额叶（frontal lobe）的主要功能与精神、语言和随意运动有关。主要功能区如表 2-2 所示。

★表 2-2　额叶的主要功能区

名称	位置	功能
皮质运动区	中央前回	支配对侧半身的随意运动，"倒人状"排列
运动前区	皮质运动区前方	是锥体外系的皮质中枢，与联合运动、姿势调节、共济运动有关
皮质侧视中枢	额中回后部	司双眼同向侧视运动
书写中枢	优势半球的额中回后部	与书写有关
运动性语言中枢（Broca 区）	优势半球外侧裂上方和额下回后部交界的三角区	管理语言运动
额叶前部	额叶前部	与记忆、判断、抽象思维、情感和冲动行为有关

2. 病损表现及定位诊断　额叶病变时主要引起以下症状和表现。

（1）外侧面　脑梗死、肿瘤和外伤时常损害额叶外侧面。①中央前回病变：Jackson 癫痫、对侧偏瘫；②额上回后部病变：对侧上肢强握和摸索反射；③额中回后部病变：刺激性病变引起双眼向病灶对侧凝视，破坏性病变双眼向病灶侧凝视；更后部位的病变产生书写不能；④优势半球额下回后部病变：运动性失语；⑤额极病变：精神障碍。

（2）内侧面　①额叶内侧面后部的旁中央小叶病变可使对侧膝以下瘫痪；②两侧下肢运动区病变时出现两下肢瘫痪，伴有尿便障碍。

（3）底面　可出现饮食过量、胃肠蠕动过度、多尿、高热、出汗和皮肤血管扩张等症状。额叶底面肿瘤可出现福斯特-肯尼迪综合征（Foster-Kennedy syndrome；同侧嗅觉缺失和视神经萎缩，对侧视乳头水肿）。

（二）顶叶

1. 解剖结构及生理功能　顶叶（parietal lobe）的主要功能区见表 2-3。

★表 2-3　顶叶的主要功能区

名称	位置	功能
皮质感觉区	中央后回 顶上小叶	深浅感觉的皮质中枢，呈"倒人状"排列 触觉和实体觉的皮质中枢
运用中枢	优势半球的缘上回	与复杂动作和劳动技巧有关
视觉性语言中枢（阅读中枢）	角回	理解看到的文字和符号

2.病损表现及定位诊断　顶叶病变主要产生皮质性感觉障碍、失用和失认症等。

（1）中央后回和顶上小叶病变　可出现复合性感觉障碍、对侧肢体的部分性感觉性癫痫等。

（2）顶下小叶（缘上回和角回）病变　①顶叶病变可产生体象障碍；②优势半球缘上回病变可产生双侧失用症；③优势半球角回病变产生古茨曼综合征（Gerstmann sydrome）。

（三）颞叶

1.解剖结构及生理功能　颞叶（temporal lobe）的主要功能区如表 2-4 所示。

★表 2-4　颞叶的主要功能区

名称	位置	功能
感觉性语言中枢（Wernicke 区）	优势半球颞上回后部	与听到和写出的语言和文字有关
听觉中枢	颞上回中部及颞横回	听觉的皮质中枢
嗅觉中枢	钩回和海马回前部	嗅觉的皮质中枢
颞叶前部	颞叶前部	与记忆、联想和比较等高级神经活动有关
颞叶内侧面	颞叶内侧面	属边缘系统，与记忆、精神、行为和内脏功能有关

2.病损表现及定位诊断　颞叶病变时主要引起听觉、语言、记忆及精神活动障碍。

（1）优势半球颞上回后部（Wernicke 区）损害　可出现感觉性失语（Wernicke aphasia）。

（2）优势半球颞中回后部损害　可出现命名性失语（anomic aphasia）。

（3）颞叶钩回损害　可出现钩回发作。

（4）海马损害　可发生癫痫、严重的近记忆障碍等。

（5）优势半球颞叶广泛病变或双侧颞叶病变　可出现精神症状。

（6）颞叶深部的视辐射纤维和视束受损　可出现视野改变。

（四）枕叶

1.解剖结构及生理功能　枕叶（occipital lobe）主要的结构有枕极、楔回、舌回和视中枢（纹状区）。枕叶主要与视觉有关。

2.病损表现及定位诊断　枕叶损害主要引起视觉障碍。

（1）视觉中枢病变　可出现幻视、视野缺损等。视野缺损的类型取决于视皮质损害范围的大小。

（2）优势半球纹状区周围病变　产生视觉失认。

（3）顶枕颞交界区病变　可出现视物变形。

（五）岛叶

岛叶（insular lobe）又称脑岛（insula），与内脏感觉和运动有关。岛叶损害多引起内脏运动和感觉的障碍。

（六）边缘叶

边缘叶（limbic lobe）由大脑半球内侧面位于胼胝体周围和侧脑室下角底壁的一圆弧形结构构成，包括隔区、扣带回、海马回、海马旁回和钩回。上述结构与网状结构和大脑皮质有广泛联系，参与高级神经、精神（情绪和记忆等）和内脏的活动。边缘系统损害时可出现精神障碍及内脏活动障碍。

二、内囊

（一）解剖结构及生理功能

内囊（internal capsule）是大脑半球内部宽厚的白质层，位于尾状核、豆状核及丘脑之间，由纵行的纤维束组成（见表2-5），向上呈放射状投射至大脑皮质。在水平切面上，内囊形成尖端向内的钝角形，分为前肢、后肢和膝部。

★表 2-5 内囊的纤维束

位置	纤维束
前肢	丘脑前辐射、额桥束
后肢	（前后顺序）皮质脊髓束、丘脑中央辐射、听辐射、颞桥束、丘脑后辐射、视辐射
膝部	皮质延髓束

（二）病损表现及定位诊断

★**1. 完全性内囊损害**　损害内囊的全部纤维束，出现"三偏"综合征（病灶对侧偏瘫、偏身感觉障碍、偏盲），多见于脑出血及脑梗死。

2. 部分性内囊损害　损害内囊的部分纤维束，出现偏瘫、偏身感觉障碍、偏盲、偏身共济失调、一侧中枢性面舌瘫或运动性失语等症状中的1～2个或更多。

三、基底神经节

（一）解剖结构及生理功能

基底神经节（basal ganglia）亦称基底核（basal nucleus），位于大脑半球白质深部，其组成如图2-1所示。

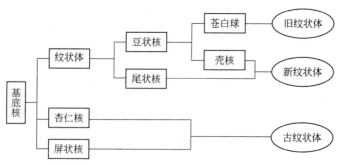

图 2-1　基底核的构成

基底核是锥体外系统的中继站。基底核与大脑皮质及小脑协同调节随意运动、肌张力和姿势反射，也参与复杂行为的调节。

（二）病损表现及定位诊断

基底核病变主要产生运动异常（动作增多或减少）和肌张力改变（增高或降低），如表2-6

所示。

★ 表 2-6　基底核病变的表现

病变部位	表现	疾病
新纹状体	肌张力降低-运动过多综合征： ①壳核→舞蹈样动作（不重复、无规律和无目的急骤运动） ②尾状核→手足徐动症（手指、足趾的缓慢如蚯蚓蠕动样动作） ③丘脑底核→偏侧投掷运动（一侧肢体大幅度、有力的活动）	风湿性舞蹈病、 遗传性舞蹈病、 肝豆状核变性
旧纹状体、黑质	肌张力增高-运动减少综合征： 肌张力增高、动作减少及静止性震颤	帕金森病、 帕金森综合征

四、间脑

间脑（diencephalon）是脑干与大脑半球连接的中继站，由丘脑、上丘脑、下丘脑、底丘脑组成。

间脑病变多无明显定位体征，此区占位病变与脑室内肿瘤相似，临床上常称为中线肿瘤，主要表现为颅内压增高症状。

（一）丘脑

1. 解剖结构及生理功能　丘脑（thalamus）对称分布于第三脑室两侧。薄层"Y"形白质纤维（内髓板）将丘脑分隔为若干核群，主要有前核群、内侧核群和外侧核群。丘脑是各种感觉（嗅觉除外）传导的皮质下中枢和中继站，对运动系统、感觉系统、边缘系统、上行网状系统和大脑皮质的活动有着重要影响。

2. 病损表现及定位诊断　丘脑病变可产生丘脑综合征，表现为对侧的感觉缺失和（或）刺激症状，对侧不自主运动，并可有情感与记忆障碍。丘脑不同核群或纤维受损时的表现，如表 2-7 所示。

表 2-7　丘脑不同核群或纤维受损时的表现

受损核群或纤维	表现
腹后外侧核和腹后内侧核	对侧偏身感觉障碍，特点：①各种感觉均发生障碍；②深感觉和精细触觉障碍重于浅感觉；③肢体及躯干的感觉障碍重于面部；④可有深感觉障碍所导致的共济失调；⑤感觉异常；⑥对侧偏身自发性疼痛（丘脑痛）
丘脑至锥体外系统诸神经核的纤维联系	面部表情分离性运动障碍（当患者大哭大笑时，病灶对侧面部表情丧失，但令患者做随意动作时，面肌并无瘫痪）
外侧核群与红核、小脑、苍白球的联系纤维	对侧偏身不自主运动，可出现舞蹈样动作或手足徐动样动作
丘脑前核与下丘脑及边缘系统的联系	情绪不稳及强哭强笑

（二）下丘脑

1. 解剖结构及生理功能　下丘脑（hypothalamus）与脑干、基底核、丘脑、边缘系统及大脑皮质之间有密切联系，它是调节内脏活动和内分泌活动的皮质下中枢，对体温、摄食、水盐平衡和内分泌活动进行调节，同时也参与情绪活动。

2. 病损表现及定位诊断　下丘脑的刺激性病变可出现丘脑癫痫，主要表现为发作性自主神经功能紊乱。下丘脑不同区及核团损害时的表现见表 2-8。

表 2-8　下丘脑不同区及核团损害时的表现

病损部位		表现	
视上核、室旁核及其纤维束		中枢性尿崩症（多饮、烦渴、多尿、尿比重降低、尿渗透压低、尿中不含糖）	
体温调节中枢	散热中枢（前内侧区，尤其是视前区）	中枢性高热、不能忍受高温环境	体温调节障碍
	产热中枢（后外侧区）	体温过低	
饱食中枢和摄食中枢	饱食中枢（下丘脑腹内侧核）	食欲亢进、食量增大，常导致过度肥胖（下丘脑性肥胖）	摄食异常
	摄食中枢（灰结节的外侧区）	食欲缺乏、厌食，消瘦甚至恶病质	
视前区与后区	视前区（与睡眠有关）	失眠	睡眠觉醒障碍
	后区（与觉醒有关）	睡眠过度、嗜睡，可出现"发作性睡病"（narcolepsy）	
腹内侧核和结节区	腹内侧核（性行为抑制中枢）	失去抑制，出现性早熟、智力低下	生殖与性功能障碍
	结节区（促性腺中枢）	肥胖性生殖无能症（促性腺激素释放不足，同时相近的调节脂肪代谢的神经结构受损→向心性肥胖，性器官发育迟缓，男性睾丸较小，女性原发性闭经等）	
前区和后区	后区（交感神经高级中枢）前区（副交感神经高级中枢）	血压不稳、心率改变、多汗、腺体分泌及胃肠功能障碍（甚至胃和十二指肠溃疡和出血）等	自主神经功能障碍

（三）上丘脑

上丘脑（epithalamus）的主要结构包括：松果体、缰连合、后连合。

上丘脑的病变最常见的是松果体肿瘤，由压迫中脑四叠体，从而引起帕里诺综合征（Parinaud syndrome），见表 2-9。

表 2-9　帕里诺综合征

病损部位	表现
上丘	①瞳孔对光反射消失
	②眼球垂直同向运动障碍，特别是向上的凝视麻痹
下丘	神经性聋
结合臂	小脑性共济失调，多为双侧

（四）底丘脑

底丘脑（subthalamus）主要的结构是丘脑底核，它属于锥体外系的一部分，参与锥体外系的功能。丘脑底核损害时可出现对侧以上肢为重的舞蹈运动，表现为连续的不能控制的投掷运动，称偏身投掷运动（hemiballismus）。

五、脑干

脑干（brain stem）上与间脑下与脊髓相连，包括中脑、脑桥和延髓。内部结构主要有神经核、上下行传导束和网状结构。

（一）解剖结构及生理功能

1. 脑干神经核 为脑干内的灰质核团。中脑有第Ⅲ、Ⅳ对脑神经的核团；脑桥有第Ⅴ、Ⅵ、Ⅶ、Ⅷ对脑神经的核团；延髓有第Ⅸ、Ⅹ、Ⅺ、Ⅻ对脑神经的核团。此外还有传导深感觉的中继核（薄束核和楔束核），以及与锥体外系有关的红核和黑质等。

2. 脑干传导束 为脑干内的白质，包括深浅感觉传导束、锥体束、锥体外通路及内侧纵束等。

3. 脑干网状结构 脑干网状结构参与组成上行网状激活系统，该激活系统如受损，可出现意识障碍。此外，脑干网状结构中还有许多重要的神经调节中枢，如心血管运动中枢、血压反射中枢、呼吸中枢及呕吐中枢等。

（二）病损表现及定位诊断

脑干病变大都出现交叉性瘫痪（病灶侧脑神经周围性瘫痪和对侧肢体中枢性瘫痪及感觉障碍）。临床上根据受损脑神经确定病灶在脑干中的位置，如第Ⅲ对脑神经麻痹则病灶在中脑；第Ⅴ、Ⅵ、Ⅶ、Ⅷ对脑神经麻痹则病灶在脑桥；第Ⅸ、Ⅹ、Ⅺ、Ⅻ对脑神经麻痹则病灶在延髓。

1. 延髓 延髓病变常出现以下综合征，如表 2-10、表 2-11。

★表 2-10 延髓背外侧综合征

病损结构	表现
前庭神经核	恶心、呕吐及眩晕、眼震
疑核及舌咽、迷走神经	吞咽困难、构音障碍、同侧软腭低垂及咽反射消失
绳状体及脊髓小脑束，部分小脑半球	病灶侧共济失调
交感神经下行纤维	Horner 综合征（病灶侧瞳孔缩小、眼裂变小、眼球轻微内陷、同侧面部少汗或无汗）
三叉神经脊束核 脊髓丘脑侧束	交叉性感觉障碍（同侧面部痛、温觉缺失，对侧偏身痛、温觉减退或丧失）

★表 2-11 延髓内侧综合征

病损结构	表现
舌下神经	病灶侧舌肌瘫痪及肌肉萎缩
锥体束	对侧肢体中枢性瘫痪
内侧丘系	对侧上下肢触觉、位置觉、振动觉减退或丧失

2. 脑桥 脑桥病变常出现以下综合征，如表 2-12～表 2-15。

★表 2-12 脑桥腹外侧综合征

病损结构	表现
展神经	病灶侧眼球不能外展
面神经核	周围性面神经麻痹
锥体束	对侧中枢性偏瘫
内侧丘系和脊髓丘脑束	对侧偏身感觉障碍

★表 2-13   脑桥腹内侧综合征

病损结构	表现
展神经	病灶侧眼球不能外展
面神经核	病灶侧周围性面神经麻痹
脑桥侧视中枢及内侧纵束	两眼向病灶对侧凝视
锥体束	对侧中枢性偏瘫

★表 2-14   闭锁综合征（去传出状态）

病损结构	表现
双侧皮质脊髓束	四肢全瘫，可有双侧病理反射
支配三叉神经以下的皮质脑干束	只能以眼球上下运动示意（动眼神经与滑车神经功能保留），眼球水平运动障碍，不能讲话，双侧面瘫，舌、咽、构音及吞咽运动均障碍，不能转颈耸肩

★表 2-15   脑桥被盖下部综合征（小脑上动脉综合征）

病损结构	表现
前庭神经核	恶心、呕吐、眩晕、眼震
展神经	病灶侧眼球不能外展
面神经核	病灶侧面肌麻痹
脑桥侧视中枢及内侧纵束	双眼患侧注视不能
三叉神经脊束	交叉性感觉障碍（同侧面部痛、温觉缺失）
脊髓丘脑侧束	对侧偏身痛、温觉减退或丧失
内侧丘系	对侧偏身触觉、位置觉、振动觉减退或丧失
交感神经下行纤维	病侧 Horner 征（病灶侧瞳孔缩小、眼裂变小、眼球轻微内陷、同侧面部少汗或无汗）
小脑中脚、小脑下脚和脊髓小脑前束	病侧偏身共济失调

3. 中脑   中脑病变常出现以下综合征，如表 2-16、表 2-17。

★表 2-16   大脑脚综合征（动眼神经交叉瘫）

病损结构	表现
动眼神经	病侧除外直肌和上斜肌外的所有眼肌麻痹，瞳孔散大
锥体束	对侧中枢性面舌瘫和上下肢瘫痪

★表 2-17   红核综合征

病损结构	表现
动眼神经	病侧除外直肌和上斜肌外的所有眼肌麻痹，瞳孔散大
黑质	对侧肢体震颤、强直
红核	对侧肢体舞蹈、手足徐动及共济失调
内侧丘系	对侧肢体深感觉和精细触觉障碍

六、小脑

(一) 解剖结构及生理功能

1. 小脑的结构　小脑由中央的小脑蚓部和两侧的小脑半球组成。小脑表面有三个主叶，即绒球小结叶、前叶和后叶。两小脑半球白质内各有四个小脑核即顶核、球状核、栓状核和齿状核。

2. 小脑的纤维及联系　小脑系统的纤维联系分传入和传出两组。小脑的主要传入纤维见表2-18，主要传出纤维见表2-19。

★表 2-18　小脑的主要传入纤维

名称	走行	功能
脊髓小脑束	肌腱、关节的深感觉→脊髓小脑前（后）束→小脑上（下）脚→小脑蚓部	传导来自躯干下部和下肢的本体感觉冲动至小脑
前庭小脑束	前庭细胞核→小脑下脚→同侧绒球小结叶及顶核	传导前庭觉至小脑
脑桥小脑束	额中回、颞中下回或枕叶→同侧脑桥核→脑桥小脑束交叉到对侧→小脑中脚→小脑皮质	调节大脑皮质发出的运动冲动
橄榄小脑束	下橄榄核→小脑中脚→对侧小脑皮质	参与运动的调节

★表 2-19　小脑的主要传出纤维

名称	走行	功能
齿状核红核脊髓束	齿状核→小脑上脚→对侧红核→红核脊髓束→对侧脊髓前角	参与运动的调节
齿状核红核丘脑束	齿状核→小脑上脚→对侧红核→丘脑→大脑皮质运动区及运动前区	参与锥体束及锥体外系的调节
顶核脊髓束	顶核→小脑下脚→延髓网状结构和前庭核 ┌网状脊髓束、前庭脊髓束→脊髓前角细胞 └前庭核与内侧纵束和眼肌神经核	参与运动的调节 参与眼球运动的调节

3. 小脑的功能　①控制姿势和步态；②维持躯体平衡；③调节肌张力；④协调随意运动。

(二) 病损表现及定位诊断

小脑病变最主要的症状为共济失调，详见第三章第十三节。小脑占位性病变压迫脑干可出现小脑发作（阵发性强直性惊厥，或出现去大脑强直状态，表现为四肢强直、角弓反张、神志不清）。

小脑病变时可产生不同症状，见表2-20。

表 2-20　小脑病变的表现和定位诊断

病损部位	表现	常见病因
小脑蚓部	躯干共济失调（轴性平衡障碍）： ①不能保持直立姿势 ②站立不稳、向前或向后倾倒及闭目难立征阳性 ③行走时两脚分开、步态蹒跚、左右摇晃，呈醉酒步态 ④睁眼无改善	儿童小脑蚓部的髓母细胞瘤
小脑半球	1.同侧肢体共济失调： ①上肢比下肢重 ②远端比近端重 ③精细动作比粗略动作重 2.水平性或旋转性眼震：向病灶侧注视时更加粗大 3.小脑性语言	小脑脓肿、肿瘤、脑血管病、遗传变性疾病

续表

病损部位		表现	常见病因
弥漫性变性	急性病变	言语、躯干、四肢均共济失调	脑血管病、急性炎症等
	慢性病变	言语、躯干共济失调，四肢共济失调不明显（新小脑的代偿作用）	慢性炎症、肿瘤等

七、脊髓

(一) 解剖结构及生理功能

脊髓（spinal cord）位于椎管内，属中枢神经系统，为脑干向下延伸部分。脊髓由灰质（含有神经细胞）和白质（含上、下行传导束）组成。脊髓发出 31 对脊神经分布到四肢和躯干，同时也是神经系统的初级反射中枢。正常的脊髓活动受大脑的控制。

1. 脊髓外部结构 脊髓分为 31 个节段，即 8 个颈节（$C_1 \sim C_8$），12 个胸节（$T_1 \sim T_{12}$），5 个腰节（$L_1 \sim L_5$），5 个骶节（$S_1 \sim S_5$）和 1 个尾节（C_0）。每个节段有两对神经根——前根和后根。脊髓的生长较脊柱慢，到成人时，脊髓比脊柱短。

脊髓有两个膨大部：①颈膨大部始自 $C_5 \sim T_2$，发出支配上肢的神经根；②腰膨大始自 $L_1 \sim S_2$，发出支配下肢的神经根。脊髓自腰膨大向下逐渐细削，形成脊髓圆锥，圆锥尖端发出终丝，终止于第 1 尾椎的骨膜。

脊髓表面有六条纵行的沟裂：前正中裂、后正中沟、前外侧沟与后外侧沟左右各一。

与脑膜相对应，脊髓膜也有三层：硬脊膜、蛛网膜和软脊膜。三层膜之间的间隙为硬膜外腔、硬膜下腔、蛛网膜下腔。

2. 脊髓内部结构 脊髓由灰质和白质组成。灰质在脊髓横切面上呈蝴蝶形或"H"形，居于脊髓中央，其中心有中央管；灰质主要由神经细胞核团和部分胶质细胞组成。白质包绕在灰质的外周，主要由上下行传导束及大量的胶质细胞组成；脊髓的白质分为前索、侧索和后索三部。

脊髓白质中的上行纤维束（又称感觉传导束），将躯干和四肢的痛温觉、精细触觉和深感觉传至大脑皮质感觉中枢进行加工和整合；下行纤维束（又称运动传导束），将大脑皮质运动区、红核、前庭核、脑干网状结构及上丘的冲动传至脊髓前角或侧角，继而支配躯干肌和四肢肌，参与锥体束和锥体外系的形成，与肌肉的随意运动、姿势和平衡有关。

脊髓灰、白质的结构与功能如表 2-21、表 2-22 所示。

表 2-21 脊髓灰质的结构与功能

结构		功能
前角		主要参与躯干和四肢的运动支配
后角		参与感觉信息的中转
侧角	$C_8 \sim L_2$ 侧角	为脊髓交感神经中枢，支配血管、内脏及腺体的活动（其中，$C_8 \sim T_1$ 侧角发出的交感纤维支配同侧的瞳孔扩大肌、睑板肌、眼眶肌、面部血管和汗腺）
	$S_{2 \sim 4}$ 侧角	为脊髓副交感神经中枢，支配膀胱、直肠和性腺
中央灰质	灰质前连合	主要为左右相互交叉的痛、温觉纤维及一部分触觉纤维
	灰质后连合	连接两侧后角
	内侧纵束	将中脑及前庭神经核的冲动传至脊髓上颈段中间带，继而支配前角运动神经元，协同眼球的运动和头颈部的运动，是眼震和头眼反射的结构基础

表 2-22 脊髓白质的结构与功能

	结构	功能
上行纤维束	薄束和楔束	传导深感觉、皮肤的精细触觉至薄束核和楔束核，进而传至大脑皮质
	脊髓小脑束	将下肢和躯干下部的深感觉信息经小脑上、下脚传至小脑皮质，与运动和姿势的调节有关
	脊髓丘脑束	是感觉传导通路的重要部分，传入后根的痛温觉、触压觉分别经侧束、前束上传至丘脑腹后外侧核，进而上传至中央后回和旁中央小叶后部进行整合
下行纤维束	皮质脊髓束	将大脑皮质运动区的冲动传至脊髓前角的运动神经元，支配躯干和肢体的运动
	红核脊髓束	将红核发出的冲动传至脊髓前角，支配屈肌的运动神经元，协调肢体运动
	前庭脊髓束	将前庭外侧核发出的冲动传至脊髓中间带及前角底部，主要兴奋躯干和肢体的伸肌，以调节身体平衡
	网状脊髓束	连接脑桥和延髓的网状结构与脊髓中间带神经元，主要参与躯干和肢体近端肌肉运动的控制
	顶盖脊髓束	将中脑上丘的冲动传至上颈髓中间带及前角基底部，兴奋对侧颈肌及抑制同侧颈肌活动，是头颈反射及视听反射的结构基础

3. 脊髓反射 许多肌肉、腺体和内脏反射的初级中枢均在脊髓，主要的脊髓反射有两种。

（1）牵张反射 包括腱反射和姿势反射。这两种反射弧径路大致相同。牵张反射受皮质脊髓束（属锥体束的一部分）的抑制。如果皮质脊髓束的抑制作用被阻断，脊髓牵张反射则增强，就会出现腱反射亢进、肌张力增高、病理反射，临床上称为锥体束征阳性。

（2）屈曲反射 当肢体受到伤害性刺激时，屈肌会快速收缩，以逃避这种伤害刺激，这是一种防御反射。

4. 脊髓的功能 主要表现在两个方面：①为上、下行传导通路的中继站；②为肌肉、腺体和内脏反射的初级反射中枢。

（二）病损表现及定位诊断

脊髓损害的临床表现主要为四大障碍：①运动障碍；②感觉障碍；③反射异常；④自主神经功能障碍。运动障碍和感觉障碍对脊髓病变水平的定位很有帮助。

1. 不完全性脊髓损害 不完全性脊髓损害的病损表现和定位诊断见表 2-23。

★表 2-23 不完全性脊髓损害的病损表现和定位诊断

病损部位	表现	疾病
前角	节段性下运动神经元性瘫痪（病变前角支配的肌肉萎缩，腱反射消失，无感觉障碍和病理反射，常伴有肌束震颤，肌电图上出现巨大综合电位）	进行性脊肌萎缩、脊髓前角灰质炎
后角	病灶侧相应皮节出现同侧分离性感觉障碍（痛温觉缺失、触觉保留）	脊髓空洞症、早期髓内胶质瘤
中央管附近	双侧对称的分离性感觉障碍	脊髓空洞症、脊髓中央管积水或出血
侧角	$C_8 \sim L_2$ 侧角受损：出现血管舒缩功能障碍、泌汗障碍和营养障碍等（其中 $C_8 \sim T_1$ 侧角受损病时产生 Horner 征）。$S_{2 \sim 4}$ 侧角受损：出现膀胱直肠功能障碍和性功能障碍	血管疾病、肿瘤
前索	脊髓丘脑前束受损造成对侧病变水平以下粗触觉障碍，刺激性病变出现病灶对侧水平以下难以形容的弥散性疼痛，常伴感觉过敏	肿瘤早期、炎症
后索	薄束、楔束损害时出现感觉性共济失调（振动觉、位置觉障碍），由于精细触觉障碍而不能辨别在皮肤书写的字和几何图形。后索刺激性病变在相应的支配区可出现电击样剧痛	脊髓痨、肿瘤

续表

病损部位	表现	疾病
侧索	对侧肢体病变水平以下上运动神经元性瘫痪和痛温觉障碍	脊髓亚急性联合变性
束性损害	选择性侵犯脊髓内个别传导束，出现相应传导束受损的表现，如薄束、楔束损害可见深感觉障碍，锥体束损害可见中枢性瘫痪	脊髓亚急性联合变性
半侧损害	引起脊髓半切综合征（病变节段以下同侧上运动神经元性瘫痪、深感觉障碍、精细触觉障碍及血管舒缩功能障碍，对侧痛温觉障碍）	髓外肿瘤、脊髓血肿、脊髓蛛网膜炎等

2. 脊髓横贯性损害　主要症状为受损平面以下各种感觉缺失、上运动神经元瘫、括约肌障碍等。脊髓主要节段横贯性损害的临床表现如表 2-24 所示。

★表 2-24　脊髓主要节段横贯性损害的临床表现

病损部位	表现
高颈髓（$C_{1\sim4}$）	1.三大障碍（无反射异常）：损害平面以下各种感觉缺失；四肢呈上运动神经元性瘫痪；括约肌功能障碍，四肢和躯干多无汗 2.常伴有枕部疼痛及头部活动受限 3.可能波及的结构：①$C_{3\sim5}$ 节段受损：膈肌瘫痪，腹式呼吸减弱或消失；②三叉神经脊束核受损：同侧面部外侧痛、温觉丧失；③副神经核受累：同侧胸锁乳突肌及斜方肌无力和萎缩；④病变由枕骨大孔波及颅后窝：可引起延髓及小脑症状（如吞咽困难、饮水呛咳、共济失调和眼球震颤等）
颈膨大（$C_5\sim T_2$）	1.四大障碍：两上肢呈下运动神经元性瘫痪，两下肢呈上运动神经元性瘫痪；病灶平面以下各种感觉缺失，可有肩部和上肢的放射性痛；上肢腱反射改变（可定位）；尿便障碍 2.可能波及的结构：$C_8\sim T_1$ 节段侧角细胞受损产生 Horner 征
胸髓（$T_{3\sim12}$）	1.$T_{4\sim5}$ 节段受损：双下肢呈上运动神经元性瘫痪；该平面以下各种感觉缺失，受损节段常伴有束带感；括约肌障碍 2.$T_{7\sim8}$、$T_{9\sim10}$、$T_{11\sim12}$ 节段受损：分别上、中、下腹壁反射消失 3.$T_{10\sim11}$ 节段受损：比弗征（Beevor sign）
腰膨大（$L_1\sim S_2$）	1.四大障碍：双下肢下运动神经元性瘫痪；双下肢及会阴部位各种感觉缺失；反射改变；括约肌障碍 2.可能波及的结构：①腰膨大上段受损：神经根痛位于腹股沟区或下背部；②腰膨大下段受损：坐骨神经痛；③反射定位：$L_{2\sim4}$ 节段受损膝反射消失；$S_{1\sim2}$ 则踝反射往往消失；④$S_{1\sim3}$ 节段受损出现阳痿
脊髓圆锥（$S_{3\sim5}$ 和尾节）	1.三大障碍（无瘫痪）：肛门周围和会阴部感觉缺失，呈鞍状分布，髓内病变可出现分离性感觉障碍；肛门反射消失；性功能障碍 2.可能波及的结构：圆锥病变可出现真性尿失禁
马尾神经根	两大障碍（无反射异常，括约肌障碍常不明显）：下肢可有下运动神经元性瘫痪；根性疼痛和感觉障碍位于会阴部、股部和小腿

第二节　脑与脊髓的血管

一、脑的血管

（一）解剖结构及生理功能

1. 脑的动脉　脑的动脉来源于颈内动脉和椎动脉，脑的血供由此分为颈内动脉系和椎-基底动脉系。以顶枕沟为界，大脑半球前 2/3 和部分间脑由颈内动脉系供应；大脑半球后 1/3 及部分间脑、脑干和小脑由椎-基底动脉系供应。两系动脉均可分为皮质支和中央支，皮质支供应大脑皮质及其深面的髓质，中央支供应基底核、内囊及间脑等。

（1）颈内动脉 主要分支及供血范围见表2-25。

★ 表 2-25 颈内动脉主要分支及供血范围

分支	起始位置	供血范围
眼动脉	颈内动脉在穿出海绵窦处	眼部
脉络膜前动脉	在视束下从颈内动脉分出	①外侧膝状体；②内囊后肢的后下部；③大脑脚底的中1/3；④苍白球
后交通动脉	在视束下分出，与大脑后动脉吻合	是颈内动脉系和椎-基底动脉系的吻合支
大脑前动脉	在视神经上方由颈内动脉分出	皮质支：①顶枕沟以前的半球内侧面；②额叶底面的一部分；③额、顶两叶上外侧面的上部
大脑中动脉	为颈内动脉的直接延续	中央支：①尾状核；②豆状核前部；③内囊前肢 皮质支：①大脑半球上外侧面的大部分；②岛叶 中央支：①尾状核；②豆状核；③内囊膝和后肢的前部

（2）椎动脉 主要分支及供血范围见表2-26。

★ 表 2-26 椎-基底动脉主要分支及供血范围

分支		供血范围
椎动脉	脊髓前、后动脉	脊髓
	小脑下后动脉	①小脑底面后部；②延髓后外侧部
基底动脉	小脑下前动脉	小脑下面的前部
	迷路动脉（内听动脉）	内耳迷路
	脑桥动脉	脑桥基底部
	小脑上动脉	小脑上部
	大脑后动脉	皮质支：①颞叶内侧面和底面；②枕叶
		中央支：①丘脑；②内外侧膝状体；③下丘脑；④底丘脑

（3）大脑动脉环（Willis环） 由两侧大脑前动脉起始段、两侧颈内动脉末端、两侧大脑后动脉借前、后交通动脉连通形成，使颈内动脉系与椎-基底动脉系相交通，该环是一种代偿的潜在装置。

2. 脑的静脉 脑的静脉分为大脑浅静脉和大脑深静脉两组。

（1）大脑浅静脉 分为大脑上静脉、大脑中静脉（又分为大脑中浅静脉和大脑中深静脉）及大脑下静脉三组。

（2）大脑深静脉 包括大脑内静脉和大脑大静脉。

（二）病损表现及定位诊断

脑血管疾病以动脉受累的疾病居多，其症状极其复杂，不同血管分支的病变因损害不同区域而表现各异。

1. 颈内动脉主干受累 可出现：①病侧单眼—过性黑矇（眼动脉受累）；②病侧 Horner 征（虹吸部受累）；③对侧偏瘫、偏身感觉障碍和偏盲，优势半球受累可出现失语症，非优势半球受累可出现体象障碍（大脑中动脉主干受累）。

2. 大脑中动脉受累

（1）主干　①"三偏"综合征：病灶对侧中枢性面舌瘫及偏瘫、偏身感觉障碍、偏盲或象限盲；②优势半球受累可出现失语症，非优势半球受累可出现体象障碍；③可有不同程度的意识障碍。

（2）皮质支　①上分支受累时出现对侧偏瘫和感觉缺失，Broca失语（优势半球）和体象障碍（非优势半球）；②下分支受累时出现Wernicke失语、命名性失语和行为异常等。

（3）深穿支　①"三偏"综合征；②优势半球可出现皮质下失语。

3. 大脑前动脉受累

（1）主干　①病灶对侧中枢性面舌瘫及偏瘫，可伴轻度感觉障碍；②尿潴留或尿急；③精神障碍，常有强握与吸吮反射；④优势半球受累可出现上肢失用，也可出现Broca失语。

（2）皮质支　①对侧下肢远端为主的中枢性瘫，可伴感觉障碍；②对侧下肢短暂性共济失调、强握反射及精神症状。

（3）深穿支　对侧中枢性面、舌瘫及上肢近端轻瘫。

4. 大脑后动脉受累

（1）主干　出现：①"三偏"综合征；②丘脑综合征；③优势半球病变可有失读。

（2）皮质支　可能出现：①对侧同向性偏盲或象限盲，黄斑回避；②视觉失认及颜色失认、对侧偏盲、视幻觉痫性发作等，优势侧病损可有命名性失语。

（3）深穿支　可能出现：①红核丘脑综合征；②丘脑综合征；③大脑脚综合征或红核综合征。

5. 基底动脉受累

（1）主干　引起脑干广泛性病变，累及脑神经、锥体束及小脑，出现眩晕、呕吐、共济失调、瞳孔缩小、四肢瘫痪、肺水肿、消化道出血、昏迷和高热等，甚至死亡。

（2）基底动脉尖部　受累时可出现基底动脉尖部综合征，表现为：①眼球运动及瞳孔异常；②对侧偏盲或皮质盲；③严重的记忆障碍；④少数患者可有脑干幻觉，表现为大脑脚幻觉及脑桥幻觉；⑤可有意识障碍。

（3）内听动脉　表现为病灶侧耳鸣、听力减退、眩晕、呕吐、眼震。

（4）中脑支　可出现大脑脚综合征或红核综合征（详见本章第一节）。

（5）脑桥支　可出现脑桥腹外侧综合征（详见本章第一节）。

（6）脑桥旁正中动脉　可出现脑桥腹内侧综合征（详见本章第一节）。

（7）小脑上动脉　可出现脑桥上部外侧综合征。

6. 椎动脉受累　小脑下后动脉起于椎动脉，此两动脉受累可出现延髓背外侧综合征（详见本章第一节）。

二、脊髓的血管

（一）解剖结构和生理功能

1. 脊髓的动脉　脊髓的动脉血供来自椎动脉的分支脊髓前动脉和脊髓后动脉、根动脉的分支（根前动脉和根后动脉）。

（1）脊髓前动脉　供应脊髓横断面前2/3区域（包括脊髓前角、侧角、灰质连合、后角基部、前索和侧索前部）。沟动脉系终末支，少侧支循环，故易发生供血障碍。

（2）脊髓后动脉　主要供应脊髓横断面后1/3区域（包括脊髓后角的其余部分、后索和侧索后部）。脊髓后动脉并未形成一条完整连续的纵行血管，略成网状，分支间吻合较好，故较少发生供血障碍。

（3）根动脉　进入椎间孔后分为前后两股，即根前动脉、根后动脉，分别与脊髓前动脉与脊髓后动脉吻合，构成围绕脊髓的动脉冠。

根据脊髓动脉分布的特点，循环最不充足的节段常位于相邻的两条根动脉分布区交界处，T_4 和 L_1 最易发生供血不足。

2. 脊髓的静脉　脊髓的静脉血主要由脊髓前静脉和脊髓后静脉引流至椎静脉丛，再向上与延髓静脉相通。椎静脉丛内压力很低，没有静脉瓣，椎静脉丛是感染及恶性肿瘤转移入颅的可能途径。

（二）病损表现及定位诊断

脊髓血管可发生缺血性病变和出血性病变，多发生于脊髓动脉系统，而血管畸形可发生于动静脉系统。因脊髓结构紧密，较小的血管病变就可造成严重的后果。

1. 脊髓前动脉损害　脊髓前动脉闭塞后将产生脊髓前动脉综合征，表现为：①病灶水平以下的上运动神经元性瘫痪；②分离性感觉障碍（痛温觉缺失而深感觉正常）；③膀胱直肠功能障碍。

2. 脊髓后动脉损害　脊髓后动脉闭塞后将产生脊髓后动脉综合征，表现为：病变水平以下的深感觉障碍，痛温觉及肌力保存，括约肌功能常不受累。

3. 根动脉损害　损害后将产生中央动脉综合征，表现为：下运动神经元性瘫痪（肌张力减低、肌萎缩），多无感觉障碍和锥体束损害。

脊髓出血常引起急性横贯性脊髓损害，表现为：截瘫、病变水平以下感觉缺失、括约肌功能障碍。脊髓动静脉畸形产生脊髓压迫症状，表现为：病变节段以下的运动障碍和感觉障碍；也可破裂发生局灶性或弥漫性出血，出现脊髓局部损害的症状或横贯性脊髓损害的表现。

第三节　脑　神　经

脑神经（cranial nerves）为与脑相连的周围神经，共 12 对。它们的排列序数是以出入脑的部位前后次序而定的，其中第 Ⅰ、Ⅱ 对脑神经属于大脑和间脑的延伸，在脑内部分是其 2 级和 3 级神经元的纤维束，第 Ⅲ ～ Ⅻ 对脑神经与脑干相连。脑干内有与各脑神经相对应的神经核，一般运动核靠近中线，感觉核在其外侧。其中第 Ⅲ、Ⅳ 对脑神经核在中脑，第 Ⅴ、Ⅵ、Ⅶ、Ⅷ 对脑神经核在脑桥，第 Ⅸ、Ⅹ、Ⅺ、Ⅻ 对脑神经核在延髓。只有副神经的一部分从颈髓的上 4 节前角发出。

12 对脑神经除面神经核下部及舌下神经核只受对侧皮质脑干束支配外，其余脑神经运动核均受双侧皮质脑干束支配。

一、嗅神经

（一）解剖结构及生理功能

嗅神经（olfactory nerve，Ⅰ）传导气味刺激所产生的嗅觉冲动，嗅觉传导通路如下：

嗅细胞（1 级神经元）→嗅丝（嗅神经）→嗅球（2 级神经元）→嗅束→

外侧嗅纹→嗅中枢（颞叶钩回、海马回前部及杏仁核）。
内侧嗅纹→胼胝体下回。
中间嗅纹→前穿质。

（二）病损表现及定位诊断

嗅觉障碍的定位诊断，如表 2-27 所示。

表 2-27 嗅觉障碍的定位诊断

病损部位	表现	疾病
嗅中枢	毁损性病变：不引起嗅觉丧失（因左右两侧有较多的联络纤维）	脑血管病
	刺激性病变：可引起幻嗅发作（发作性地嗅到特殊的气味如臭鸡蛋、烧胶皮的气味）	颞叶癫痫的先兆期、颞叶海马附近的肿瘤
嗅神经、嗅球及嗅束	嗅觉障碍伴脑脊液鼻漏	颅前窝颅底骨折累及筛板
	一侧或两侧嗅觉丧失	额叶底部肿瘤、嗅沟病变
鼻腔局部	双侧嗅觉减退或缺失	鼻炎、鼻部肿物、鼻部外伤

二、视神经

(一) 解剖结构及生理功能

视神经（optic nerve，Ⅱ）主要传导视觉冲动，是视觉径路的重要组成部分。视觉径路见下：视觉感受器（视锥、视杆细胞）→双极细胞（1级神经元）→神经节细胞（2级神经元）→视神经→视交叉（鼻侧交叉，颞侧不交叉）→视束→外侧膝状体（3级神经元）→视放射（背侧束、腹侧束）→视觉中枢即纹状区（楔回接受双侧视网膜上半部纤维；舌回接受双侧视网膜下半部纤维；枕极接受双侧黄斑纤维）。

此外，视觉径路的一部分纤维在外侧膝状体的前方离开视束，经上丘臂进入中脑上丘和顶盖前区，与两侧动眼神经副核联系，参与瞳孔对光反射，因此，这条通路是瞳孔对光反射通路的一部分。

(二) 病损表现及定位诊断

1. 视神经不同部位损害所产生的视力障碍与视野缺损 视觉径路前后贯穿全脑，其不同部位损害产生不同程度的视力障碍及不同类型的视野缺损，见表 2-28。

★表 2-28 视觉径路病变产生的视力障碍及视野缺损

病变部位		视力障碍及视野缺损	疾病
视神经		同侧单眼全盲	眼动脉或视网膜中央动脉闭塞、球后视神经炎、高颅压、视神经压迫性病变
视交叉	外侧部	同侧眼鼻侧视野缺损	颈内动脉严重硬化压迫视交叉外侧部
	正中部	双眼颞侧偏盲	垂体瘤、颅咽管瘤和其他鞍内肿瘤
	全部	双眼全盲	垂体瘤卒中
视束		双眼对侧视野同向性偏盲	颞叶肿瘤向内侧压迫
	全部	双眼对侧视野同向偏盲	病变累及内囊后肢
视辐射	下部	双眼对侧视野同向上象限盲	颞叶后部肿瘤或血管病
	上部	双眼对侧视野同向下象限盲	顶叶肿瘤或血管病
视中枢	局限性病变	对侧象限盲	
	完全损害	对侧偏盲（黄斑回避、偏盲侧对光反射存在）	脑梗死、枕叶出血或肿瘤压迫

2. 视乳头异常

（1）视乳头水肿（papilledema） 颅内压增高时阻碍视网膜中央静脉和淋巴回流，从而引起视乳头水肿，因此视乳头水肿是颅内压增高的主要客观体征之一。

（2）视神经萎缩（optic atrophy）　可分为原发性视神经萎缩和继发性视神经萎缩。

三、动眼神经、滑车神经和展神经

（一）解剖结构及生理功能

动眼神经、滑车神经和展神经共同支配眼外肌，管理眼球运动，故合称眼球运动神经。

1. 动眼神经　动眼神经（oculomotor nerve，Ⅲ）为支配眼肌的主要运动神经，包括运动纤维和副交感纤维两种成分。动眼神经起自中脑上丘的动眼神经核。动眼神经核及相关结构、功能见表2-29。

★表 2-29　动眼神经核及相关结构、功能

动眼神经核	神经	眼外肌	眼内肌	功能
外侧核	动眼神经纤维	上直肌、下直肌、内直肌、下斜肌、上睑提肌	—	眼球运动
正中核	动眼神经副交感纤维	内直肌	—	两眼的辐辏运动
埃-魏（E-W）核	动眼神经副交感纤维	—	瞳孔括约肌、睫状肌	缩瞳、调节反射

2. 滑车神经　滑车神经（trochlear nerve，Ⅳ）起自滑车神经核，其纤维经眶上裂入眶后，支配上斜肌。

3. 展神经　展神经（abducent nerve，Ⅵ）起自展神经核，其纤维从由眶上裂入眶，支配外直肌。

（二）病损表现及定位诊断

1. 不同部位的眼肌损害　眼肌分为眼外肌、眼内肌（见表2-29）。如眼肌麻痹仅限于眼外肌而瞳孔括约肌功能正常，称眼外肌麻痹；相反，瞳孔括约肌麻痹而眼外肌正常，称眼内肌麻痹；眼内肌与眼外肌均麻痹，称全眼肌麻痹。根据损害部位不同，可分为周围性、核性、核间性及核上性四种眼肌麻痹。

（1）周围性眼肌麻痹（peripheral ophthalmoplegia）

① 动眼神经麻痹：完全损害时表现为：a.上睑下垂；b.眼球向外下斜视（由于外直肌及上斜肌的作用）；c.眼球只能外展（外展神经支配），向下看时产生向内旋转运动（滑车神经支配）；d.复视；e.瞳孔散大，光反射及调节反射均消失。

② 滑车神经麻痹：多合并动眼神经麻痹。其单纯损害表现为：a.眼球位置稍偏上；b.向外下方活动受限；c.下视时出现复视。

③ 展神经麻痹：a.患侧眼球内斜视；b.外展运动受限或不能；c.复视。

动眼神经、滑车神经及展神经合并麻痹很多见，此时眼肌全部瘫痪，表现为：a.眼球只能直视前方，不能向任何方向转动；b.瞳孔散大；c.光反射及调节反射消失。常见于海绵窦血栓及眶上裂综合征。

（2）核性眼肌麻痹（nuclear ophthalmoplegia）　是指眼球运动神经核（动眼、滑车和展神经核）的损害（脑干血管病、炎症、肿瘤等）所引起的眼球运动障碍。核性眼肌麻痹与周围性眼肌麻痹的临床表现类似，但有以下三个特点：①双侧眼球运动障碍；②脑干内邻近结构的损害：如同侧的周围性面神经麻痹、三叉神经麻痹和对侧偏瘫；③分离性眼肌麻痹：核性眼肌麻痹可表现为个别神经核团选择性损害，称为分离性眼肌麻痹。

（3）核间性眼肌麻痹（internuclear ophthalmoplegia） 病变主要损害脑干的内侧纵束，故又称内侧纵束综合征。内侧纵束是眼球水平性同向运动的重要联络通路。可表现为三种类型，即前核间性眼肌麻痹、后核间性眼肌麻痹和一个半综合征。

（4）核上性眼肌麻痹（supranuclear ophthalmoplegia） 亦称中枢性眼肌麻痹，是指由于大脑皮质眼球同向运动中枢、脑桥侧视中枢及其传导束损害，出现双眼同向注视运动障碍（凝视麻痹）。

2. 不同眼肌麻痹导致的复视 复视（diplopia）是眼外肌麻痹时经常出现的表现，是指某一眼外肌麻痹时，眼球向麻痹肌收缩的方向运动不能或受限，由此出现视物双影。健眼能使外界物体的影像投射到黄斑区，视物为实像（即真像）；有眼肌麻痹的患眼则使外界物体的影像投射到黄斑区以外的视网膜上，视物为虚像（即假像）。

3. 不同部位损害所致的瞳孔改变

（1）瞳孔的大小 在普通光线下瞳孔的直径约 $3\sim4mm$，一般认为瞳孔直径小于 2mm 为瞳孔缩小，大于 5mm 为瞳孔散大。动眼神经的副交感神经纤维支配瞳孔括约肌，引起瞳孔变小；颈上交感神经节发出的节后神经纤维支配瞳孔开大肌，引起瞳孔变大。

① 瞳孔缩小：a. 颈上交感神经径路：下丘脑交感中枢（1 级神经元）→脊髓交感中枢（$C_8\sim T_2$ 侧角，2 级神经元）→胸及颈交感干→颈上交感神经节（3 级神经元）→节后纤维→颈内动脉交感神经丛→睑板肌、眼眶肌、瞳孔开大肌及汗腺和血管；b. 上述颈上交感神经径路损害将出现瞳孔缩小：一侧颈上交感神经径路损害常见于 Horner 综合征（病灶侧瞳孔缩小、眼裂变小、眼球轻微内陷、同侧面部少汗或无汗）。

② 瞳孔散大：a. 见于动眼神经麻痹。由于动眼神经的副交感神经纤维在动眼神经的表面，所以当颞叶钩回疝时（钩回压迫动眼神经），可首先出现瞳孔散大而无眼外肌麻痹；b. 视神经病变失明及阿托品类药物中毒时瞳孔也可散大。

（2）瞳孔光反射异常 ①瞳孔对光反射是指受到光线刺激后瞳孔缩小的反射，分为直接光反射（光线在直接射入侧引起瞳孔缩小）和间接光反射（光线射入的对侧瞳孔缩小）。其传导通路为：光线→视网膜→视神经→视交叉→视束→上丘臂→上丘→中脑顶盖前区→两侧 E-W 核→动眼神经→睫状神经节→节后纤维→瞳孔括约肌（引起瞳孔变小）；②上述传导径路上任何一处损害均可引起瞳孔光反射消失和瞳孔散大。

（3）辐辏及调节反射异常

① 辐辏及调节反射是指注视近物时双眼会聚（辐辏）及瞳孔缩小（调节）的反射，两者也合称集合反射。辐辏及调节反射的传导通路是：

视网膜 → 视神经 → 视交叉 → 视束 → 外侧膝状体 → 枕叶纹状区 → 顶盖前区 →

动眼神经正中核→两眼内直肌（辐辏反射）。

动眼神经 E-W 核→瞳孔括约肌、睫状肌（调节反射）。

② 辐辏反射丧失见于帕金森综合征（由于肌强直）及中脑病变；调节反射丧失见于白喉（损伤睫状神经）及脑炎（损伤中脑）。

（4）阿-罗瞳孔（Argyll-Robertson pupil） 表现为两侧瞳孔均较小，且大小不等，边缘不整，光反射消失（因顶盖前区的光反射径路受损），调节反射存在（因顶盖前区内支配调节反射的神经纤维未受损）。常见于神经梅毒、偶见于多发性硬化及带状疱疹等。

（5）埃迪瞳孔（Adie pupil） 又称强直性瞳孔（tonic pupil）。表现如下：①一侧瞳孔散大；②瞳孔光反射异常：在普通光线下检查，病变瞳孔光反射消失；但在暗处强光持续照射，瞳孔可出现缓慢的收缩，光照停止后瞳孔又缓慢散大；③调节反射反应缓慢：以一般方法检查瞳孔不缩小，但较长时间注视一近物后，瞳孔可缓慢缩小，而且比正常侧还小，停止注视后可缓慢恢复；

④伴有全身腱反射（特别是膝反射和踝反射）减弱或消失；⑤若同时伴有节段性无汗及直立性低血压等，称为埃迪综合征（Adie syndrome），其病因和发病机制尚不清楚。

四、三叉神经

（一）解剖结构及生理功能

三叉神经（trigeminal nerve，Ⅴ）为混合性神经，其感觉神经司面部、口腔及头顶部的感觉，运动神经支配咀嚼肌的运动（张口、将下颌推向前下）。

1. 感觉神经纤维　三叉神经感觉神经纤维传导径路如图 2-2 所示。

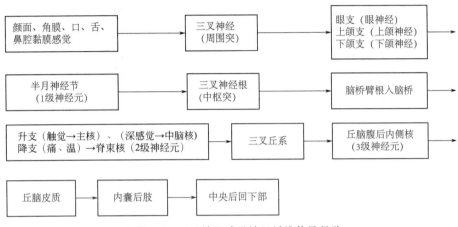

★图 2-2　三叉神经感觉神经纤维传导径路

来自面部中央区（口周）的痛温觉纤维止于脊束核的上部；来自面部周围区（耳周）的纤维止于此核的下部。这种节段特点，在临床上有较重要的定位意义。三叉神经的三个分支分布范围及入颅位置如表 2-30 所示。

★表 2-30　三叉神经的三个分支分布范围及入颅位置

分支	分布范围	入颅位置
眼神经（第 1 支）	颅顶前部头皮、前额、鼻背、上睑的皮肤，鼻腔上部、额窦、角膜与结膜等处的黏膜	眶上裂
上颌神经（第 2 支）	眼与口裂之间的皮肤、上唇、上颌牙齿和齿龈、硬腭和软腭、扁桃体窝前部、鼻腔、上颌窦及鼻咽部黏膜	圆孔
下颌神经（第 3 支）	耳颞区和口裂以下的皮肤、下颌部的牙齿及牙龈、舌前 2/3、口腔底部黏膜、外耳道和鼓膜	卵圆孔

2. 运动神经纤维　三叉神经运动纤维传导径路是：双侧皮质脑干束→双侧脑桥三叉神经运动核→卵圆孔→下颌支（下颌神经）→咀嚼肌（颞肌、咬肌、翼内肌、翼外肌）、鼓膜张肌。

3. 角膜反射通路　刺激角膜通过以下通路引起闭眼反应：角膜→三叉神经眼支→三叉神经半月神经节→三叉神经感觉主核→两侧面神经核→面神经→眼轮匝肌（出现闭眼反应）。角膜反射是由三叉神经的眼神经与面神经共同完成的。当三叉神经第 1 支（眼神经）或面神经损害时，均可出现角膜反射消失。

（二）病损表现及定位诊断

1. 三叉神经周围性损害　三叉神经周围性损害的病损表现和定位诊断如表 2-31 所示。

★ 表 2-31　三叉神经周围性损害的病损表现和定位诊断

病损部位	表现	疾病
半月节、三叉神经根	破坏性：①分布区的感觉障碍；②角膜反射减弱或消失；③咀嚼肌瘫痪；④多数合并有第Ⅶ、第Ⅷ对脑神经和同侧小脑损伤的症状和体征	颅中窝脑膜瘤、鼻咽癌颅底转移、三叉神经节带状疱疹病毒感染
三叉神经分支	刺激性：三叉神经痛 ①各分支分布范围内的痛、温、触觉均减弱或消失 ②眼神经病变可合并角膜反射减弱或消失 ③下颌神经病变可合并同侧咀嚼肌无力或瘫痪，张口时下颌向患侧偏斜	

2. 三叉神经核性损害　三叉神经核性损害的病损表现和定位诊断如表 2-32 所示。

★ 表 2-32　三叉神经核性损害的病损表现和定位诊断

病损部位	表现	疾病
感觉核（脊束核）	同侧面部洋葱皮样分离性感觉障碍，特点为： ①洋葱皮样分布：三叉神经脊束核很长，当三叉神经脊束核上部损害时，出现口鼻周围痛温觉障碍，而下部损害时，则面部周边区及耳郭区域痛温觉障碍，可产生面部洋葱皮样分布的感觉障碍 ②分离性感觉障碍：痛温觉缺失而触觉和深感觉存在	延髓空洞症、延髓背外侧综合征、脑干肿瘤
运动核	同侧咀嚼肌无力或瘫痪，并可伴肌萎缩，张口时下颌向患侧偏斜	脑桥肿瘤

五、面神经

（一）解剖结构及生理功能

面神经（facial nerve，Ⅶ）为混合性神经，其主要成分是运动神经，司面部的表情运动；次要成分为中间神经，司味觉和腺体（泪腺及唾液腺）的分泌，以及内耳、外耳道等处的皮肤感觉。

1. 运动纤维　面神经核及核上径路如下：

中央前回下 1/3 锥体细胞发出皮质脑干束→内囊膝部脑桥（双侧面神经核上部、对侧面神经核下部）→纤维绕过展神经核→脑桥小脑脚→内耳门→面神经管→

发出纤维至镫骨肌（镫骨肌支）。

出茎乳孔→ { 上组→上部面肌（额肌、皱眉肌及眼轮匝肌）。
下组→下部面肌（颊肌、口轮匝肌、颏肌）。

2. 感觉纤维　面神经的感觉纤维为中间神经，分为味觉纤维、一般躯体感觉纤维两种，其传导径路如下：

（1）味觉纤维　舌前 2/3 味蕾→舌神经（三叉神经下颌支的分支）→鼓索神经→面神经→膝状神经节（1 级神经元）→面神经根→孤束→孤束核（2 级神经元）→（交叉）内侧丘系的内侧上行→丘脑外侧核（3 级神经元）→丘脑皮质束→味觉中枢（中央后回下部）。

（2）一般躯体感觉纤维　鼓膜、内耳、外耳及外耳道皮肤感觉→膝状神经节内→中间神经→三叉神经脊束核。

3. 副交感神经纤维　副交感神经纤维司泪腺、舌下腺及颌下腺的分泌，传导径路如下：

脑桥上泌涎核发出副交感纤维→中间神经→鼓索神经→舌神经→颌下神经节→舌下腺、颌下腺。

脑桥上泌涎核发出副交感纤维→中间神经→岩浅大神经→翼腭神经节→上颌神经颧支→泪腺。

（二）病损表现及定位诊断

面神经损伤（面神经麻痹）可分为中枢性损伤（麻痹）和周围性损伤（麻痹）。面神经核以上（属上运动神经元）的损伤称中枢性损伤；面神经核及以下（属下运动神经元）的损伤称为周围性损伤。面神经损伤后可能产生以下表现：①面部表情肌瘫痪（面瘫），中枢性面瘫和周围性面瘫的比较见表2-33；②舌前2/3味觉障碍、内耳及外耳道等处皮肤感觉障碍；③舌下腺、颌下腺、泪腺分泌障碍。

★表2-33　中枢性面瘫和周围性面瘫的比较

特征	中枢性面瘫（病灶对侧下面部表情肌瘫痪）	周围性面瘫（病灶同侧全部面肌瘫痪）
额纹	双侧额纹对称，皱眉及皱额正常	病灶侧额纹变浅或消失，不能皱眉及皱额
眼裂	双侧眼裂正常，闭眼正常	病灶侧眼裂变大，贝尔（Bell）征
鼻唇沟	病灶对侧鼻唇沟变浅	病灶侧鼻唇沟变浅
口角	病灶对侧口角下垂	病灶侧口角下垂并歪向健侧，鼓腮漏气，不能吹口哨，食物易残存于颊部与齿龈之间

面神经麻痹的定位诊断，首先要区别是周围性面神经麻痹，还是中枢性面神经麻痹（见表2-34）。如为周围性面神经麻痹，还要区分是脑干内还是脑干外，如为脑干外，还要进一步区分面神经管前、面神经管内、茎乳孔以外（见表2-35）。

★表2-34　中枢性面神经麻痹和周围性面神经麻痹的鉴别

特征	中枢性面神经麻痹	周围性面神经麻痹
面瘫程度	轻	重
症状表现	①病灶对侧下面部表情肌瘫痪（鼻唇沟变浅和口角下垂），额支无损（两侧中枢支配→皱额、皱眉、闭眼等动作无障碍）②病灶对侧面部随意动作丧失而哭笑等动作仍保存③常伴有病灶对侧偏瘫和中枢性舌下神经瘫	面部表情肌瘫痪使表情动作丧失
恢复速度	较快	较慢
常见病因	脑血管疾病及脑部肿瘤	特发性面神经麻痹

★表2-35　周围性面神经麻痹的定位诊断

病损部位		表现	疾病
	面神经核	①面神经麻痹、常伴展神经麻痹；②对侧锥体束征	脑干肿瘤及血管病
面神经管前	膝状神经节	亨特综合征（Hunt syndrome）：①周围性面瘫；②舌前2/3味觉障碍及泪腺、唾液腺分泌障碍（鼓索受累）；③听觉过敏（镫骨肌神经受累）；④耳后部剧烈疼痛，鼓膜和外耳道疱疹	膝状神经节带状疱疹病毒感染
面神经管内		①周围性面瘫；②舌前2/3味觉障碍及泪腺、唾液腺分泌障碍（鼓索受累）；③听觉过敏（镫骨肌神经受累）	特发性面神经麻痹
茎乳孔以外		周围性面瘫	特发性面神经麻痹、吉兰-巴雷综合征、神经莱姆病

六、前庭蜗神经

（一）解剖结构及生理功能

前庭蜗神经（vestibulocochlear nerve，Ⅷ）又称位听神经，由蜗神经和前庭神经组成。

1. 蜗神经 蜗神经（cochlear nerve）主要传导听觉。听觉传导径路如下：

听觉感受器（内耳螺旋器即 Corti 器）→内耳螺旋神经节（蜗神经节，1 级神经元）→蜗神经→进入内听道由内耳门入颅→脑桥小脑脚→脑桥尾端的蜗神经前后核（2 级神经元）→外侧丘系→四叠体的下丘（听反射中枢）及内侧膝状体（3 级神经元）→经内囊后肢形成听辐射→颞横回（皮质听觉中枢）。

2. 前庭神经 前庭神经（vestibular nerve）的功能为反射性调节机体的平衡，调节机体对各种加速度的反应。平衡觉的传导径路如下：

内耳前庭器（半规管的壶腹嵴、椭圆囊及球囊的囊斑）→前庭神经节（1 级神经元）→前庭神经→随同蜗神经入脑→脑桥和延髓的前庭神经核群（2 级神经元）→①小脑下脚→小脑绒球小结叶；②前庭脊髓束→同侧前角细胞（调节躯体平衡）；③内侧纵束（眼前庭反射、头颈姿势的反射性调节）。

（二）病损表现及定位诊断

1. 蜗神经 蜗神经损害时主要表现为听力障碍和耳鸣。详见第三章。

2. 前庭神经 前庭神经损害时可表现眩晕、眼球震颤及平衡障碍。详见第三章。

七、舌咽、迷走神经

舌咽神经（glossopharyngeal nerve，Ⅸ）和迷走神经（vagus nerve，Ⅹ）均为混合性神经。这两对神经者具有共同的神经核（疑核和孤束核）、共同的走行和共同的分布。疑核发出的纤维随舌咽神经和迷走神经支配软腭、咽、喉和食管上部的横纹肌，舌咽神经和迷走神经的一般内脏感觉纤维的中枢突终止于孤束核。

（一）解剖结构及生理功能

1. 舌咽神经 舌咽神经各种成分的解剖及生理功能见表 2-36。

表 2-36　舌咽神经各种成分的解剖及生理功能

成分		解剖及生理功能
感觉纤维	特殊内脏感觉纤维	舌后 1/3 味蕾的味觉→下神经节→孤束核
	一般内脏感觉纤维	①咽、扁桃体、舌后 1/3、咽鼓管和鼓室等处黏膜的感觉→下神经节→孤束核 ②颈动脉窦和颈动脉小球→窦神经→下神经节→孤束核
	一般躯体感觉纤维	耳后皮肤感觉→上神经节→三叉神经脊束核
特殊内脏运动纤维		延髓疑核→经颈静脉孔出颅→茎突咽肌（提高咽穹隆，与迷走神经共同完成吞咽动作）
一般内脏运动纤维（副交感纤维）		下泌涎核→鼓室神经、岩浅小神经→耳神经节→腮腺

2. 迷走神经 迷走神经各种成分的解剖及生理功能见表 2-37。

表 2-37　迷走神经各种成分的解剖及生理功能

成分		解剖及生理功能
感觉纤维	一般躯体感觉纤维	外耳道、耳郭凹面的一部分皮肤（耳支）、硬脑膜的感觉→上神经节（颈静脉神经节）→三叉神经脊束核
	一般内脏感觉纤维	咽、喉、食管、气管及胸腹腔内诸脏器→下神经节（结状神经节）→孤束核
特殊内脏运动纤维		疑核→经颈静脉孔出颅→软腭、咽及喉部的横纹肌
一般内脏运动纤维（副交感纤维）		迷走神经背核→迷走神经丛的副交感神经节→胸腹腔诸脏器（控制平滑肌、心肌和腺体的活动）

（二）病损表现及定位诊断

1. 舌咽、迷走神经共同损伤　可出现发声困难、言语困难（构音障碍）、进食困难（吞咽困难、饮食呛咳、咽反射消失），称延髓麻痹（真性延髓麻痹），临床上习惯称为球麻痹。当双侧皮质延髓束损伤时也可能出现上述"三个困难"，称为假性球麻痹。真性球麻痹与假性球麻痹的鉴别见表 2-38。

★表 2-38　真性球麻痹与假性球麻痹的鉴别

特征	真性球麻痹	假性球麻痹
病变部位	舌咽、迷走神经，（一侧或两侧）	双侧皮质延髓束
下颌反射	消失	亢进
咽反射	消失	存在
强哭强笑	无	有
舌肌萎缩	可有	无
双锥体束征	无	常有

2. 舌咽、迷走神经单独受损　舌咽神经麻痹主要表现为：①咽部感觉减退或丧失、咽反射消失、舌后 1/3 味觉丧失；②咽肌轻度瘫痪。迷走神经麻痹主要表现为：①声音嘶哑、构音障碍、软腭不能提升、吞咽困难、咳嗽无力；②心动过速等。

八、副神经

（一）解剖结构及生理功能

副神经（accessory nerve，Ⅺ）为运动神经，由延髓支和脊髓支两部分组成。

（二）病损表现及定位诊断

1. 一侧副神经核或其神经损害　可出现：①病变侧胸锁乳突肌和斜方肌萎缩；②向病变对侧转颈不能；③病变侧肩下垂并耸肩无力；④颅后窝病变时，常与迷走神经和舌咽神经同时受损（颈静脉孔综合征）。

2. 双侧副神经核或其神经损害　可出现：双侧胸锁乳突肌及斜方肌均力弱，表现为：①向两侧转头困难；②患者头前屈无力，直立困难，多呈后仰位，仰卧位时不能抬头。

九、舌下神经

（一）解剖结构及生理功能

舌下神经（hypoglossal nerve，Ⅻ）支配舌肌运动。舌下神经的径路如下：对侧皮质脑干束→舌下神经核→舌下神经→经舌下神经管出颅→同侧舌肌（颏舌肌牵拉同侧舌向前；舌骨舌肌使同侧舌回缩）。

（二）病损表现及定位诊断

1. 舌下神经核上性病变　一侧舌下神经核上性病变时，可出现中枢性舌下神经麻痹：①伸舌偏向病灶对侧；②无舌肌萎缩及肌束颤动。

2. 舌下神经及核性病变　舌下神经及核性病变时，可出现：①周围性舌下神经麻痹：一侧病变，患侧舌肌瘫痪，伸舌偏向患侧；两侧病变则伸舌受限或不能，同时伴有舌肌萎缩；②舌下神经核的病变可伴有肌束颤动。

第四节　周围神经

周围神经（peripheral nerve）是指脊髓及脑干软脑膜以外的所有神经结构，即脊神经和除嗅神经、视神经以外的所有脑神经。其中与脊髓相连的为脊神经，与脑相连的部分为脑神经；分布于体表、骨、关节和骨骼肌的为躯体神经，分布于内脏、血管、平滑肌和腺体的为内脏神经；多数周围神经为混合神经（包含感觉纤维、运动纤维、交感纤维、副交感纤维）。

周围神经含有感觉和运动成分。感觉传入神经由脊神经后根、后根神经节和脑神经的神经节构成，将皮肤、关节、肌腱和内脏神经的冲动由感受器传向中枢神经系统；运动传出神经由脊髓前角和侧角发出的脊神经前根和脑干运动核发出的脑神经构成，将神经冲动由中枢神经系统传出到周围的效应器。由于内脏神经的传出部分专门支配不直接受人意识控制的平滑肌、心肌和腺体的运动，故又将内脏传出神经称为自主神经。自主神经根据形态和功能分为交感神经和副交感神经两部分。脑神经已在本章脑神经一节中详述，本节主要讲述脊神经和自主神经。

一、脊神经

（一）解剖结构及生理功能

与脊髓相连的周围神经即脊神经。脊神经共有 31 对：8 对颈神经，12 对胸神经，5 对腰神经，5 对骶神经和 1 对尾神经。每对脊神经有 2 个根（连于一个脊髓节段）：前根属运动纤维，后根属感觉纤维。

脊神经在皮肤的分布有明显的节段性（皮肤感觉的脊髓节段性支配，见表 2-39），尤其是颈神经和胸神经的分布。这种分布规律对临床上判断脊髓损伤的节段定位具有重要的应用价值。

表 2-39　皮肤感觉的脊髓节段性支配

脊髓节段	皮肤区域	脊髓节段	皮肤区域
C_2	枕部	T_6	剑突水平
C_3	颈部	T_8	肋弓下缘
C_4	肩胛部	T_{10}	脐水平
$C_5 \sim C_7$	上肢桡侧面	$T_{12} \sim L_1$	腹股沟水平
$C_8 \sim T_1$	上肢尺侧面	$L_1 \sim L_5$	下肢前面
T_2	胸骨角	$S_1 \sim S_3$	下肢后面
T_4	乳头平面	$S_4 \sim S_5$	臀内侧面、会阴部、肛门、外生殖器

（二）病损表现及定位诊断

脊神经病变后在受损神经支配范围内可出现 4 大障碍：①运动障碍；②感觉障碍；③反射异常；④自主神经功能障碍。

1. 脊神经病变导致的运动障碍　脊神经不同部位病变运动障碍的特点如表 2-40 所示。

表 2-40　脊神经不同部位病变运动障碍的特点

病变部位	运动障碍的特点
前根	支配节段下运动神经元性瘫痪，不伴有感觉障碍
神经丛和神经干	支配区内的运动、感觉、自主神经功能障碍
神经末梢	四肢远端对称性下运动神经元性瘫痪，如 $C_3 \sim C_5$ 的神经根受累可能出现呼吸肌麻痹引起呼吸困难

运动障碍可分刺激性和麻痹性两类症状。刺激性症状可表现为肌束震颤、肌痉挛和肌肉痛性痉挛等；麻痹性症状表现为下运动神经元性瘫痪。

2. 脊神经病变导致的感觉障碍　脊神经不同部位病变感觉障碍的特点如表 2-41 所示。

★ 表 2-41　脊神经不同部位病变感觉障碍的特点

病变部位	感觉障碍的特点
后根	呈节段分布，常有剧烈根痛
神经丛和神经干	分布区的感觉障碍，常伴有疼痛、下运动神经元性瘫痪和自主神经功能障碍
神经末梢	四肢远端对称分布的手套-袜套样感觉障碍，常伴有运动和自主神经功能障碍

感觉障碍可分刺激性和麻痹性两类症状，详见第三章第十二节。

3. 脊神经病变导致的反射变化　可出现浅反射及深反射减弱或消失。

4. 脊神经病变导致的自主神经功能障碍　如黏膜苍白或发绀、多汗或无汗、膀胱直肠功能障碍、直立性低血压等。

5. 脊神经病变导致的其他症状　如动作性震颤、周围神经肿大、马蹄足、夏科氏（Charcot）关节等。

二、自主神经

（一）解剖结构及生理功能

自主神经支配内脏器官（消化道、心血管、呼吸道及膀胱等）的活动及内分泌腺、汗腺的分泌，并参与（葡萄糖、脂肪、水和电解质等）代谢、体温、睡眠、血压等的调节。自主神经包括交感神经和副交感神经。自主神经可分为中枢部分和周围部分。

1. 中枢自主神经　包括：①大脑皮质：有自主神经的代表区，如旁中央小叶；②下丘脑：是自主神经的皮质下中枢；③脑干的副交感神经核团：如上泌涎核、下泌涎核、迷走神经背核等；④脊髓 $S_{2\sim4}$ 侧角区。

2. 周围自主神经

（1）交感神经系统　径路如下：$C_8\sim L_2$ 脊髓侧角神经元→脊神经前根和白交通支→交感干的椎旁神经节和腹腔神经节→节后纤维：①随脊神经分布到汗腺、血管、平滑肌；②随神经丛分布到内脏器官。交感神经兴奋时引起机体消耗增加、器官功能活动增强。

（2）副交感神经系统　径路如下：脑干的副交感神经核团和 $S_{2\sim4}$ 脊髓侧角核团→所支配的脏器附近或在脏器内神经节→节后纤维支配内脏、平滑肌、腺体。副交感神经与交感神经作用互相拮抗，兴奋时可抑制机体耗损、增加储能。

内脏器官均受交感神经和副交感神经双重支配，两者既相互拮抗又相互协调，维持机体功能的平衡性、完整性，使机体适应内外环境的变化，任一系统功能亢进或不足都可引起机体功能失调。

（二）病损表现及定位诊断

自主神经功能紊乱也称植物神经功能紊乱，交感神经系统病损可表现副交感神经功能亢进的症状，而副交感神经病损可表现为交感神经功能亢进的症状。

1. 交感神经病损　可出现副交感神经功能亢进的症状，表现为：①瞳孔缩小；②唾液分泌增加；③心率减慢、血管扩张、血压降低；④胃肠蠕动和消化腺分泌增加；⑤肝糖原储存增加以增加吸收功能；⑥膀胱与直肠收缩促进废物的排出。

2. 副交感神经病损　可出现交感神经功能亢进的症状，表现为：①瞳孔散大、眼裂增宽、眼球突出；②心率加快、内脏和皮肤血管收缩、血压升高、周围血容量增加；③呼吸加快、支气管扩张；④胃肠道蠕动分泌功能受抑制；⑤血糖升高等。

（三）周围神经损伤的病理类型

周围神经由神经元及其发出的纤维组成，不同病理变化可导致不同的临床表现，常见的周围神经病理变化可分为以下四种，即沃勒变性、轴突变性、神经元变性、节段性脱髓鞘。

第五节　肌　　肉

一、解剖结构及生理功能

肌肉（muscle）根据构造不同可分为骨骼肌、平滑肌和心肌。本节主要讨论骨骼肌。

骨骼肌受运动神经支配。一个运动神经元发出一根轴突，在到达肌纤维之前分成许多神经末梢，每根末梢到达一根肌纤维形成神经肌肉接头（突触），一个运动神经元同时支配许多肌纤维。来自运动神经的电冲动通过神经肌肉接头的化学传递引起骨骼肌收缩，进而完成各种随意运动。因此运动神经、神经肌肉接头及肌肉本身病变都可引起骨骼肌运动的异常，后两者引起的疾病统称为骨骼肌疾病。

二、病损表现及定位诊断

骨骼肌疾病的表现有：肌无力（最常见）、病态性疲劳、肌痛与触痛、肌肉萎缩、肌肉肥大及肌强直等。神经肌肉接头及肌肉本身病变都可引起骨骼肌运动的异常，可见于重症肌无力累及神经肌肉接头，或炎症、离子通道或代谢障碍等累及肌肉本身。

（一）神经肌肉接头损伤

突触（突触前膜、突触间隙及突触后膜）的病变影响了乙酰胆碱功能，进而导致运动冲动的电-化学传递障碍，可导致骨骼肌运动障碍。特点为病态性疲劳、晨轻暮重。

（二）肌肉损伤

肌肉本身病变临床表现的特点为：①进行性发展的对称性肌肉萎缩和无力；②可伴肌肉假性肥大；③不伴有明显的失神经支配或感觉障碍的表现。

第六节　运动系统

这里所说的运动是指骨骼肌的活动，包括随意运动和不随意运动。运动系统由四部分组成：①上运动神经元（锥体系统）；②下运动神经元；③锥体外系统；④小脑。这四部分互相配合与协调才能完成各种精细而复杂的运动。上述任何部分损害均可引起运动障碍。

一、解剖结构及生理功能

（一）上运动神经元（锥体系统）

上运动神经元包括：①额叶中央前回运动区的大锥体细胞（Betz细胞）；②大锥体细胞的轴突组成的皮质脑干束和皮质脊髓束。上运动神经元损伤后可产生中枢性（痉挛性）瘫痪。

（二）下运动神经元

下运动神经元包括：①脑神经运动核及其发出的神经轴突；②脊髓前角细胞及其发出的神经轴突。它是接受锥体系统、锥体外系统和小脑系统各方面冲动的最后通路，是冲动到达骨骼肌的唯一通路（最后公路），其功能是将这些冲动组合起来，通过周围神经传递至运动终板，引起肌肉的收缩。下运动神经元损伤后可产生周围性（弛缓性）瘫痪。

（三）锥体外系

广义的锥体外系（extrapyramidal system）是指锥体系以外的所有躯体运动的神经系统结构，包括纹状体系统和前庭小脑系统。狭义的锥体外系主要指纹状体系统，包括纹状体（尾状核、壳核和苍白球）、红核、黑质及丘脑底核，总称为基底核。

锥体外系的主要功能是：①调节肌张力，协调肌肉运动；②维持和调整体态姿势；③担负半自动的刻板动作及反射性运动，如走路时两臂摇摆等联带动作、表情运动、防御反应和饮食动作等。

锥体外系损伤后主要出现肌张力变化和不自主运动两大类症状，见表 2-42。

表 2-42　锥体外系统损伤后的主要症状

病变部位	表现	疾病
旧纹状体（苍白球）、黑质	运动减少、肌张力增高	帕金森病
新纹状体（尾状核和壳核）	运动增多、肌张力减低	小舞蹈病
丘脑底核	偏侧投掷运动	脑血管病

（四）小脑

小脑是协调随意运动的重要结构。小脑的主要功能是维持躯体平衡、调节肌张力及协调随意运动。小脑受损后主要出现共济失调与平衡障碍两大类症状。小脑的解剖生理功能及损伤定位详见本章第一节。

二、病损表现及定位诊断

运动系统病变时，临床上常常产生肌萎缩、肌张力改变、瘫痪、不自主运动和共济失调等症状（详见第三章）。其中运动传导通路受损可以分为上运动神经元性瘫痪和下运动神经元性瘫痪两大类，鉴别如表 2-43 所示。

★表 2-43　上、下运动神经元性瘫痪的鉴别

特点	上运动神经元性瘫痪	下运动神经元性瘫痪
别名	中枢性瘫痪、痉挛性瘫痪、硬瘫	周围性瘫痪、弛缓性瘫痪、软瘫
病损部位	皮质运动区、锥体束	颅神经运动核及其纤维、脊髓前角细胞或前角、脊神经
肌萎缩	早期无，晚期为失用性萎缩	早期即有萎缩
皮肤营养障碍	多数无	常有
肌张力	增高	减轻
肌阵挛	可能存在	无
肌束震颤	无	可有
瘫痪范围	广泛，单瘫、偏瘫、截瘫、四肢瘫	局限，单个肌肉或肌群受累，或四肢瘫
反射	腱反射亢进，浅反射消失	腱反射减弱或消失，浅反射消失
病理反射	（＋）	（－）
肌电图	神经传导速度正常，无失神经电位	神经传导速度减低，有失神经电位
肌肉活检	正常，后期呈失用性萎缩	失神经性改变
疾病举例	脑血管病	多发性神经病

两种瘫痪的定位诊断如下。

（一）上运动神经元性瘫痪

上运动神经元各部位病变时的特点如表 2-44 所示。

★表 2-44　上运动神经元性瘫痪的定位诊断

病损部位	特点	疾病
皮质运动区	单瘫（一个上肢、下肢或面部的中枢性瘫痪）	肿瘤压迫、动脉皮质支梗死
内囊	"三偏"综合征（偏瘫、偏身感觉障碍和偏盲）	急性脑血管病
脑干	交叉性瘫痪（病变侧脑神经麻痹和对侧肢体中枢性瘫痪）	脑干肿瘤和（或）脑干血管闭塞
脊髓	横贯性损害出现双侧肢体的瘫痪，如截瘫或四肢瘫	脊髓炎、外伤、脊髓压迫症

（二）下运动神经元性瘫痪

下运动神经元各部位病变时的特点如表 2-45 所示。

★表 2-45　下运动神经元性瘫痪的定位诊断

病损部位	特点	疾病
脊髓前角细胞	节段性、弛缓性瘫痪而无感觉障碍，如 $C_8 \sim T_1$ 损害引起手部小肌肉萎缩	脊髓灰质炎、运动神经元病
前根	损伤节段里弛缓性瘫痪，无感觉障碍。常同时损害后根而出现根性疼痛和节段性感觉障碍	髓外肿瘤的压迫、脊膜的炎症或椎骨病变
神经丛	常累及一个肢体的多数周围神经，引起弛缓性瘫痪、感觉障碍及自主神经功能障碍，可伴有疼痛	臂丛神经痛
周围神经	神经支配区的肌肉出现弛缓性瘫痪，同时伴有感觉及自主神经功能障碍或疼痛	多发性神经病

第七节　感觉系统

感觉（sensory）是作用于各个感受器的各种形式的刺激在人脑中的直接反应。感觉包括两大类：特殊感觉（视觉、听觉、味觉和嗅觉）和一般感觉（浅感觉、深感觉和复合感觉）。本节仅讨论一般感觉。

一般感觉可分为三种：

1. 浅感觉　指来自皮肤和黏膜的痛觉、温度觉和触觉。

2. 深感觉　指来自肌腱、肌肉、骨膜和关节的运动觉、位置觉和振动觉。

3. 复合感觉（皮质感觉）　指大脑顶叶皮质对深浅感觉分析、比较、整合而形成的图形觉、定位觉、实体觉、两点辨别觉、重量觉等。

一、解剖结构及生理功能

（一）各种一般感觉的传导通路

各种一般感觉的神经末梢分别有其特异的感受器，接受刺激后经周围神经、脊髓（脊神经）或脑干（脑神经）、间脑传至大脑皮质的感觉中枢。

★1. 痛觉、温度觉传导通路　如下所示：

痛觉、温度觉→皮肤和黏膜感受器→周围神经→脊神经节（1级神经元）→后根外侧部→脊髓后角（2 级神经元）→白质前连合→交叉至对侧脊髓丘脑侧束→丘脑腹后外侧核（3 级神经元）→丘脑皮质束→感觉中枢（中央后回的中上部、旁中央小叶的后部）。

★**2. 触觉传导通路**　如下所示：

触觉→皮肤和黏膜触觉感受器→脊神经→脊神经节（1 级神经元）→后根内侧部→

脊髓后索→
{
薄束、楔束（传导精细触觉）→深感觉传导通路。

后角固有核（2 级神经元）→（大部分经白质前连合交叉至对侧，小部分在同侧）→

脊髓丘脑前束→延髓中部与脊髓丘脑侧束合并→脊髓丘脑束（脊髓丘系）→

以后行程同脊髓丘脑侧束。
}

★**3. 深感觉传导通路**　如下所示：

深感觉→躯干、四肢的肌肉、肌腱、骨膜、关节等处的深部感受器→脊神经→脊神经节（1 级神经元）→后根内侧部→后索→薄束和楔束→薄束核和楔束核（2 级神经元）→丘系交叉→内侧丘系→丘脑腹后外侧核（3 级神经元）→丘脑皮质束→内囊后肢→感觉中枢（中央后回的中上部及旁中央小叶后部）。

（二）脊髓内感觉传导束的排列

脊髓内感觉传导束主要有：①脊髓丘脑束（脊髓丘脑侧束、脊髓丘脑前束）：传导痛觉、温度觉、粗触觉；②薄束、楔束及脊髓小脑束：传导深感觉。

★感觉传导束在髓内的排列规律：①脊髓丘脑侧束的排列由内向外依次为来自颈、胸、腰、骶的纤维；②薄束和楔束位于后索，薄束在内，楔束在外，由内向外依次由来自骶、腰、胸、颈的纤维排列而成。

髓内感觉传导束的这种层次排列特点对脊髓的髓内、髓外病变的诊断具有重要价值。

（三）节段性感觉支配

每个脊神经后根的输入纤维来自一定的皮肤区域，该区域称为皮节。共有 31 个皮节，与神经根节段数相同。这种节段性感觉分布现象在胸段最明显，见表 2-39（皮肤感觉的脊髓节段性支配）。

（四）周围性感觉支配

若干相邻的脊神经前支在颈部和腰骶部组成神经丛（颈丛、腰丛和骶丛）。每支周围神经含有来自多个节段的脊神经纤维，周围神经在体表的分布与脊髓的节段性分布不同。这是临床上鉴别周围神经损害和脊髓损害的一个重要依据。

二、病损表现及定位诊断

感觉传导通路受损导致感觉障碍，可以分为抑制性症状和刺激性症状两大类。详见第三章。

感觉传导通路不同部位受损感觉障碍的分布和特征不同，为定位诊断提供了重要的线索。根据受损部位，感觉障碍分为八大类，见表 2-46。

★表 2-46　感觉障碍的定位诊断

类型	表现	疾病
末梢型感觉障碍	四肢对称性的末端各种感觉障碍，呈手套-袜套样分布，远端重于近端，常伴有自主神经功能障碍	多发性神经病
神经干型感觉障碍	神经干分布区内各种感觉均减退或消失	各种单神经病
后根型感觉障碍	单侧节段性感觉障碍，感觉障碍范围与神经根的分布一致，常伴有剧烈的放射性疼痛（神经痛）	腰椎间盘脱出、髓外肿瘤

续表

类型		表现	疾病
髓内型感觉障碍	后角型	损伤侧节段性分离性感觉障碍（病变侧痛、温觉障碍，而触觉和深感觉保存）	脊髓空洞症、脊髓内肿瘤
	后索型	受损平面以下深感觉障碍和精细触觉障碍，出现感觉性共济失调	糖尿病、脊髓痨或亚急性联合变性
	侧索型	病变对侧平面以下痛、温觉缺失而触觉和深感觉保存（分离性感觉障碍）	肌萎缩侧索硬化症
	前连合型	受损部位双侧节段性分布的对称性分离性感觉障碍（痛、温觉消失而深感觉和触觉存在）	脊髓空洞症和髓内肿瘤早期
	脊髓半离断型	脊髓半切综合征（病变侧损伤平面以下深感觉障碍及上运动神经元性瘫痪，对侧损伤平面以下痛、温觉缺失）	髓外占位性病变、脊髓外伤
	横贯性脊髓损害	病变平面以下所有感觉均缺失或减弱，平面上部可能有过敏带；如在颈胸段可伴有锥体束损伤的体征，表现为截瘫或四肢瘫、大小便功能障碍	脊髓炎和脊髓肿瘤
	马尾圆锥型	肛门周围及会阴部呈鞍状感觉缺失，马尾病变出现后根型感觉障碍并伴剧烈疼痛	肿瘤、炎症
脑干型感觉障碍		交叉性感觉障碍	脑干的炎症、血管病
丘脑型感觉障碍		对侧偏身（包括面部）完全性感觉缺失或减退，其特点是深感觉和触觉障碍重于痛、温觉，远端重于近端，并常伴发患侧肢体的自发性疼痛（丘脑痛）	脑血管病
内囊型感觉障碍		三偏综合征（对侧偏身感觉缺失或减退、偏瘫、偏盲）	脑血管病
皮质型感觉障碍		①出现病灶对侧的复合感觉（精细感觉）障碍；②单肢感觉减退或缺失；③如为刺激性病灶，则出现局限性感觉性癫痫	脑血管病、占位、炎症等

第八节 反　　射

反射（reflex）是机体对刺激（如光、声音、牵拉等）的非自主反应，反应可为肌肉的收缩、肌肉张力的改变、腺体分泌或内脏反应等。临床上主要研究肌肉收缩的反射。

一、解剖结构及生理功能

反射的解剖学基础是反射弧。反射弧的组成是：感受器→传入神经元（感觉神经元）→中间神经元→传出神经元（脊髓前角细胞或脑干运动神经元）→周围神经（运动纤维）→效应器官（肌肉、分泌腺等）。

反射活动需依赖于完整的反射弧，反射弧的任何一处中断，均可引起反射的减弱或消失。同时反射弧还接受高级神经中枢的抑制和易化，因此当高级中枢病变时，可使原本受抑制的反射（深反射）增强，受易化的反射（浅反射）减弱。每个反射弧都有其固定的脊髓节段及周围神经，故临床上可通过反射的改变判定病变部位。

生理反射是正常人应具有的反射，包括深反射和浅反射两大类。

（一）深反射

深反射（deep reflex）亦称腱反射、肌肉牵张反射，是指刺激肌腱、骨膜的本体感受器引起的肌肉迅速收缩反应。临床上常做的腱反射有肱二头肌反射、肱三头肌反射、桡骨膜反射、膝腱反射、跟腱反射等。

（二）浅反射

浅反射（superficial reflex）是刺激皮肤、黏膜及角膜引起的肌肉快速收缩反应。中枢神经系统病变及周围神经系统病变均可出现浅反射的减弱或消失。临床上常做的有腹壁反射、提睾反射、跖反射、肛门反射、角膜反射和咽反射等。

二、病损表现及定位诊断

（一）深反射减弱或消失

反射弧径路的任何部位损伤均可引起深反射的减弱或消失，这些部位包括：周围神经、脊髓前根、后根、后根节、脊髓前角、后角、脊髓后索的病变。

（二）深反射增强

正常情况下，运动中枢对深反射的反射弧有抑制作用，当皮质运动区或锥体束损害而反射弧完整的情况下，损害水平以下的腱反射弧失去来自上运动神经元的下行抑制作用而出现释放症状，表现为腱反射增强或扩散现象（刺激肌腱以外区域也能引起腱反射的出现）。

临床上深反射的节段定位见表 2-47。

★表 2-47 深反射定位

反射	神经	节段定位
下颌反射	三叉神下颌支	脑桥
肩胛反射	肩胛下神经	$C_{5\sim6}$
肱二头肌反射	肌皮神经	$C_{5\sim6}$
肱三头肌反射	桡神经	$C_{6\sim8}$
桡骨膜反射	正中神经、桡神经、肌皮神经	$C_{5\sim8}$
膝反射	股神经	$L_{2\sim4}$
跟腱反射	坐骨神经	$S_{1\sim2}$
Hoffmann 征	正中神经	$C_7 \sim T_1$
Rossolimo 征	胫神经	$L_5 \sim S_1$

（三）浅反射减弱或消失

临床上浅反射的节段定位如表 2-48 所示。

★表 2-48 浅反射定位

反射	神经	节段定位
角膜反射	三叉神经、面神经	脑桥
咽反射	舌咽神经、迷走神经	延髓
上腹壁反射	肋间神经	$T_{7\sim8}$
中腹壁反射	肋间神经	$T_{9\sim10}$
下腹壁反射	肋间神经	$T_{11\sim12}$
提睾反射	生殖股神经	$L_{1\sim2}$

续表

反射	神经	节段定位
跖反射	坐骨神经	$S_{1\sim2}$
肛门反射	肛尾神经	$S_{4\sim5}$

（四）病理反射

指锥体束病损时，大脑失去了对脑干和脊髓的抑制作用而出现的异常反射，常与下肢腱反射亢进、浅反射消失同时存在。Babinski（巴宾斯基）征是最重要的病理征，可由刺激下肢不同部位而产生。有时巴宾斯基征虽为阴性，但可引出其他形式的病理反射。常用的有 Chaddock 征、Oppenheim 征、Gordon 征、Schaeffer 征和 Gonda 征等。病理反射的检查法及表现详见第四章。

脊髓完全横贯性损害时可出现脊髓自动反射（又称防御反应或回缩反应），它是巴宾斯基征的增强反应。表现为：刺激下肢任何部位，出现双侧巴宾斯基征和双下肢回缩（髋膝屈曲、踝背屈）。若反应更加强烈时，还可合并大小便排空、举阳、射精、下肢出汗、竖毛及皮肤发红，此称为总体反射。

同步练习

1.额叶具有哪些功能区？病损表现有哪些？
2.走行内囊的纤维束有哪些？内囊不同部位病损的表现如何？
3.基底核病损后两大症候群的结构基础是什么？
4.丘脑综合征的表现及病损结构如何？
5.延髓病损的综合征及其结构基础是什么？
6.脑桥病损的综合征及其结构基础是什么？
7.中脑病损的综合征及其结构基础是什么？
8.小脑蚓部及小脑半球病损的表现有何异同？
9.不同分支的脑血病损表现如何？
10.不同节段脊髓横贯性损害的表现如何？

参考答案

1.答：额叶的主要功能区见文中表 2-2。

额叶病损的表现如下：

（1）外侧面 ①中央前回病变：刺激性病变可导致对侧上、下肢或面部的抽搐（Jackson 癫痫）或继发全身性癫痫发作；破坏性病变多引起瘫痪；②额上回后部病变：可产生对侧上肢强握和摸索反射；③额中回后部病变：刺激性病变引起双眼向病灶对侧凝视，破坏性病变双眼向病灶侧凝视；更后部位的病变产生书写不能；④优势半球额下回后部病变：产生运动性失语；⑤额极病变：出现精神障碍。

（2）内侧面 ①额叶内侧面后部的旁中央小叶

病变可使对侧膝以下瘫痪；②两侧下肢运动区病变时出现两下肢瘫痪，伴有尿便障碍。

（3）底面 出现饮食过量、胃肠蠕动过度、多尿、高热、出汗和皮肤血管扩张等症状。额叶底面肿瘤可出现福斯特-肯尼迪综合征（同侧嗅觉缺失和视神经萎缩，对侧视乳头水肿）。

2.答：走行内囊的纤维束见文中表 2-5。

内囊不同部位病损的表现如下：

（1）完全性内囊损害 损害内囊的全部纤维束，出现"三偏"综合征（病灶对侧偏瘫、偏身感觉障碍、偏盲），多见于脑出血及脑梗死。

（2）部分性内囊损害 损害内囊的部分纤维束，

出现偏瘫、偏身感觉障碍、偏盲、偏身共济失调、一侧中枢性面舌瘫或运动性失语等症状中的1~2个或更多。

3. 答：见文中表2-6。

4. 答：丘脑综合征表现为对侧的感觉缺失和（或）刺激症状，对侧不自主运动，并可有情感与记忆障碍，具体见文中表2-7。

5. 答：见文中表2-10和表2-11。

6. 答：见文中表2-12~表2-15。

7. 答：见文中表2-16、表2-17。

8. 答：见文中表2-20。

9. 答：（1）颈内动脉主干受累 可出现：①病侧单眼一过性黑矇（眼动脉受累）；②病侧Horner征（虹吸部受累）；③对侧偏瘫、偏身感觉障碍和偏盲，优势半球受累可出现失语症，非优势半球受累可出现体象障碍（大脑中动脉主干受累）。

（2）大脑中动脉受累

① 主干：a."三偏"综合征：病灶对侧中枢性面舌瘫及偏瘫、偏身感觉障碍、偏盲或象限盲；b.优势半球受累可出现失语症，非优势半球受累可出现体象障碍；c.可有不同程度的意识障碍。

② 皮质支：a.上分支受累时出现对侧偏瘫和感觉缺失，Broca失语（优势半球）和体象障碍（非优势球）；b.下分支受累时出现Wernicke失语、命名性失语和行为异常等。

③ 深穿支：a."三偏"综合征；b.优势半球可出现皮质下失语。

（3）大脑前动脉受累

① 主干：a.病灶对侧中枢性面舌瘫及偏瘫，可伴轻度感觉障碍；b.尿潴留或尿急；c.精神障碍，常有强握与吸吮反射；d.优势半球受累可出现上肢失用，也可出现Broca失语。

② 皮质支：a.对侧下肢远端为主的中枢性瘫，

可伴感觉障碍；b.对侧下肢短暂性共济失调、强握反射及精神症状。

③ 深穿支：对侧中枢性面、舌瘫及上肢近端轻瘫。

（4）大脑后动脉受累

① 主干：出现：a."三偏"综合征；b.丘脑综合征；c.优势半球病变可有失读。

② 皮质支：可能出现：a.对侧同向性偏盲或象限盲，黄斑回避；b.视觉失认及颜色失认、对侧偏盲、视幻觉痫性发作等，优势侧病损可有命名性失语。

③ 深穿支：可能出现：a.红核丘脑综合征；b.丘脑综合征；c.大脑脚综合征或红核综合征。

（5）基底动脉受累

① 主干：引起脑干广泛性病变，累及脑神经、锥体束及小脑，出现眩晕、呕吐、共济失调、瞳孔缩小、四肢瘫痪、肺水肿、消化道出血、昏迷和高热等，甚至死亡。

② 基底动脉尖部：受累时可出现基底动脉尖部综合征，表现为：a.眼球运动及瞳孔异常；b.对侧偏盲或皮质盲；c.严重的记忆障碍；d.少数患者可有脑干幻觉，表现为大脑脚幻觉及脑桥幻觉；e.可有意识障碍。

③ 内听动脉：表现为病灶侧耳鸣、听力减退、眩晕、呕吐、眼震。

④ 中脑支：可出现大脑脚综合征或红核综合征。

⑤ 脑桥支：可出现脑桥腹外侧综合征。

⑥ 脑桥旁正中动脉：可出现脑桥腹内侧综合征。

⑦ 小脑上动脉：可出现脑桥上部外侧综合征。

（6）椎动脉受累 小脑下后动脉起于椎动脉，此两动脉受累可出现延髓背外侧综合征。

10. 答：见文中表2-24。

（黄旭华）

第三章 神经系统疾病的常见症状

 学习目的

1. 掌握 神经系统疾病常见症状的临床表现。
2. 熟悉 神经系统疾病常见症状的病因。
3. 了解 神经系统疾病常见症状的机制。

内容精讲

第一节　意识障碍

★意识是指个体对周围环境及自身状态的感知能力。意识包括"觉醒状态"及"意识内容"。觉醒状态有赖于"开-关"系统即脑干上行网状激活系统的正常，意识内容有赖于大脑皮质的高级神经活动的正常。因此，上行网状激活系统和（或）双侧大脑皮质损害可导致觉醒度下降和（或）意识内容改变这两方面意识障碍。

一、以觉醒度改变为主的意识障碍

（一）嗜睡

过度睡眠，可被唤醒，能勉强配合检查及正确回答简单问题，但停止刺激后又立即进入睡眠状态。

（二）昏睡

昏睡即沉睡状态，较强烈刺激方可唤醒，回答含糊不清或答非所问，停止刺激后又很快入睡。

（三）昏迷

各种强刺激不能使患者觉醒，无有目的的自主活动，不能自发睁眼。昏迷是最严重的意识障碍，又分为以下 3 个程度：

1. 浅昏迷　对疼痛等强烈刺激可有痛苦表情及回避防御动作，但不能觉醒。仍有较少的无意识自发动作，生理反射存在，生命体征无明显改变。

2. 中昏迷　对强刺激的防御反射及生理反射减弱，大小便潴留或失禁。自发动作很少，生命体征已有改变。

3. 深昏迷　对外界任何刺激均无反应，眼球固定，瞳孔散大，全身肌肉松弛，大小便失禁，无任何自主运动，各种反射消失，生命体征明显改变。

二、以意识内容改变为主的意识障碍

（一）意识模糊

有简单的精神活动，但低于正常水平，主要表现为注意力减退，思维迟钝，情感淡漠，定向

力障碍，语言欠流畅，活动减少。

（二）谵妄

谵妄是一种以兴奋性增高为主的急性中枢高级神经功能障碍，表现为意识清晰度及反应能力降低，出现错觉、幻觉，言语杂乱，躁动不安，甚至可有冲动和攻击行为，并有睡眠周期紊乱。引起谵妄的常见疾病有脑炎、脑血管病、脑外伤、酸碱平衡及水电解质紊乱、高热、中毒等。

三、特殊类型的意识障碍

（一）去皮质综合征

表现为无意识地睁闭眼，但眼球不能视物追踪，貌似清醒但对外界刺激无反应。生理反射及防御反射均存在，可有吸吮、强握等原始反射，但无自发动作，大小便失禁，睡眠和觉醒周期存在。四肢肌张力增高，上肢屈曲内收，腕及手指屈曲，双下肢伸直，足屈曲，双侧锥体束征阳性。常见于缺氧性脑病、脑炎、中毒和严重颅脑外伤等。

（二）无动性缄默症

无动性缄默症又称睁眼昏迷，患者能注视周围环境及人物，貌似清醒，但不能活动或言语，二便失禁，存在觉醒-睡眠周期。肌张力减低，无锥体束征。常见于脑干梗死。

（三）植物状态

患者意识丧失，有自发或反射性睁眼，偶有视物追踪，有无意义哭笑，存在吸吮、咀嚼和吞咽等原始反射，大小便失禁，有觉醒-睡眠周期。常见于大脑半球严重损害而脑干功能相对保留疾病。

（四）去大脑强直

病灶位于中脑水平或上位脑桥，表现为牙关紧闭、角弓反张、双上肢伸直旋内、双下肢伸直趾屈，病理征阳性，多伴双侧瞳孔散大固定。本综合征较去皮质状态凶险，特殊姿势、呼吸节律、瞳孔改变为二者临床鉴别的关键。

四、意识障碍的鉴别诊断

主要有：①闭锁综合征；②意志缺乏症；③木僵。

五、伴发不同症状和体征意识障碍的病因诊断

伴发症状或体征不同对病因诊断有很大提示，详见表3-1。

表3-1 伴发不同症状或体征意识障碍的常见病因

伴随症状或体征	可能病因
发热	脑炎、脑出血、蛛网膜下腔出血、巴比妥类药物中毒
体温过低	低血糖、肝性脑病、甲状腺功能减退
呼吸缓慢	吗啡、巴比妥类、有机磷杀虫药等中毒、银环蛇咬伤
心动过缓	颅内高压症、房室传导阻滞、甲状腺功能减退及吗啡类、毒蕈等中毒
高血压	高血压脑病、脑卒中、肾炎尿毒症
低血压	各种原因的休克
瞳孔散大	脑疝、癫痫、低血糖状态及颠茄类、酒精、氰化物等中毒
瞳孔缩小	脑干卒中及吗啡类、巴比妥类、有机磷杀虫药等中毒

续表

伴随症状或体征	可能病因
视乳头水肿	高血压脑病、颅内占位性病变
瘫痪	脑卒中、脑外伤、颅内占位性病变
脑膜刺激征	脑膜炎、蛛网膜下腔出血
痫性发作	脑炎、脑出血、脑外伤、低血糖
肌震颤	乙醇或镇静药物过量或抗胆碱药与拟胆碱药中毒
肌强直	低钙血症、破伤风、弥漫性脑病
头痛	脑炎、脑膜炎、蛛网膜下腔出血、脑外伤

第二节　认知障碍

认知包括记忆、语言、视空间、执行、计算和理解判断等方面。认知障碍是指上述几项认知功能中的一项或多项受损，如有 2 项或 2 项以上受累，并影响个体的日常或社会能力时，则为痴呆。

一、记忆障碍

（一）遗忘

1. 顺行性遗忘　指回忆不起在疾病发生以后一段时间内所经历的事件，而远期记忆尚保存。常见于阿尔茨海默病的早期、癫痫、双侧海马梗死、间脑综合征、严重的颅脑外伤等。

2. 逆行性遗忘　指回忆不起疾病发生之前某一阶段的事件。常见于脑震荡后遗症、缺氧、中毒、阿尔茨海默病的中晚期、癫痫发作后等。

（二）记忆减退

记忆减退指识记、保持、再认和回忆普遍减退。临床上常见于阿尔茨海默病、血管性痴呆、代谢性脑病等。

（三）记忆错误

1. 记忆恍惚　指似曾相识、旧事如新、重演性记忆错误等。常见于颞叶癫痫、中毒、神经症、精神分裂症等。

2. 错构　指记忆有时间顺序上的错误。常见于更年期综合征、精神发育迟滞、乙醇中毒性精神病和脑动脉硬化症等。

3. 虚构　指将过去事实上从未发生的事或体验回忆为确有其事。常见于科萨科夫综合征、脑外伤、乙醇中毒、感染性脑病等。

（四）记忆增强

记忆增强指对远事记忆的异常性增加。多见于躁狂症、妄想或服用兴奋剂过量。

二、视空间障碍

视空间障碍指因不能准确地判断自身及物品的位置而出现的功能障碍。

三、执行功能障碍

执行功能是指确立目标、制订计划、实施计划等进行有目的活动的能力，是一种综合运用知识信息的能力。执行功能障碍与额叶-皮质下环路受损有关。执行功能障碍常见于血管性痴呆、阿尔茨海默病、帕金森病痴呆、进行性核上性麻痹、路易体痴呆和额颞叶痴呆等。执行功能障碍与额叶-皮质下环路受损有关。

四、计算力障碍

计算力障碍指计算能力减退，以前能作的简单计算无法正确作出。计算力障碍是优势半球顶叶特别是角回损伤的表现。

五、失语

失语是指在神志清楚、意识正常、发音和构音没有障碍的情况下，大脑皮质语言功能区病变导致的言语交流能力障碍，表现为自发谈话、听理解、复述、命名、阅读和书写六个基本方面能力残缺或丧失。

（一）外侧裂周围失语综合征

1. Broca 失语　又称表达性失语或运动性失语，突出表现为口语表达障碍，为非流利型。由优势侧额下回后部病变引起。常见于脑梗死、脑出血等。

2. Wernicke 失语　又称听觉性失语或感觉性失语，表现为严重听理解障碍，口语表达为流利型。由优势侧颞上回后部病变引起。常见于脑梗死、脑出血等。

3. 传导性失语　表现为流利性口语，听理解障碍较轻，复述障碍较自发谈话和听理解障碍重，二者损害不成比例，是本症的最大特点。由于外侧裂周围弓状束损害所致。

（二）经皮质性失语综合征

1. 经皮质运动性失语　呈非流利性失语，类似于 Broca 失语，但程度较 Broca 失语轻，患者复述功能完整保留。多见于优势侧额叶分水岭区的脑梗死。

2. 经皮质感觉性失语　表现为听觉理解障碍，类似于 Wernicke 失语，但障碍程度较 Wernicke 失语轻。复述功能相对完整，但常不能理解复述的含义。多见于优势侧颞、顶叶分水岭区的脑梗死。

3. 经皮质混合性失语　又称语言区孤立，突出特点是复述相对好，其他语言功能均严重障碍或完全丧失。多见于优势侧大脑半球分水岭区的大片病灶，累及额、顶、颞叶。

（三）完全性失语

完全性失语又称混合性失语，以所有语言功能均严重障碍或完全丧失为特点，是最严重的一种失语。患者限于刻板言语，听理解严重缺陷，命名、复述、阅读和书写均不能。

（四）命名性失语

命名性失语又称遗忘性失语，主要特点为命名不能，自发谈话为流利型，缺实质词。听理解、复述、阅读和书写障碍轻。由优势侧颞中回后部病变引起。常见于脑梗死、脑出血等。

（五）皮质下失语

1. 丘脑性失语　表现为急性期有不同程度的缄默和不语，以后出现言语流利性受损，音量减小，阅读理解障碍，命名不能，复述功能可保留。由丘脑及其联系通路受损所致，多见于脑血管病、脑炎等。

2. 内囊、基底核损害所致的失语　表现类似于 Broca 失语、Wernicke 失语。

六、失用

失用是指在意识清楚、语言理解功能及运动功能正常情况下，患者丧失完成有目的的复杂活动的能力。

（一）观念性失用

观念性失用指不能把一组复杂精细动作按逻辑次序分解组合。该类患者模仿动作一般无障碍。常由双侧大脑半球受累引起，多见于中毒、脑动脉硬化和帕金森综合征等。

（二）观念运动性失用

观念运动性失用指在自然状态下，患者可以完成相关动作，可以口述相关动作的过程，但不能按指令去完成这类动作。病变多位于优势半球顶叶。

（三）肢体运动性失用

肢体运动性失用表现为肢体，多为上肢远端，失去执行精细熟练动作的能力，自发动作、执行口令及模仿均受到影响。病变多位于双侧或对侧皮质运动区。

（四）结构性失用

结构性失用是指对空间分析和对动作概念化的障碍。病变多位于非优势半球顶叶或顶枕联合区。

（五）穿衣失用

穿衣失用是指丧失了习惯而熟悉的穿衣操作能力。病变位于非优势侧顶叶。

七、失认

失认是指患者无视觉、听觉和躯体感觉障碍，在意识正常情况下，不能辨认以往熟悉的事物。

（一）视觉失认

视觉失认包括：①物体失认；②面容失认；③颜色失认。病变多位于枕叶。

（二）听觉失认

听觉失认病变多位于双侧颞上回中部及其听觉联络纤维。

（三）触觉失认

触觉失认病变多位于双侧顶叶角回及缘上回。

（四）体象障碍

体象障碍指患者基本感知功能正常，但对自身躯体的存在、空间位置及各部位之间的关系失去辨别能力，可表现为：①偏侧忽视；②病觉缺失；③手指失认；④自体认识不能；⑤幻肢现象。病变多位于非优势半球顶叶。

八、轻度认知障碍

轻度认知障碍是介于正常衰老和痴呆之间的一种中间状态，患者存在轻度认知功能减退，但日常能力没有受到明显影响。分为两大类：①遗忘型轻度认知障碍；②非遗忘型轻度认知障碍。

九、痴呆

痴呆是由于脑功能障碍而产生的获得性、持续性智能损害综合征，可由脑退行性变引起，也可由其他原因导致。分为变性病性痴呆和非变性病性痴呆。痴呆患者除认知症状外，还可以伴发精神行为的异常。

第三节 头 痛

头痛是指外眦、外耳道与枕外隆突连线以上范围内的疼痛。

头痛的性质有多种：胀痛、钝痛、灼痛、搏动性疼痛、抽痛、沉重戴帽感或箍紧感等；部位为：全头、偏侧、局部；可伴有发热、恶心、呕吐、眩晕和视力障碍等。临床上根据头痛发生的速度及持续的时间、疼痛的性质、部位及头痛的程度和伴随症状等，可对不同疾病引起的头疼痛加以鉴别诊断（详见第八章头痛）。

第四节 痫性发作和晕厥

一、痫性发作

痫性发作是大脑神经元高度同步化异常放电而导致的短暂脑功能障碍。

根据异常放电神经元部位及波及的范围的不同，痫性发作有不同发作形式（详见第十五章癫痫），可概括为：①意识障碍；②运动异常；③感觉异常；④精神异常；⑤自主神经功能异常等或兼而有之。痫性发作的病因多种多样，可由原发性神经系统疾病引起，如特发性癫痫、脑外伤、脑血管病和脑炎等，也可由其他系统疾病引起，如高血压脑病、肝性脑病、尿毒症、高热、中毒、低血糖、电解质紊乱等。

二、晕厥

晕厥是一过性大脑及脑干供血不足导致的伴有姿势张力丧失的发作性意识丧失。

临床表现分三期：①晕厥前期：头晕、视物模糊、耳鸣、面色苍白、乏力、多汗、肢冷、上腹不适、恶心、神志恍惚、焦虑不安、打哈欠等；②晕厥期：意识丧失，肌张力消失、跌倒，伴有血压下降、脉弱、瞳孔散大及对光反射减弱、角膜反射消失、尿失禁；③恢复期：意识恢复或仍有模糊，可留有头晕、头痛、面色苍白、乏力、恶心、腹部不适，有便意感或排大便、偶有精神紊乱。经休息后症状可完全消失。

晕厥是由多种病因引起的一组综合征，其病因大致分四类：①反射性晕厥：如单纯性晕厥、直立性低血压、颈动脉窦综合征等；②心源性晕厥：如心律失常、病态窦房结综合征、心肌梗死、左房黏液瘤、肺动脉高压等；③脑源性晕厥：如严重脑动脉粥样硬化、短暂性脑缺血发作、主动脉弓综合征、高血压脑病等；④其他：哭泣性晕厥、低血糖性晕厥、过度换气综合征、重症贫血性晕厥等。

三、痫性发作与晕厥的鉴别

痫性发作与晕厥是临床常见的症状，均可导致短暂的意识丧失，但病因、发病机制和治疗完全不同。因二者容易混淆，表3-2列出了痫性发作与晕厥的鉴别要点。

★表3-2 痫性发作与晕厥的鉴别要点

临床特点	痫性发作	晕厥
先兆	无或短	有且长
发作时与体位关系	无关	多在站立
发作时间	全天可发，夜间较多	白天较多
皮肤颜色	正常或青紫	苍白
肢体抽搐	常见	无或少有

续表

临床特点	痫性发作	晕厥
尿失禁或舌咬伤	常见	无或少有
发作后头痛或意识模糊	常见	无或少有
神经系统局灶体征	可有	无
心血管系统异常	无	常有
间歇期脑电图	异常	正常

第五节　眩　晕

眩晕是患者感到自身或周围环境物体旋转、倾倒或摇晃、起伏的一种主观感觉障碍，是一种运动性或位置性错觉，常伴有客观的平衡障碍，一般无意识障碍。临床上分为：

一、系统性眩晕

系统性眩晕是眩晕的主要病因，按照病变部位和临床表现不同又可分为：①周围性眩晕；②中枢性眩晕。两者鉴别见表 3-3。

★ 表 3-3　周围性眩晕与中枢性眩晕的鉴别

临床特点	周围性眩晕	中枢性眩晕
病变部位	前庭感受器至前庭神经颅外段	前庭神经颅内段、前庭神经核及其核上纤维联系、小脑和大脑皮质
常见疾病	梅尼埃病、晕动病、急性中耳炎、良性发作性位置性眩晕、前庭神经元炎、迷路卒中等	后循环缺血、脑干或小脑卒中、脑干炎、多发性硬化、延髓空洞、第四脑室占位、癫痫等
眩晕程度及持续时间	症状重、持续时间短	症状轻、持续时间长
眼球震颤	幅度小、多水平或水平加旋转、眼震快相向健侧	幅度大、形式多变、眼震方向不一致
平衡障碍	与头位有关，倾倒方向与眼震慢相一致	与头位无一定关系，倾倒方向不定
前庭功能试验	无反应或减弱	正常
听觉异常	听力减退、伴耳鸣	不明显
自主神经症状	恶心、呕吐、面色苍白、出汗等	少有或不明显
脑功能障碍	无	脑神经损害、瘫痪、抽搐等

二、非系统性眩晕

非系统性眩晕通常表现为头重脚轻、眼花、站立不稳等，而常无外界环境或自身旋转的感觉，很少伴有恶心、呕吐、听力减退、眼球震颤及耳鸣，有原发病的表现，常见于屈光不正、眼肌麻痹、高血压、低血压、心律失常、贫血、急性发热性疾病、神经症等。

第六节　视觉障碍

一、视力障碍

1. 单眼视力障碍

（1）突发视力丧失　①眼动脉或视网膜中央动脉闭塞；②颈内动脉系统的短暂性脑缺血

发作。

（2）进行性单眼视力障碍 ①视神经炎；②巨细胞（颞）动脉炎；③视神经压迫性病变。

2. 双眼视力障碍

（1）一过性双眼视力障碍 ①双侧枕叶视皮质的短暂性脑缺血发作；②双侧枕叶皮质视中枢病变。

（2）进行性视力障碍 ①原发性视神经萎缩；②颅高压；③中毒或营养缺乏性视神经病。

二、视野缺损

视野缺损是指视野的某一区域出现视力障碍而其他区域视力正常。

1. 双眼颞侧偏盲 由视交叉中部病变所致，常见于垂体瘤及颅咽管瘤。

2. 双眼对侧同向性偏盲 由一侧视束、外侧膝状体、视辐射及视皮质病变所致，常见于内囊区脑血管病。枕叶视皮质受损时，患者视野中心部常保留。

3. 双眼对侧同向上象限盲及双眼对侧同向下象限盲 双眼对侧同向上象限盲主要由颞叶后部病变引起；双眼对侧同向下象限盲主要由顶叶病变引起。常见于颞、顶叶的肿瘤及血管病等。

第七节 听觉障碍

一、耳聋

耳聋即听力的减退或丧失，分为：①传导性耳聋；②感音性耳聋。两者鉴别见表3-4。

★表 3-4 传导性耳聋与感音性耳聋的鉴别

临床特点	传导性耳聋	感音性耳聋
病变部位	外耳和中耳向内耳传递声波的系统病变	Corti 器、耳蜗神经和听觉通路病理改变
常见疾病	中耳炎、鼓膜穿孔、外耳道耵聍堵塞等	迷路炎、听神经瘤、松果体瘤
听力减退	低音调的听力明显减损，而高音调的听力正常	高音调的听力明显减损，低音调的听力基本正常
前庭功能障碍	无	可伴有
Rinne 试验	骨导＞气导	气导＞骨导（均缩短）
Weber 试验	偏向患侧	偏向健侧

二、耳鸣

耳鸣是指在没有任何外界声源刺激的情况下，患者听到的一种鸣响感。听觉传导通路上任何部位的刺激性病变都可引起耳鸣。分为主观性耳鸣和客观性耳鸣。神经系统疾病引起的耳鸣多表现为高音调，而外耳和中耳的病变多为低音调。

三、听觉过敏

听觉过敏是指患者对于正常的声音感觉比实际声源的强度大。中耳炎早期三叉神经鼓膜张肌肌支刺激性病变，可有听觉过敏。另外，面神经麻痹时，镫骨肌瘫痪使镫骨紧压在前庭窗上，小的振动即可引起内淋巴的强烈振动，产生听觉过敏。

第八节 眼球震颤

眼球震颤是指眼球注视某一点时发生的不自主的节律性往复运动，简称眼震。眼震可以是生理性的，也可由疾病引起，脑部病变部位不同产生的眼震表现不同。通常用快相表示眼震的方向。

一、眼源性眼震

眼源性眼震是指由眼外肌麻痹或视觉系统疾病引起的眼震，表现为水平摆动性眼震，幅度细小，持续时间长。多见于视力障碍、先天性弱视、严重屈光不正、先天性白内障、色盲、高度近视和白化病等，另外，长期在光线不足的环境下工作也可导致眼源性眼震。

二、前庭性眼震

前庭性眼震是指由于前庭终末器、前庭神经或脑干前庭神经核及其传导通路、小脑等的功能障碍导致的眼震，分为周围性和中枢性两类（表3-5）。

★表3-5 前庭周围性眼震和前庭中枢性眼震的鉴别

临床特点	前庭周围性眼震	前庭中枢性眼震
病变部位	内耳或前庭神经颅外段	多为脑干、小脑，少数为中脑
常见疾病	梅尼埃病、良性发作性位置性眩晕、前庭神经元炎、迷路卒中等	脑干或小脑卒中、脑干炎、多发性硬化、第四脑室占位等
眼球震颤	多水平眼震、眼震快相向健侧	可为水平（脑桥病变）、垂直（中脑病变）、旋转（延髓病变）和形式多变（小脑病变）
持续时间	较短，多呈发作性	较长
与眩晕关系	一致	不一致
前庭功能障碍	明显	无或不明显
听觉异常	常有	不明显
自主神经症状	恶心、呕吐、面色苍白、出汗等	少有或不明显
中枢神经症状与体征	无	常有脑干和小脑受损体征

第九节 构音障碍

构音障碍是和发音相关的中枢神经、周围神经或肌肉疾病导致的一类言语障碍的总称。患者具有言语交流所必备的语言形成能力及接受能力，仅表现为口语的声音形成困难。不同病变部位可产生不同特点的构音障碍，见表3-6。

★表3-6 不同病变部位的构音障碍特点

病变部位	构音障碍特点	常见疾病
单侧上运动神经元损害	辅音部分不清晰	脑出血、脑梗死
双侧上运动神经元损害（假性球麻痹）	说话带鼻音、声音嘶哑、言语缓慢，常伴有吞咽困难、饮水呛咳、咽反射亢进和强哭强笑	双侧多发脑梗死、皮质下血管性痴呆、肌萎缩侧索硬化、多发性硬化、进行性核上性麻痹
基底核病变	说话缓慢而含糊、声调低沉、发音单调、音节颤抖样融合、言语断节及口吃样重复等	帕金森病、肝豆状核变性
小脑病变	构音含糊，音节缓慢拖长呈吟诗样，声音强弱不等甚至呈爆发样，言语不连贯呈分节样	小脑蚓部的梗死或出血、小脑变性疾病和多发性硬化

续表

病变部位	构音障碍特点	常见疾病
下运动神经元损害（真性球麻痹）	发音费力、声音强弱不等、舌音不清、说话带鼻音、声音嘶哑、语句变短等。常伴有吞咽困难、饮水呛咳、咽反射消失	进行性延髓麻痹、急性脊髓炎、吉兰-巴雷综合征、脑干肿瘤、延髓空洞、副肿瘤综合征以及各种原因导致的颅底损害等
肌肉病变	类似下运动神经元损害，伴有其他肌肉病变表现	重症肌无力、进行性肌营养不良和强直性肌病

第十节 瘫 痪

一、瘫痪的分类

瘫痪的分类方法有许多，常见有以下几种（表3-7）：

★ 表 3-7 瘫痪的分类

分类方法	类型
按瘫痪的病因	神经源性
	神经肌肉接头性
	肌源性
按瘫痪的程度	不完全性
	完全性
按瘫痪的肌张力状态	痉挛性
	弛缓性
按瘫痪的分布	偏瘫
	截瘫
	交叉瘫
	单瘫
	四肢瘫
按运动传导通路的不同部位	上运动神经元性瘫痪
	下运动神经元性瘫痪

二、神经源性瘫痪

（一）上运动神经元性瘫痪

上运动神经元性瘫痪又称痉挛性瘫痪、中枢性瘫痪，是由于上运动神经元（大脑皮质运动区神经元）及其发出的下行纤维病变所致。其临床表现有：

（1）肌力减弱 ①单瘫；②偏瘫；③截瘫；④四肢瘫。

（2）肌张力增高 呈"折刀"样。

（3）腱反射活跃或亢进 还可有髌阵挛、踝阵挛等。

（4）浅反射的减退或消失。

（5）病理反射阳性。

（6）无明显的肌萎缩，可表现有失用性肌萎缩。

（7）无皮肤营养障碍。

（8）无肌束颤动或肌纤维颤动。

（9）肌电图 神经传导速度正常，无失神经电位。

（二）下运动神经元性瘫痪

下运动神经元性瘫痪又称弛缓性瘫痪、周围性瘫痪，指脑干运动神经核或脊髓前角的运动神经元及其发出的神经纤维病变所致。其临床表现为：

（1）肌力减弱，以肌群为主。

（2）肌张力减低或消失。

（3）腱反射减弱或消失。

（4）浅反射的减退或消失。

（5）病理反射阴性。

（6）肌萎缩明显。

（7）有皮肤营养障碍。

（8）有肌束颤动或肌纤维颤动。

（9）肌电图　神经传导速度异常，有失神经电位。

第十一节　肌肉萎缩

一、神经源性肌萎缩

神经源性肌萎缩指神经肌肉接头之前的神经结构病变所引起的肌萎缩。此类肌萎缩常起病急，进展快，肌萎缩因病变位置不同而呈现神经节段性、干性、根性或某一周围神经支分布。肌电图呈神经源性损害，肌肉活检可见肌纤维数量减少并变细，细胞核集中和结缔组织增生。常见于外伤、颈腰椎病、急性脊髓灰质炎、运动神经元病等。

二、肌源性肌萎缩

肌源性肌萎缩指神经肌肉接头突触后膜以后，包括肌膜、线粒体、肌丝等病变所引起的肌萎缩。肌萎缩分布不能以神经节段性、干性、根性或某一周围神经支配所能解释。多无皮肤营养障碍和感觉障碍，无肌束颤动。肌酸磷酸激酶等肌酶不同程度升高。肌电图呈肌源性损害。肌肉活检可见病变部位肌纤维肿胀、坏死、结缔组织增生和炎细胞浸润等。常见于进行性肌营养不良、强直性肌营养不良和肌炎等。

第十二节　躯体感觉障碍

一、抑制性症状

感觉径路破坏引起的感觉减退或缺失。

（1）完全性感觉缺失　某部位各种感觉均缺失。

（2）分离性感觉障碍　某部位出现某种感觉障碍而其他感觉保存。

（3）皮质感觉缺失　无注视下，对刺激部位、物体形状、重量等不能辨别。

（4）痛性痛觉减退或痛性麻痹　某神经分布区有自发痛，同时又存在痛觉减退。

二、刺激性或激惹性症状

感觉传导径路受到刺激或兴奋性增高时出现的刺激性症状。

（1）感觉过敏　指轻微刺激，却引起非常强烈感觉，甚至难以忍受。见于浅感觉障碍。

（2）感觉过度　其特点：①潜伏期长；②兴奋阈增高；③定位不明确；④不适感强烈；⑤扩散性；⑥延时性。见于丘脑病变、烧灼性神经痛、带状疱疹疼痛。

（3）感觉倒错　指对刺激产生的错误感觉。见于顶叶病变或癔症。

（4）感觉异常　指在无任何外界刺激情况下出现自发性异常感觉，如麻木、针刺、肿胀、蚁走感等，而客观检查无感觉障碍。见于周围神经或自主神经病变。

（5）疼痛　是感觉纤维受刺激时的躯体感受，是机体的防御机制。常见的疼痛有：①局部疼痛；②放射性疼痛；③扩散性疼痛；④牵涉性疼痛；⑤幻肢痛；⑥灼烧性神经痛。

第十三节　共济失调

共济失调指小脑、本体感觉以及前庭功能障碍导致的运动笨拙和不协调，累及躯干、四肢和咽喉肌时可引起身体平衡、姿势、步态及言语障碍。

一、小脑性共济失调

（1）姿势和步态异常　表现为坐立不稳，行走时两腿分开，步态蹒跚，向前、向后或向患侧倾倒。

（2）随意运动协调障碍　表现为辨距不良、意向性震颤、书写时字迹愈来愈大及笔画不匀等。

（3）言语障碍　表现为说话缓慢、发音不清和声音断续、顿挫、暴发性或吟诗样语言。

（4）眼球运动障碍　表现为双眼粗大眼震，少数患者可见下跳性眼震、反弹性眼震等。

（5）肌张力减低及腱反射减弱或消失。

二、大脑性共济失调

（1）额叶性共济失调　表现类似小脑性共济失调，但症状较轻，Romberg 征、辨距不良和眼震很少见，常伴有肌张力增高、病理反射阳性、精神症状及强握反射等额叶损害表现。

（2）颞叶性共济失调　表现为对侧肢体的共济失调，症状较轻，早期不易发现，可伴有颞叶受损的其他症状或体征。

（3）顶叶性共济失调　表现对侧患肢不同程度的共济失调，闭眼时症状明显，深感觉障碍多不重或呈一过性。

（4）枕叶性共济失调　表现为对侧肢体的共济失调，症状轻，常伴有深感觉障碍，闭眼时加重，可同时伴有枕叶受损的其他症状或体征。

三、感觉性共济失调

感觉性共济失调是由于深感觉传导路径的损害导致患者不能辨别肢体的位置及运动方向，出现感觉性共济失调。表现为站立不稳，迈步辨距不良，落脚不知深浅，踩棉花感。睁眼时，症状较轻，黑暗中或闭目时症状加重。无眩晕、眼震和言语障碍。

四、前庭性共济失调

前庭性共济失调是由于前庭损害导致身体空间定向能力丧失。表现为站立不稳，改变头位可使症状加重，行走时向患侧倾倒。伴有明显的眩晕、恶心、呕吐、眼球震颤。四肢共济运动及言语功能正常。

第十四节　步态异常

一、痉挛性偏瘫步态

表现为病侧上肢屈曲、内收、旋前，不能自然摆动，下肢伸直、外旋，迈步时患侧盆骨部提高，腿外旋画半圈拖曳运动。为单侧皮质脊髓束受损所致。见于脑血管病或脑外伤。

二、痉挛性截瘫步态

表现为用足尖走路，交叉前进，似剪刀状。为双侧皮质脊髓束受损所致。见于脑瘫、脊髓压迫症、遗传性痉挛性截瘫等。

三、慌张步态

表现为头颈及身体前屈，肘、腕、膝关节屈曲；行走时起步迟缓，随后加快，小碎步前冲，上肢自然摆臂减少，停步及转身困难，易跌倒。见于帕金森病及帕金森综合征。

四、摇摆步态

表现为行走时躯干部，特别是臀部左右交替摆动。为躯干及臀部肌群肌力减退所致。见于进行性肌营养不良症、进行性脊肌萎缩症等。

五、跨阈步态

表现为向前迈步抬腿过高，足尖下垂，并先触及地面。为胫前肌群病变或腓总神经损害所致。常见于腓总神经损伤、脊髓灰质炎或进行性腓骨肌萎缩等。

六、感觉性共济失调步态

表现为腿部运动过大，双脚触地粗重，夜间行走不能。为关节位置觉或肌肉运动觉受损所致。多见于脊髓亚急性联合变性、多发性硬化、脊髓痨、脊髓小脑变性等。

七、小脑步态

表现为行走时两腿分开，步基宽大，站立、步态不稳，向一侧倾倒。为小脑受损所致。多见于遗传性小脑性共济失调、小脑血管病和炎症等。

第十五节　不自主运动

不自主运动指患者在意识清楚的情况下，出现的不受主观控制的无目的的异常运动。

一、震颤

震颤是主动肌与拮抗肌交替收缩引起的人体某一部位有节律的振荡运动。震颤分类详见表3-8。

★表 3-8　震颤的分类

分类	特点	见于
生理性震颤	震颤细微	老年人
功能性震颤		
强生理性震颤	震颤幅度较大	剧烈运动、恐惧、焦虑、气愤
癔症性震颤	幅度不等、形式多变	癔症
其他功能性震颤	精细动作或疲劳时出现	精细工作如修表匠、外科医生
病理性震颤		
静止性震颤	静止时出现，幅度小	帕金森病等
动作性震颤	特定姿势或运动时出现，幅度大	小脑病变、肝豆状核变性、乙醇中毒

二、舞蹈样运动

舞蹈样运动为头面部及肢体不规则、无节律和无目的的不自主运动。特点为上肢比下肢重，远端比近端重，随意运动或情绪激动时加重，安静时减轻，入睡后消失。为尾状核和壳核的病变所致。见于小舞蹈病、亨廷顿病、脑血管病、肝豆状核变性及脑炎等。

三、手足徐动症

手足徐动症为手腕及手指做缓慢交替性的伸屈动作。见于脑炎、核黄疸和肝豆状核变性等。

四、扭转痉挛

扭转痉挛为躯干和四肢发生的不自主的扭曲运动。为基底核病变所致。见于肝豆状核变性及某些药物反应等。

五、偏身投掷

偏身投掷为一侧肢体猛烈的投掷样不自主运动，为对侧丘脑底核损害所致。见于脑血管病、肿瘤。

六、抽动症

抽动症为头面及肢体单个或多个肌肉的快速收缩动作，固定或呈游走性。可由基底核病变引起，或与精神因素有关。常见于儿童。

第十六节　尿便障碍

一、排尿障碍

排尿障碍由排尿中枢或周围神经病变所致，也可由膀胱或尿路病变引起。由神经系统病变导致的称为神经源性膀胱，有以下类型：

（1）感觉障碍性膀胱　无尿意，尿潴留或充盈性尿失禁。病变损害脊髓后索或后根。见于多发性硬化、亚急性联合变性，也可见于昏迷、脊髓休克期。

（2）运动障碍性膀胱　尿意存在，严重时有疼痛感，尿潴留或充盈性尿失禁。病变损害骶髓前角或前根。见于急性脊髓灰质炎、吉兰-巴雷综合征等。

（3）自主性膀胱　膀胱不能完全排空，压力性及充盈性尿失禁。为脊髓排尿中枢或马尾神经损害所致。见于腰骶段的损伤、肿瘤或感染。

（4）反射性膀胱　间歇性不自主排尿，又称为自动膀胱。为骶段以上脊髓横贯性损害所致，见于横贯性脊髓炎、脊髓高位完全性损伤或肿瘤。

（5）无抑制性膀胱　尿频、尿急、尿失禁，每次尿量少，排完后膀胱膨胀感存在。为旁中央小叶和锥体束病变所致。见于脑肿瘤、脑血管病、多发性硬化、颅脑手术后及脊髓高位损伤。

二、排便障碍

排便障碍可由神经系统病变引起，也可为消化系统或全身性疾病引起。由神经系统病变引起的有：

（1）便秘　2～3日或数日排便1次，粪便干硬。见于脑血管病、脑外伤、脊髓炎、帕金森病等。

（2）大便失禁　指肛门内、外括约肌弛缓，大便不能自控，不时地流出。见于深昏迷、癫痫、脊髓炎。

（3）自动性排便　指不受意识控制的排便，每日自动排便4～5次以上。见于脊髓外伤、脊髓炎等。

（4）排便急迫　由神经系统病变引起的排便急迫较为罕见，多由躯体疾病引起，有时可见于腰骶部神经刺激性病变，此时常伴有鞍区痛觉过敏。

第十七节　颅内压异常和脑疝

颅内压指颅腔内容物对颅腔内壁的压力。在脑脊液循环通畅时，以侧卧位腰段蛛网膜下穿刺所测的脑脊液压力为代表，正常值成人为 $80\sim180mmH_2O$，儿童为 $40\sim100mmH_2O$。

一、颅内压异常

（一）颅内压增高

颅内压增高是指在病理状态下，颅内压力超过 $200mmH_2O$。常以头痛、呕吐、视乳头水肿为主要表现。

1. 颅内压增高的常见机制和病因

（1）脑组织体积增加　即脑水肿，分为：①血管源性脑水肿：为血脑屏障破坏致脑组织间隙水分增加，常见于颅脑损伤、感染、脑卒中及脑肿瘤等；②细胞毒性脑水肿：由缺血、缺氧、中毒等所致的细胞内水分聚积，常见于窒息、一氧化碳中毒、尿毒症、中毒等。

（2）颅内占位性病变　为颅腔内额外增加的内容物，如肿瘤、血肿、脓肿、肉芽肿等。

（3）颅内血容量增加　见于引起血管床扩张和脑静脉回流受阻的各种疾病。如严重颅脑外伤、严重胸腹挤压伤、颅内静脉系统血栓形成等。

（4）脑脊液增加　即脑积水，由脑脊液的分泌增多、吸收障碍或循环受阻引起。见于脉络丛乳头状瘤、颅内感染、蛛网膜下腔出血、导水管狭窄或闭锁、枕大孔附近畸形、肿瘤。

（5）颅腔狭小　见于狭颅症等。

2. 颅内压增高的类型

（1）弥漫性颅内压增高　多由弥漫性脑实质体积增大所致，脑组织无明显移位，解除压力后，神经功能恢复也较快。见于弥漫性脑膜脑炎、交通性脑积水、蛛网膜下腔出血等。

（2）局限性颅内压增高　多由颅内局灶性病变所致，易发生脑疝，压力解除后，神经功能恢复较慢。见于颅内占位性病变、大量脑出血、大面积脑梗死等。

3. 颅内压增高的临床表现　根据颅内压增高的速度将颅内压增高分为急性和慢性两类。具体特点见表 3-9。

★表 3-9　急性和慢性颅内压增高临床表现鉴别

临床特点	急性颅内压增高	慢性颅内压增高
头痛	极剧烈	持续钝痛，阵发性加剧，夜间明显
视乳头水肿	不一定出现	典型
单侧或双侧展神经麻痹	多无	较常见
意识障碍及生命体征改变	出现早而明显，甚至去大脑强直	不一定出现，或为缓慢进展
癫痫发作	常见，可为强直阵挛发作	可有，多为部分性发作
脑疝	发生快	缓慢或不发生
常见病因	脑出血、蛛网膜下腔出血、脑炎等	颅内肿瘤、炎症及出血后粘连

4. 良性颅内压增高　是指以颅内压增高为特征的一组综合征，又称为"假脑瘤"。表现为颅内压增高，伴头痛、呕吐及视力障碍，神经系统检查除视乳头水肿、展神经麻痹外，无其他神经系统定位体征，头颅 CT 或 MRI 显示无脑室扩大或颅内占位病变。多数患者可自行缓解。病因

包括：①内分泌和代谢紊乱；②颅内静脉窦血栓形成；③药物及毒物；④血液及结缔组织病；⑤脑脊液蛋白含量增高；⑥其他疾病；⑦原因不明。

（二）颅内压降低

颅内压降低又称低颅压，是指脑脊液压力降低（＜60mmH$_2$O）而出现的一组综合征。具体详见第八章第六节。

二、脑疝

脑疝是部分脑组织因颅内压力差而造成移位且超过一定解剖界限时则称之为脑疝。

（一）小脑幕裂孔疝

（1）钩回疝　颞叶内侧海马回及钩回等结构疝入小脑幕裂孔而形成。表现为颅内压增高及意识障碍进行加重，瞳孔散大可为早期体征，出现双侧锥体束征，继而出现去大脑强直及生命体征的改变。最常继发于大脑半球的脑卒中。

（2）中心疝　丘脑下部和中脑上部疝入小脑幕裂孔而形成，并使脑干逐层受累。表现为意识障碍进行性加重，呼吸改变较明显，瞳孔改变到中晚期才出现，较易出现去皮质或去大脑强直。多见于中线或大脑深部占位性病变，也可见于弥漫性颅内压增高。

（二）枕骨大孔疝

小脑扁桃体及邻近小脑组织向下移位经枕骨大孔疝入颈椎管上端称为枕骨大孔疝。表现为枕、颈部疼痛，颈强直或强迫头位，意识障碍，伴有后组脑神经受累表现。主要见于后颅窝占位、颅内弥漫性病变。慢性枕骨大孔疝症状相对轻，而急性枕骨大孔疝可有明显的生命体征改变。急性枕骨大孔疝多突然发生或在慢性脑疝基础上因某些诱因，如用力排便、不当的腰穿等导致。

第十八节　睡眠障碍

睡眠是生命中不可或缺的部分。睡眠-觉醒系统受三个因素调节：内稳态系统、昼夜生物节律系统和次昼夜生物节律系统。睡眠障碍是常见疾病，常见如下几种类型：

1.失眠症　是指尽管有合适的睡眠机会和睡眠环境，依然对睡眠时间和（或）质量感到不满足，并且影响日间社会功能的一种主观体验。失眠根据病程分为：短期失眠（病程＜3个月）和慢性失眠（病程≥3个月）。

2.昼夜节律失调性睡眠觉醒障碍　是指昼夜时间维持与诱导系统变化或内源性昼夜节律与外部环境间不同步所引起的各种睡眠障碍。

3.睡眠相关的呼吸障碍　是一组以睡眠期呼吸节律异常和（或）通气异常为主要特征的疾病，可伴或不伴清醒期呼吸异常。

4.异态睡眠　是指在入睡、睡眠期间或从睡眠中觉醒时发生的非自主性躯体行为或体验。

5.睡眠相关运动障碍　是一系列干扰正常睡眠和入睡的、简单的、无目的性、核板的运动。

➤➤➤ **同步练习**

1.简述意识障碍的分级及临床表现。

2.简述失语的分类及主要临床特点。

3.痫性发作与晕厥如何鉴别？

4.周围性眩晕与中枢性眩晕如何鉴别？

5. 小脑性共济失调的主要临床表现有哪些？

6. 上运动神经元性瘫痪与下运动神经元性瘫痪如何区别？

7. 前庭周围性眼震与前庭中枢性眼震如何鉴别？

8. 简述病理性震颤的分类及主要临床表现。

参考答案

1. 答：（1）嗜睡　过度睡眠，可被唤醒，能勉强配合检查及正确回答简单问题，但停止刺激后又立即进入睡眠状态。

（2）昏睡　沉睡状态，较强烈刺激方可唤醒，回答含糊不清或答非所问。停止刺激后又很快入睡。

（3）昏迷　①浅昏迷：对疼痛等强烈刺激可有痛苦表情及回避防御动作，但不能觉醒。仍有较少的无意识自发动作，生理反射存在，生命体征无明显改变。②中昏迷：对强刺激的防御反射及生理反射减弱，大小便潴留或失禁。自发动作很少，生命体征已有改变。③深昏迷：对外界任何刺激均无反应，眼球固定，瞳孔散大，全身肌肉松弛，大小便失禁，无任何自主运动，各种反射消失，生命体征明显改变。

2. 答：（1）外侧裂周围失语综合征　①Broca 失语：又称运动性失语，为非流利型。由优势侧额下回后部病变引起。②Wernicke 失语：又称感觉性失语，为流利型。由优势侧颞上回后部病变引起。③传导性失语：为流利性口语，听理解障碍较轻，复述障碍较自发谈话和听理解障碍重，二者损害不成比例，是本症的最大特点。由于外侧裂周围弓状束损害所致。

（2）经皮质性失语综合征　①经皮质运动性失语：呈非流利性失语，类似于 Broca 失语，但程度较 Broca 失语轻，患者复述功能完整保留。多见于优势侧额叶分水岭区的脑梗死。②经皮质感觉性失语：表现为听觉理解障碍，类似于 Wernicke 失语，但障碍程度较 Wernicke 失语轻。复述功能相对完整，但常不能理解复述的含义。多见于优势侧颞、顶叶分水岭区的脑梗死。③经皮质混合性失语：又称语言区孤立，突出特点是复述相对好，其他语言功能均严重障碍或完全丧失。多见于优势侧大脑半球分水岭区的大片病灶，累及额、顶、颞叶。

（3）完全性失语　又称混合性失语，以所有语言功能均严重障碍或完全丧失为特点，是最严重的一种失语。患者限于刻板言语，听理解严重缺陷，命名、复述、阅读和书写均不能。

（4）命名性失语　又称遗忘性失语，主要特点为命名不能，自发谈话为流利型，缺实质词。听理解、复述、阅读和书写障碍轻。由优势侧颞中回后部病变引起。常见于脑梗死、脑出血等。

（5）皮质下失语　①丘脑性失语：表现为急性期有不同程度的缄默和不语，以后出现言语流利性受损，音量减小，阅读理解障碍，命名不能，复述功能可保留。由丘脑及其联系通路受损所致，多见于脑血管病、脑炎等；②内囊、基底核损害所致的失语：表现类似于 Broca 失语、Wernicke 失语。

3. 答：见文中表 3-2。

4. 答：见文中表 3-3。

5. 答：（1）姿势和步态异常　表现为坐立不稳，行走时两腿分开，步态蹒跚，向前、向后或向患侧倾倒。

（2）随意运动协调障碍　表现为辨距不良、意向性震颤、书写时字迹愈来愈大及笔画不匀等。

（3）言语障碍　表现为说话缓慢、发音不清和声音断续、顿挫、暴发性或吟诗样语言。

（4）眼球运动障碍　表现为双眼粗大眼震，少数患者可见下跳性眼震、反弹性眼震等。

（5）肌张力减低及腱反射减弱或消失。

6. 答：见下表。

临床特点	上运动神经元性瘫痪	下运动神经元性瘫痪
瘫痪分布	整个肢体为主	肌群为主
肌张力	增高	降低
浅反射	消失	消失
腱反射	增强	减弱或消失
病理反射	阳性	阴性
肌萎缩	无或轻度	明显
皮肤营养障碍	多无	常有
肌束颤动	无	可有

续表		
临床特点	上运动神经元性瘫痪	下运动神经元性瘫痪
肌电图	神经传导速度正常，无失神经电位	神经传导速度异常，有失神经电位

7.答：见文中表 3-5。

8.①静止性震颤：静止时出现，幅度小，见于帕金森病等；②动作性震颤：特定姿势或运动时出现，幅度大，见于小脑病变、肝豆状核变性、乙醇中毒等。

（刘 铮）

第四章　神经系统疾病的病史采集和体格检查

 内容精讲

第一节　病史采集

病史采集对于神经系统疾病的诊断是最重要的，可能是某些神经系统疾病诊断的唯一线索和证据。

神经系统病史采集的基本原则和一般病史采集相同，应注意：①客观真实；②系统完整；③重点突出；④避免启发、暗示。

一、主诉

主诉是患者就诊的最主要原因，包括主要症状、体征及发病或持续时间。主诉要求简明扼要，能给疾病定位和定性诊断提供第一线索。

二、现病史

★现病史是主诉的丰富，主要包括以下内容：①症状的发生情况；②症状的特点；③症状的发展和演变；④伴随症状及相互关系；⑤既往诊治情况；⑥与现病有关的其他疾病情况；⑦病程中的一般情况。

神经系统的常见症状包括头痛、眩晕、晕厥、感觉异常、抽搐、瘫痪、视力障碍、意识丧失及睡眠障碍等，必须重点加以询问。详见第三章相关症状的临床表现内容。

三、既往史

既往史的采集同内科疾病，但神经系统疾病应着重询问以下内容：①头颅或脊柱外伤、手术史等；②颅内感染病史及上呼吸道感染、麻疹及腮腺炎等；③心脏病、高血压、糖尿病、胃肠道疾病、风湿病、甲状腺功能亢进症和血液病等；④颈椎病和腰椎管狭窄病等；⑤过敏及中毒史等。对婴幼儿还应了解母亲怀孕及出生情况。

四、个人史

个人史询问包括出生地、居住地、文化程度、职业、是否到过疫区、生活习惯、性格特点、不良嗜好、左（或右）利手等。女性患者应询问月经史和婚育史等。儿童应注意围生期、疫苗接种和生长发育情况等。

五、家族史

许多神经系统病是遗传性疾病或与遗传有关，询问家族史对于确定诊断有重要价值。发现遗传病后，应绘制家系图谱，供临床参考。

六、病史采集的注意事项和技巧

对待患者态度要亲切、和蔼、耐心，认真倾听，让患者感受到对他的同情、关心和帮助，同时注意仔细观察患者的言谈举止、行业和情感反应，提问时对不同年龄、教育程度和文化背景的人要用不同语言和词汇，让他们易于接受和理解，不要过早轻易下结论。由于有的患者疾病所致意识、智能、语言等障碍或某些隐情不能表述或隐瞒病史，还需询问家人、知情者或目击者。记录病史时要及时、准确、完整、思路清晰、重点突出，注意去伪存真。

第二节　体格检查

神经系统体格检查是神经科医师最重要的基本技能，检查获得的体征可为疾病的诊断提供重要的临床依据。

一、一般检查

一般情况检查以视诊为主，当视诊不能满意地达到检查目的时，应配合使用触诊和听诊。

1. 生命体征

（1）体温　正常人体温在 $36\sim37℃$，24h 内体温波动不超过 $1℃$。高热提示感染性疾病、中暑或中枢性高热；体温过低提示为休克、革兰阴性菌败血症、一氧化碳中毒、低血糖、第三脑室肿瘤、甲状腺功能减退症、肾上腺皮质功能减退症以及冻伤或镇静催眠药过量。

（2）脉搏　增快见于感染性疾病或甲亢危象；细数或不规则见于中毒和休克；缓慢而有力见于急性颅内压增高；严重节律不齐提示心源性因素。

（3）呼吸　观察呼吸方式、节律和频率等。不同水平脑损害出现特殊的呼吸节律异常：①潮式呼吸；②中枢神经源性过度呼吸；③长吸式呼吸；④丛集式呼吸；⑤共济失调性呼吸。

（4）血压　升高见于颅内压增高、高血压脑病或卒中；过低可能为脱水、休克、心肌梗死、甲状腺功能减退症等。

2. 体味或呼吸气味　酒味提示饮酒或乙醇中毒；烂苹果味提示糖尿病酮酸症中毒；肝臭味提示肝性脑病；氨味或尿味提示尿毒症；大蒜味提示有机磷中毒等。

3. 发育和体型　通常以年龄、智力、身高、体重和第二性征之间的关系来判断。身材矮小可见于线粒体脑肌病和某些遗传代谢病的患者。

4. 营养状态　根据皮肤、皮下脂肪、毛发及肌肉发育情况等综合判断。检查方法，用拇指和示指将前臂内侧和上臂背侧下 1/3 的皮下脂肪捏起来观察其充实程度。

5. 面容表情　正常人表情自然，神态安怡。表情呆板见于帕金森病。

6. 体位　常见自主体位、被动体位以及强迫体位。

7. 语言　语言中枢受损可致失语，见于脑卒中、脑外伤等；语调异常见于发音器官及其支配的神经病变；语态异常见于帕金森病、舞蹈病、肝豆状核变性和口吃等；构音障碍见于延髓性麻痹、小脑病变和帕金森病等。

8. 姿势与步态　当患某些疾病时，可使姿态发生特征性改变（详见第三章步态异常）。

9. 皮肤黏膜　皮肤黏膜黄染见于肝性脑病或药物中毒；发绀见于心肺疾病；苍白见于休克、贫血或低血糖；樱红色见于一氧化碳中毒；潮红见于高热、乙醇中毒、阿托品类药物中毒等；多汗见于甲状腺功能亢进症、低血糖或有机磷中毒。

10.头颈部

（1）头颅部　观察头颅大小、外形，检查是否有触痛、压痛、隆起、凹陷、叩击痛、空瓮音及血管杂音。

（2）面部及五官　观察面部五官外形、皮疹、面肌抽动等。面部血管痣见于脑-面血管瘤病；面部皮脂腺瘤见于结节性硬化；眼睑下垂见于动眼神经损伤或重症肌无力；角膜缘绿褐色色素环见于肝豆状核变性；双瞳孔缩小见于有机磷或催眠药中毒；双瞳孔散大见于阿托品类药物中毒或深昏迷状态；双瞳孔不等大可能有脑疝形成；视乳头水肿见于颅内压增高；外耳疱疹伴口角歪斜见于 Hunt 综合征。

（3）颈部　强迫头位见于后颅窝肿瘤；颈部活动受限见于脑膜炎、颈椎病变等；颈项粗短、后发际低见于颅底凹陷症和颈椎融合症；颈动脉狭窄者可闻及血管杂音。

（4）头颅外伤体征　①眶周瘀斑；②Battle 征；③鼓膜血肿；④颅底骨折所致脑脊液鼻漏或耳漏。触诊可以证实凹陷性颅骨骨折或软组织肿胀。

11.胸腹部　观察胸腹外形、包块，注意有无触压痛、叩痛、肺部啰音、心律异常、心脏或血管杂音等。

12.躯干和四肢　注意有无脊柱畸形、脊膜膨出；四肢有无畸形、肌萎缩。皮下瘤结节和皮肤牛奶咖啡斑见于神经纤维瘤病；肌束震颤见于运动神经元病、有机磷中毒；双手扑翼样震颤多见于肝性脑病。

★二、意识障碍检查

意识障碍时的神经系统查体主要包括以下几个方面的检查：眼征、对疼痛刺激的反应、瘫痪体征、脑干反射、呼吸形式、锥体束征和脑膜刺激征等。

国际上常用 Glasgow 昏迷评定量表评价意识障碍的程度（表4-1），最高15分（无昏迷），最低3分，分数越低，昏迷程度越深。通常8分以上恢复的机会比较大，7分以下预后不良，3～5分者有潜在死亡危险。

★表 4-1　Glasgow 昏迷评定量表

检查项目	临床表现	评分
A 睁眼反应	自动睁眼	4
	呼之睁眼	3
	疼痛引起睁眼	2
	不睁眼	1
B 语言反应	定向正常	5
	应答错误	4
	言语错乱	3
	言语难辨	2
	不语	1
C 运动反应	能按指令发出动作	6
	对刺激能定位	5
	对刺激能躲避	4
	刺痛肢体屈曲反应	3
	刺痛肢体过伸反应	2
	无动作	1

1. 眼征

（1）瞳孔　检查其大小、形状、对称性以及直接、间接对光反射。瞳孔变化与病变部位及疾病的关系见表 4-2。

表 4-2　瞳孔变化与病变部位及疾病的关系

瞳孔变化	病变部位	疾病
一侧瞳孔散大、固定	该侧动眼神经	颞叶钩回疝
双侧瞳孔散大和对光反应消失	中脑	脑缺氧、阿托品类药物中毒
双瞳孔针尖样缩小	脑桥被盖	脑桥出血、有机磷中毒、吗啡类中毒
一侧瞳孔缩小	延髓、颈交感神经	Horner 征、延髓背外侧综合征、颈内动脉夹层

（2）眼底　是否有视乳头水肿、出血。视乳头水肿见于颅高压等；玻璃体膜下片状或块状出血见于蛛网膜下腔出血等。

（3）眼球位置　是否有突出或凹陷。突出见于甲状腺功能亢进症、动眼神经麻痹和眶内肿瘤等；凹陷见于 Horner 征、颈髓病变以及瘢痕收缩等。

（4）眼球运动　眼球运动凝视障碍与病变部位的关系见表 4-3。

表 4-3　眼球运动凝视障碍与病变部位的关系

眼球凝视	病变
双眼同向向肢体瘫痪的对侧性凝视	大脑半球
双眼同向向肢体瘫痪的同侧性凝视	脑干
双眼垂直向上或向下凝视	中脑上丘
双眼向内下凝视	丘脑底部、中脑首端
分离性眼球运动	小脑
眼球浮动	脑干下部尚未达到中脑

2. 对疼痛刺激的反应　用力按压眶上缘、胸骨检查。出现单侧面部痛苦表情及肢体退缩等防御反应，提示瘫痪对侧大脑半球或脑干病变。引起去皮质强直提示丘脑或大脑半球受损；去大脑强直提示上位脑干受损。脑桥和延髓病变患者通常对疼痛无反应，偶可见膝部屈曲（脊髓反射）。

3. 瘫痪体征　通过观察自发活动、面部表情肌运动判断昏迷患者的瘫痪部位。偏瘫侧活动少，肌张力多降低，下肢外旋，疼痛刺激下肢回缩反应差或消失，可出现病理征。另坠落实验亦可发现瘫痪的部位：检查上肢时，将患者双上肢同时提举至相同高度后突然放开任其坠落，瘫痪侧较无瘫痪侧坠落迅速，且沉重；检查下肢时，将患者下肢屈膝立于床面，突然松手时瘫痪肢体不能自动伸直，并外旋转倾倒，无瘫痪则呈弹跳式伸直，并能保持足垂直位。

4. 脑干反射

（1）睫脊反射　疼痛刺激颈部皮肤可引起双侧瞳孔散大，反射消失提示下位脑干、颈髓及颈交感神经功能异常。

（2）角膜反射　由三叉神经的眼支与面神经共同完成。一侧角膜反射消失见于同侧面神经病变（同侧脑桥）；双侧角膜反射消失见于一侧三叉神经受损或双侧面神经受损（中脑或脑桥），提示昏迷程度较深。

（3）头眼反射　轻扶患者头部向左右、上下转动时眼球向头部运动相反方向移动，然后逐渐回到中线位。在婴儿为正常反射，成人被抑制。在大脑半球弥漫性病变昏迷时出现并加强；脑干病变时此反射消失，如一侧脑干病变，头向该侧转动时无反射，向对侧仍存在。

（4）**眼前庭反射**　用注射器向一侧外耳道注入 1ml 冰水，半球弥漫性病变而脑干功能正常时出现双眼向注水侧强直性同向运动；中脑病变时，灌注对侧眼球内收不能，同侧眼外展正常；脑桥病变时反应完全丧失。

5. 呼吸形式　昏迷患者呼吸形式的变化，有助于病变定位和病情严重程度判断。不同呼吸模式的表现和定位见表 4-4。

★ 表 4-4　不同呼吸模式的表现和定位

呼吸模式	损害水平	瞳孔	反射性眼球运动	疼痛反应
潮式呼吸	间脑	小，对光反应（＋）	头眼反射存在	伸展过度
神经源性过度呼吸	中脑被盖部	不规则，对光反应（±）	病变侧头眼反射消失	去皮质强直
长呼气呼吸	中脑下部和脑桥上部	针尖大小，对光反应（±）	病变侧头眼反射消失	去大脑强直
丛集式呼吸	脑桥下部	针尖大小，对光反应（±）	眼前庭反射消失	去大脑强直
共济失调性呼吸	延髓上部	针尖大小，对光反应（±）	眼前庭反射消失	弛缓或下肢屈曲

6. 脑膜刺激征　包括颈强直、Kernig 征、Brudzinski 征等，见于脑膜炎、蛛网膜下腔出血、脑炎及颅内压增高等，深昏迷时脑膜刺激征可消失。

7. 意识障碍的其他体征　可出现营养不良、肺部或泌尿系统感染、大小便失禁、口腔炎、结膜炎、角膜炎、角膜溃疡和压疮等，久卧者还可发生关节僵硬和肢体挛缩畸形等。

三、精神状态和高级皮质功能检查

高级皮质功能可分为认知功能和非认知功能两大部分，重点查认知功能。

（一）记忆

1. 瞬时记忆检查方法　用顺行性数字广度测验和逆行性数字广度测验，让患者正向和反向回忆给出的至少 3 位以上的数字串。

2. 短时记忆检查方法　先让患者记一些非常简单的事物，或更为复杂的一些短句，约 5min 后再次询问患者对这些词条的回忆情况。

3. 长时记忆检查方法　包括在学校学习的基础知识，当前信息，自己的相关信息等。

（二）计算力

计算力可通过让患者正向或反向数数、数硬币、找零钱来进行检查。一般常从最简单的计算开始。常用的方法是从 100 中连续减 7。

（三）定向力

定向力检查时可细分为时间定向力、地点定向力和人物定向力。该检查需要患者在注意力集中的状态下进行。

（四）失语

失语检查前应首先确定患者意识清楚，检查配合。

1. 口语表达

（1）**语言流畅性**　言语流利程度。

（2）**语音障碍**　在发声器官无障碍的情况下言语含糊不清，或音调和韵律异常。

（3）**找词困难**　不能自由想起恰当的词汇或找词的时间延长。

（4）**错语、新语、无意义杂乱语及刻板言语。**

（5）**语法障碍**　①失语法症；②语法错乱。

2. 听理解　听理解障碍患者可听到声音，但对语义的理解不能或不完全。具体检查方法：要求患者执行简单的口头指令。

3. 复述　要求患者重复检查者所用的词汇或短语等。

4. 命名　让患者说出指示的常用物品或身体部分的名称，说不出时可描述物品的用途。

5. 阅读　让患者朗读书报和执行书面指令等，判定患者对文字的朗读和理解能力。

6. 书写　让患者书写姓名、地址、数字和简要叙事及听写或抄写等判定其书写能力。

（五）失用

检查时可给予口头和书面命令，观察患者执行命令、模仿动作和实物演示能力等。

（六）失认

1. 视觉失认　让患者看一些常用物品，令其辨认并用语言或书写进行表达。

2. 听觉失认　辨认熟悉的声音。

3. 触觉失认　令患者闭目，让其触摸手中的物体加以辨认。

（七）视空间技能和执行功能

让患者画一个钟面，填上数字，并在指定的时间上画出表针。此项检查须视空间功能和执行功能相互协助，若出现钟面缺失或指针不全，提示两者功能障碍。

四、脑神经检查

（一）嗅神经

1. 检查方法　检查前先应排除鼻腔阻塞及鼻黏膜病变，并询问有无嗅觉减退或幻嗅等主观嗅觉障碍，然后嘱患者闭目，先压住一侧鼻孔，用牙膏、香皂或香油等置于另一侧鼻孔下，让患者辨别嗅到的气味。然后，同法检查另一侧鼻孔。

2. 异常表现

（1）嗅觉丧失或减退　见于前颅凹肿瘤、颅脑外伤、帕金森病等。

（2）嗅觉过敏　多见于癔症。

（3）幻嗅　见于嗅中枢的刺激性病变（颞叶癫痫）、精神分裂症、乙醇戒断等。

（二）视神经

1. 视力

（1）远视力　采用国际标准视力表，被检者距视力表5m，被检眼与1.0这一行在同一高度，两眼分别检查。

（2）近视力　常用标准视力表，被检眼距离视标30cm测定，在充足的照明下，两眼分别检查。

正常远视力标准为1.0，如在视力表前1m处仍不能识别最大视标，可从1m开始逐渐移近，以能辨认指数或眼前手动的距离表示视力。若不能辨认手动，可在暗室中用手电筒照射眼，记录看到光亮为光感，光感消失为失明。

2. 视野

（1）周边视野检查　①手动法粗略测试，患者与检查者相距约1m相对而坐，测试左眼时，受试者遮右眼，左眼注视检查者右眼，检查者遮左眼，用示指或视标在两人中间等距离处分别从上、下、颞侧和鼻侧等方位自周围向中央移动，嘱患者看到后告知，可与检查者的正常视野比较；②周边视野计精确测定，常用直径3mm的白色视标、半径为330mm的视野计，其范围是鼻侧约60°，颞侧约90°，上方约55°，下方约70°，外下方视野最大。

（2）中心视野检查　目标可以是检查者的脸，患者遮住一只眼睛，然后询问是否可以看到整个检查者的脸。如果能看到一只眼睛或没看到嘴，则可能存在中心视野缺损。必要时可用精确的视野计检查。

3. 眼底　眼底检查时患者背光而坐，眼球正视前方。检查右眼时，医师站在患者右侧，右手持检眼镜用右眼观察眼底；左眼相反。观察时检眼镜要紧贴患者面部，一般不须散瞳。

4. 异常表现和定位

（1）视力障碍和视野缺损　视力减退或丧失见于视神经、视中枢病变；偏盲和黄斑回避见于枕叶病变；双颞侧偏盲见于垂体瘤；同向性偏盲为对侧视束或外侧膝状体病变；同向性上象限盲为对侧视辐射下部受损；同向性下象限盲为对侧视辐射上部受损。

（2）视乳头异常　①视乳头水肿，提示颅内高压；②视神经萎缩，见于中毒、眶后肿瘤直接压迫、球后视神经炎及视乳头水肿和视乳头炎的晚期等。

（三）动眼神经、滑车神经和展神经

1. 外观　观察睑裂是否对称，是否上睑下垂，眼球有否前突或内陷、斜视、同向偏斜及眼震等。

2. 眼球运动　让患者头部固定，两眼注视检查者的手指，并随之向各方向转动，并检查辐辏动作。观察有否眼球运动受限及受限方向和程度，有无复视和眼球震颤。

3. 瞳孔及其反射　正常瞳孔位置居中，呈正圆形，双侧等大，直径为 3～4mm。小于 2mm 为瞳孔缩小，大于 5mm 为瞳孔扩大。

（1）对光反射　是光线刺激引起的瞳孔收缩，感光瞳孔缩小称为直接对光反射，对侧未感光瞳孔也收缩称为间接光反射。检查时嘱患者注视远处，用电筒光从侧方分别照射瞳孔。如直接和间接光反射均消失，提示受检侧视神经损害；如直接光反射消失，间接光反射保留，提示受检侧动眼神经损害。

（2）调节反射　两眼注视远方再突然注视近物（辐辏动作），出现两眼会聚、瞳孔缩小。

4. 异常表现和定位

（1）眼睑下垂　单侧眼睑下垂见于 Horner 综合征、动眼神经麻痹、外伤；双侧眼睑下垂见于 Miller-Fisher 综合征；单侧或双侧眼睑下垂也可见于重症肌无力。

（2）眼外肌麻痹　其表现和定位见表 4-5。

★表 4-5　不同眼外肌麻痹表现和定位

眼外肌麻痹定位	异常表现	常见疾病
中枢性眼肌麻痹		
核上性	双眼向偏瘫侧水平凝视麻痹	脑外伤、脑卒中
核间性		
水平性		脑卒中、多发性硬化
前核间性	病侧眼球不能内收，对侧眼球可以外展	
后核间性	病侧眼球不能外展，对侧眼球可以内收	
一个半综合征	病侧眼球内收、外展均不能，对侧眼球内收不能，仅可以外展	
垂直性		松果体瘤
上丘	双眼向上垂直运动不能	
上丘	双眼向下垂直运动不能	

续表

眼外肌麻痹定位	异常表现	常见疾病
周围性眼肌麻痹		
核性	眼球向外或向内或向上或向下不能，伴其他脑神经损害表现	海绵窦病变、脑动脉瘤、脑干炎
核下性		脑动脉瘤、蛛网膜炎、糖尿病
动眼神经	上睑下垂、外斜视、眼球向上、向内及向下运动受限、复视	
滑车神经	眼球向外下方运动受限、复视	
展神经	眼球向外运动不能、内斜视、复视	

（3）眼震　按节律分为：①钟摆样眼震；②急动性眼震。按方向分为：①水平性眼震；②垂直性眼震；③旋转性眼震；④跷跷板样眼震等。见于前庭和小脑病变等。检查时应记录出现眼震时的凝视位置、方向、幅度，是否有头位改变等诱发因素和眩晕等伴随症状。

（4）瞳孔　一侧瞳孔扩大见于中脑顶盖区病变、动眼神经麻痹、睫状肌及其神经节内副交感神经病变；缩小见于交感神经通路病变、阿罗瞳孔等。

（四）三叉神经

1.面部感觉　嘱患者闭眼，以钝针、棉絮和盛有冷或热水的试管分别检查面部的痛、触和温度觉。

2.咀嚼肌运动　先观察有无颞肌、咀嚼肌萎缩，然后用双手触压患者颞肌、咀嚼肌，嘱患者做咀嚼动作，感觉双侧肌力强弱；再嘱患者做张口运动，观察下颌有无偏斜。

3.反射

（1）角膜反射　用细棉絮从患者视野外接近并轻触角膜外缘，避免触及睫毛及巩膜，正常反应为双眼瞬目，受试侧瞬目称为直接角膜反射，对侧瞬目称为间接角膜反射。

（2）下颌反射　嘱患者略张口，检查者将拇指置其下颌中央，然后轻叩拇指，引起患者下颌快速上提，正常人一般引不出。

4.异常表现及定位　三叉神经三支分布区各种感觉缺失见于周围性病变；洋葱皮样感觉障碍见于核性病变。中枢性三叉神经损害下颌偏向病灶对侧，周围性三叉神经损害下颌偏向病灶同侧。直接与间接角膜反射均消失，见于受试侧三叉神经病变；直接角膜反射消失，间接角膜反射存在，见于受试侧面神经瘫痪。下颌反射活跃，见于双侧锥体束病变。

（五）面神经

1.面肌运动　先观察双侧额纹、眼裂、鼻唇沟和口角是否对称、有无肌痉挛。然后，嘱患者作蹙额、皱眉、闭眼、露齿、鼓腮或吹哨动作，观察有无瘫痪及是否对称。

2.感觉　嘱患者伸舌，用棉签蘸将少量食糖、食盐、食醋溶液涂于一侧舌前2/3，患者不能讲话、缩舌和吞咽，再让患者用手指出事先写在纸上的甜、咸或酸三个字之一。先试可疑侧，再试另侧。每种溶液试验完后，要用温水漱口。面神经损害者舌前2/3味觉丧失。此外，需观察外耳道和耳后皮肤有无疱疹；询问是否有过听觉过敏。

3.反射

（1）角膜反射　见三叉神经。

（2）眼轮匝肌反射　检查者的拇、示指将患者的外眦拉向一侧用诊锤敲击拇指可引起同侧闭目。周围性面瘫时眼轮匝肌反射减低，中枢性面瘫面肌痉挛时此反射增强。

（3）掌颏反射　敲击或划手掌引起同侧颏肌收缩，为病理反射，提示锥体束受损。双侧掌颏反射阳性也可见于正常老人。

4. 副交感　膝状神经节或其附近病变可导致同侧泪液减少，膝状神经节远端病变可导致同侧泪液增多。

5. 主要异常表现及定位

（1）周围性面瘫　患侧皱纹、鼻唇沟变浅，瞬目减慢及眼睑闭合不全，见于面神经炎、Hunt 综合征等。刺激性病变可表现为面肌痉挛。

（2）中枢性面瘫　只造成眼裂以下的面肌瘫痪，见于脑血管病。

（六）位听神经

1. 蜗神经　常用耳语、表声或音叉进行检查，声音由远及近，测量患者单耳（另侧塞住）能够听到声音的距离，再同另侧耳及检查者比较。用电测听计检验可获得准确资料。

（1）Rinne 试验　将振动的音叉置受试者耳后乳突部（骨导），听不到声音后速将音叉置于该侧耳旁（气导），直至气导听不到声音，再检查另一侧。正常情况下，气导＞骨导，为 Rinne 试验阳性。传导性耳聋时，骨导＞气导，为 Rinne 试验阴性；感音性耳聋时，虽气导＞骨导，但两者时间均缩短。

（2）Weber 试验　将振动的音叉置于患者额顶正中，比较双侧骨导。正常时两耳感受到的声音相同，传导性耳聋时患侧较响，为 Weber 试验阳性；感音性耳聋时健侧较响，为 Weber 试验阴性。

2. 前庭神经　先观察患者有无眩晕等自发性症状，再进行冷热水试验和转椅试验。冷热水试验时患者仰卧，头部抬起 30°，灌注热水时眼震快相向同侧，冷水时快相向对侧，正常时眼震持续 1.5～2s，前庭神经受损时该反应减弱或消失。转椅试验时让患者闭目坐在旋转椅上，头部前屈 80°，向一侧快速旋转后突然停止，让患者睁眼注视远处，正常出现快相与旋转方向相反的眼震，持续约 30s，如＜15s 提示前庭功能障碍。

3. 异常表现和定位　蜗神经的刺激性病变出现耳鸣，破坏性病变出现耳聋。传导性耳聋见于外耳或中耳病变；感音性耳聋见于内耳或耳蜗神经病变。眩晕、呕吐、眼球震颤和平衡障碍见于前庭神经病变；冷热水试验和转椅试验有助于前庭功能障碍的评价。

（七）舌咽神经、迷走神经

1. 运动　注意患者有无发音嘶哑、鼻音或失音，是否呛咳、有无吞咽困难。然后嘱患者张口发"啊"音，观察悬雍垂是否居中，两侧软腭上抬是否一致。当一侧神经受损时，该侧软腭上抬减弱，悬雍垂偏向健侧；双侧神经麻痹时，双侧软腭上抬受限。

2. 感觉　用棉签轻触两侧软腭和咽后壁，观察感觉。

3. 味觉　舌咽神经支配舌后 1/3 味觉，检查法同面神经。

4. 反射

（1）咽反射　嘱患者张口，用压舌板轻触两侧咽后壁，正常表现为咽部肌肉收缩和舌后缩。当神经受损时，患侧反射减弱或消失。

（2）眼心反射　检查者用中指与示指对两侧眼球逐渐施加压力 20～30s，正常人脉搏可减少 10～12 次/分。此反射由三叉神经眼支传入，迷走神经心神经支传出。迷走神经功能亢进者反射加强（脉搏减少 12 次/分以上），迷走神经麻痹者反射减退或消失。

（3）颈动脉窦反射　检查者用示指与中指压迫一侧颈动脉分叉处引起心率减慢，反射由舌咽神经传入，迷走神经传出。颈动脉窦过敏患者须谨慎行之。

5. 异常表现和定位

（1）真性球麻痹　由舌咽神经、迷走神经核及发出神经损害引起，或肌肉本身的无力。咽反射减弱或消失，肌肉萎缩明显。一侧舌咽神经、迷走神经麻痹时吞咽困难不明显。

（2）假性球麻痹　由双侧皮质脑干束受损引起。咽反射存在或亢进，肌肉萎缩不明显，常伴下颌反射活跃和强哭强笑。

（3）迷走神经受刺激时可出现咽肌、舌肌和胃痉挛。

（八）副神经

检查时让患者对抗阻力向两侧转颈和耸肩。副神经损害时向对侧转颈和同侧耸肩无力或不能，同侧胸锁乳突肌和斜方肌萎缩、垂肩和斜颈。

（九）舌下神经

检查时嘱患者伸舌，注意观察有无伸舌偏斜、舌肌萎缩及肌束颤动。一侧舌下神经麻痹时，伸舌舌尖偏向病侧，双侧麻痹者则不能伸舌。

异常表现及定位：①核下性病变：伸舌偏向患侧，伴同侧舌肌萎缩。双侧舌下神经麻痹时舌不能伸出口外，有吞咽困难和构音障碍；②核性损害：除上述核下性病变的表现外，还可见于舌肌束颤；③一侧核上性损害：伸舌偏向病灶对侧，无舌肌萎缩或束颤。

五、运动系统检查

（一）肌容积

观察有无肌肉萎缩、假性肥大，比较双侧对称部位肌肉体积，若两侧肢体相同部位的周径相差大于 1cm 者为异常。下运动神经元损害和肌肉疾病可见肌萎缩；进行肌营养不良可见假性肌肉肥大。

（二）肌张力

检查时嘱患者肌肉放松，触摸感受肌肉硬度，并被动屈伸肢体感知阻力。

1. 肌张力减低　见于周围神经病变、小脑病变、某些肌源性病变以及脑和脊髓急性病变的休克期等。

2. 肌张力增高　见于锥体系和锥体外系病变。前者表现为折刀样肌张力增高；后者表现为铅管样肌张力增高。

（三）肌力

1. 六级肌力记录法　见表 4-6。

★表 4-6　肌力的六级记录法

0级	完全瘫痪，肌肉无收缩
1级	肌肉可收缩，但不能产生动作
2级	肌体能在床面上移动，但不能抬起离开床面
3级	肢体能抵抗重力离开床面，但不能抵抗阻力
4级	肌体能做抗阻力动作，但不完全
5级	正常肌力

2. 肌群肌力测定　可分别选择下列运动：①肩：外展、内收；②肘：屈、伸；③腕：屈、伸；④指：屈、伸；⑤髋：屈、伸、外展、内收；⑥膝：屈、伸；⑦踝：背屈、跖屈；⑧趾：背

屈、趾屈；⑨颈：前屈、后伸；⑩躯干：仰卧位抬头和肩，检查者给予阻力，观察腹肌收缩力；俯卧位抬头和肩，检查脊旁肌收缩力。

3. 各主要肌肉肌力检查方法 见表 4-7。

表 4-7 肌肉肌力检查方法

肌肉	节段	神经	功能	检查方法
三角肌	$C_{5\sim6}$	腋神经	上臂外展	上臂水平外展位，检查者将肘部向下压
肱二头肌	$C_{5\sim6}$	肌皮神经	前臂屈曲和外旋	前臂外旋，之后屈肘，检查者使加阻力
肱桡肌	$C_{5\sim6}$	桡神经	前臂屈曲、旋前	前臂旋前，之后屈肘，检查者增加阻力
肱三头肌	$C_{7\sim8}$	桡神经	前臂伸直	肘部做伸直动作，检查者增加阻力
腕伸肌	$C_{6\sim8}$	桡神经	腕部伸直	维持腕部背屈位，检查者自手背下压
腕屈肌	$C_6\sim T_1$	正中神经、尺神经	腕部屈曲	维持腕部掌屈位，检查者自手掌上抬
伸指总肌	$C_{6\sim8}$	桡神经	2～5 指掌关节伸直	维持指部伸直，检查者在近端指节处加压
拇指伸肌	$C_{7\sim8}$	桡神经	拇指关节伸直	伸拇指，检查者加阻力
拇屈肌	$C_7\sim T_1$	正中神经、尺神经	拇指关节屈曲	屈拇指，检查者加阻力
指屈肌	$C_7\sim T_1$	正中神经、尺神经	指关节屈曲	屈指，检查者于指节处上抬
桡侧腕屈肌	$C_{6\sim7}$	正中神经	腕屈曲和外展	维持腕部屈曲，检查者在桡侧掌部加压
尺腕屈肌	$C_7\sim T_1$	尺神经	腕屈曲和内收	维持腕部屈曲，检查者在尺侧掌部加压
髂腰肌	$L_{2\sim4}$	腰丛、股神经	髋部屈曲	仰卧，屈膝，维持髋部屈曲，检查者将大腿往足部推
股四头肌	$L_{2\sim4}$	股神经	膝部伸直	仰卧，伸膝，检查者屈曲之
股内收肌	$L_{2\sim5}$	闭孔神经、坐骨神经	股部内收	仰卧，下肢伸直，两膝并拢。检查者分开之
股二头肌	$L_4\sim S_2$	坐骨神经	膝部屈曲	仰卧，维持膝部屈曲，检查者加阻力
臀大肌	$L_5\sim S_2$	臀下神经	髋部伸直	仰卧，膝部屈曲 90°，将膝部抬起，检查者增加阻力
胫前肌	$L_{4\sim5}$	腓深神经	足部背屈	足部背屈，检查者加阻力
腓肠肌	$L_5\sim S_2$	胫神经	足部跖屈	膝部伸直，跖屈足部，检查者加阻力
踇伸肌	$L_4\sim S_1$	腓深神经	踇趾伸直和足部背屈	踇趾背屈，检查者增加阻力
踇屈肌	$L_5\sim S_2$	胫神经	踇趾跖屈	踇趾跖屈，检查者增加阻力
趾伸肌	$L_4\sim S_1$	腓深神经	足 2～5 趾背屈	伸直足趾，检查者增加阻力
趾屈肌	$L_5\sim S_2$	胫神经	足趾跖屈	跖屈足趾，检查者增加阻力

4. 轻瘫检查法

（1）上肢平伸试验 双上肢平举，掌心向上，轻瘫侧上肢逐渐下垂和旋前（掌心向内）。

（2）Barre 分指试验 相对分开双手五指并伸直，轻瘫侧手指逐渐并拢屈曲。

（3）小指征 双上肢平举，手心向下，轻瘫侧小指常轻度外展。

（4）Jackson 征 仰卧位双腿伸直，轻瘫侧下肢呈外旋位。

（5）下肢轻瘫试验　俯卧位，双膝关节均屈曲成直角，轻瘫侧小腿逐渐下落。

（四）不自主运动

观察患者有无不能随意控制的舞蹈样动作、手足徐动、肌束震颤、肌痉挛、震颤和肌张力障碍等，以及部位、范围、程度和规律，与情绪、动作、寒冷、饮酒等的关系，并注意询问既往史和家族史。

（五）共济运动

先观察患者日常活动是否协调，有无动作性震颤和语言顿挫等，然后再检查以下试验：

1. 指鼻试验　嘱患者用示指尖触及前方距其0.5m检查者的示指，再触自己的鼻尖，用不同方向、速度、睁眼与闭眼反复进行，两侧比较。指鼻不准见于小脑半球病变、感觉性共济失调闭眼时。

2. 反击征　嘱患者握拳、收肩屈肘，前臂旋后，检查者用力拉其腕部，受试者屈肘抵抗，检查者突然松手。正常为屈肘立即停止，不会击中自己。小脑病变者则不然。

3. 跟-膝-胫试验　取仰卧位，上举一侧下肢，用足跟触及对侧膝盖，再沿胫骨前缘下移。小脑损害、感觉性共济失调出现摇晃不稳、辨距不良或意向性震颤。

4. 轮替试验　嘱患者用前臂快速旋前和旋后，或一手用手掌、手背连续交替拍打对侧手掌，或用足趾反复快速叩击地面等。小脑性共济失调患者动作笨拙。

5. 起坐实验　取仰卧位，双手交叉置于胸前设法坐起。正常人躯干屈曲并双腿下压，小脑病变患者髋部和躯干屈曲，双下肢向上抬离床面，起坐困难。

6. 闭目难立征试验　患者双足并拢站立，双手向前平伸、闭目。出现摇摆不稳，称为Romberg征阳性，见于感觉性共济失调；睁眼闭眼均不稳见于小脑或前庭病变。

（六）姿势与步态

检查时须从前面、后面和侧面分别观察患者的姿势、步态、起步情况、步幅和速度等。要求患者足跟或足尖行走，以及双足一前一后地走直线。走直线时可令患者首先睁眼然后闭眼。站立时的阔基底和行走时的双足距离宽提示平衡障碍，见于小脑和感觉性共济失调、弥漫性脑血管病变和额叶病变等。

常见异常步态详见第三章步态异常。

六、感觉系统检查

★（一）浅感觉

1. 痛觉　用大头针的尖端和钝端交替轻刺皮肤，询问是否疼痛。

2. 触觉　患者闭目，用棉花捻成细条轻触皮肤，询问触碰部位。

3. 温度觉　用装冷水（0～10℃）和热水（40～50℃）的玻璃试管，分别接触皮肤，辨别冷、热感。如痛、触觉无改变，一般可不必再查温度觉。

★（二）深感觉

1. 运动觉　患者闭目，检查者用拇指和示指轻轻夹住患者手指或足趾末关节两侧，上下移动，让患者辨别移动方向。

2. 位置觉　患者闭目，检查者将其肢体摆成某一姿势，请患者描述该姿势或用对侧肢体模仿。

3. 振动觉　将震动的音叉柄置于骨隆起处，询问有无振动感和持续时间。

★（三）皮质感觉

1. 定位觉　患者闭目，用手指或棉签轻触患者皮肤后，让其指出接触部位。

2. 两点辨别觉　患者闭目，用分开一定距离的钝双脚规接触皮肤，如患者感觉为两点时再缩小间距，直至感觉为一点为止。正常值指尖为 $2\sim4mm$，手背为 $2\sim3cm$，躯干为 $6\sim7cm$。

3. 图形觉　患者闭目，用钝针在皮肤上画出简单图形，让患者辨出。

4. 实体觉　患者闭目，令其用单手触摸常用物品并说出物品形状和名称。

七、反射检查

（一）深反射

1. 肱二头肌反射　患者坐位或卧位，肘部屈曲成直角，检查者左拇指（坐位）或左中指（卧位）置于患者肘部肱二头肌肌腱上，右手持叩诊锤叩击左拇或中指，反射为肱二头肌收缩，引起屈肘。由 $C_{5\sim6}$ 支配，经肌皮神经传导。

2. 肱三头肌反射　患者坐位或卧位，上臂外展，肘部半屈，检查者托其上臂，用叩诊锤直接叩击鹰嘴上方肱三头肌肌腱，反射为肱三头肌收缩，引起前臂伸展。由 $C_{6\sim7}$ 支配，经桡神经传导。

3. 桡骨膜反射　患者坐位或卧位，前臂半屈半旋前位，检查时叩击桡骨下端，反射为肱桡肌收缩，引起肘部屈曲、前臂旋前。由 $C_{5\sim8}$ 支配，经桡神经传导。

4. 膝反射　患者取坐位时膝关节屈曲90°，小腿自然下垂；仰卧位时检查者用左手从双膝后托起膝关节呈120°，右手用叩诊锤叩击髌骨下股四头肌肌腱，反射为小腿伸展。由 $L_{2\sim4}$ 支配，经股神经传导。

5. 踝反射　患者取仰卧位，屈膝约90°，并外展，检查者用左手使足背屈曲成直角，右手用叩诊锤叩击跟腱，反射为足跖屈；或俯卧位，屈膝90°，检查者用左手按足跖，再叩击跟腱；或患者跪于床边，足悬于床外，叩击跟腱。由 $S_{1\sim2}$ 支配，经胫神经传导。

6. 阵挛　①髌阵挛：患者仰卧，下肢伸直，检查者用拇、示指捏住髌骨上缘，突然而迅速地向下方推动，髌骨发生连续节律性上下颤动；②踝阵挛：检查者用左手托患者腘窝，使膝关节半屈曲，右手握足前部，迅速而突然用力，使足背屈，并用手持续压于足底，跟腱发生节律性收缩，使足部交替性屈伸。

7. 霍夫曼征　患者手指微屈，检查者左手握患者腕部，右手示指和中指夹住患者中指，以拇指快速地向下拨动其中指指甲，阳性反应为拇指屈曲内收和其他各指屈曲。由 $C_7\sim T_1$ 支配，经正中神经传导。

8. Rossolimo征　患者仰卧，双下肢伸直，检查者用叩诊锤快速地叩击足趾跖面，阳性反应为足趾向跖面屈曲。由 $L_5\sim S_1$ 支配，经胫神经传导。

（二）浅反射

1. 腹壁反射　患者仰卧，双下肢略屈曲，用棉签杆沿肋弓下缘（$T_{7\sim8}$）、脐孔水平（$T_{9\sim10}$）和腹股沟上（$T_{11\sim12}$）平行方向，由外向内轻划两侧腹壁皮肤，反射为该侧上、中、下腹肌收缩，脐孔向刺激部分偏移。由 $T_{7\sim12}$ 支配，经肋间神经传导。

2. 提睾反射　用棉签杆自上向下划大腿上部内侧皮肤，反射为该侧睾丸上提。由 $L_{1\sim2}$ 支配，经生殖神经传导。

3. 跖反射　用棉签杆自足底外侧由足跟向前划至小趾跖关节时转向内侧，反射为足趾跖屈。由 $S_{1\sim2}$ 支配，经胫神经传导。

4. 肛门反射　用棉签杆轻划肛门周围皮肤，反射为肛门外括约肌收缩。由 $S_{4\sim5}$ 支配，经肛尾神经传导。

（三）病理反射

1. 巴宾斯基征　检查方法同跖反射，阳性反应为踇趾背屈，可伴其他足趾扇形展开。提示锥体束受损。

2. 巴宾斯基等位征　包括：①Chaddock 征：由外踝下方向前划至足背外侧；②Oppenheim 征：用拇指和示指沿胫骨前缘自上向下用力下滑；③Scheffer 征：用手挤压跟腱；④Gordon 征：用手挤压腓肠肌；⑤Gonda 征：用力下压第 4、5 趾，数分钟后突然放松；⑥Pussep 征：轻划足背外侧缘。阳性反应均为趾背屈。意义同巴宾斯基征。

3. 强握反射　指检查者用手指触摸患者手掌时被强直性握住的一种反射。见于新生儿及额叶病变者。

4. 脊髓自主反射　脊髓横贯性病变时，针刺病变平面以下皮肤引起单侧或双侧髋、膝、踝部屈曲和巴宾斯基征阳性。若双侧屈曲并伴腹肌收缩、膀胱及直肠排空、病变以下竖毛、出汗、皮肤发红等，称为总体反射。

八、脑膜刺激检查

1. 屈颈试验　患者仰卧，检查者托其枕部并使头部前屈，若表现不同程度的抵抗称为颈强直，但需排除颈椎病。

2. Kernig 征　患者仰卧，屈髋、膝关节成直角，检查者试行伸直小腿，如伸直受限并出现疼痛，大、小腿间夹角<135°，为阳性。

3. 布鲁津斯基征　患者仰卧屈颈时出现双侧髋、膝部屈曲。

九、自主神经检查

（一）一般检查

观察皮肤黏膜、毛发、指甲的颜色、质地等，汗液分泌情况及瞳孔反射。

（二）内脏及括约肌功能

注意胃肠功能、尿便障碍及性质等。

（三）自主神经反射

1. 竖毛试验　皮肤受寒冷或搔划刺激，可引起局部出现毛囊隆起竖毛反应，逐渐向周围扩散。竖毛反应一般扩展至脊髓横贯性损害的平面停止，可帮助判断脊髓损害的部位。

2. 皮肤划痕试验　用钝竹签在皮肤适度加压划一条线，数秒后出现白线条，稍后变为红条纹，为正常反应；若白线条持续较久为交感神经兴奋性增高；红条纹持续较久且明显增宽为副交感神经兴奋性增高或交感神经麻痹。

3. 眼心反射及颈动脉窦反射　详见脑神经检查。

（四）自主神经实验检查

1. 卧立位试验　患者平卧测血压和脉搏，直立后 2min 复测。若收缩压降低≥20mmHg，舒张压降低≥10mmHg，脉搏次数减少超过 10～12 次/分，提示自主神经兴奋性增高。

2. 发汗试验　将碘 2g、蓖麻油 10ml 与 96％乙醇 100ml 配制成碘液，涂满全身，待干后再涂淀粉，皮下注射毛果芸香碱 10mg 使全身出汗。淀粉遇汗液变蓝，由此可识别无汗皮肤分布，提示交感神经功能障碍范围。

同步练习

1. 简述昏迷患者脑干反射的检查方法及临床意义。
2. 不同水平脑干损害出现何种呼吸节律异常？

3. 一侧动眼神经损害的症状、体征是什么？

4. 肌张力增高有几种常见类型？病变部位如何？

5. 列举常见的步态异常和临床意义。

6. 简述巴宾斯基征的检查方法和临床意义，以及其等位征的检查方法。

参考答案

1. 答：（1）睫脊反射　疼痛刺激颈部皮肤可引起双侧瞳孔散大，反射消失提示下位脑干、颈髓及颈交感神经功能异常。

（2）角膜反射　用细棉絮从患者视野外接近并轻触角膜外缘，避免触及睫毛及巩膜，正常反应为双眼瞬目。一侧角膜反射消失见于同侧面神经病变（同侧脑桥）；双侧角膜反射消失见于一侧三叉神经受损或双侧面神经受损（中脑或脑桥），提示昏迷程度较深。

（3）头眼反射　轻扶患者头部向左右、上下转动时眼球向头部运动相反方向移动，然后逐渐回到中线位。在婴儿为正常反射，成人被抑制。在大脑半球弥漫性病变昏迷时出现并加强；脑干病变时此反射消失，如一侧脑干病变，头向该侧转动时无反射，向对侧仍存在。

（4）眼前庭反射　用注射器向一侧外耳道注入1ml冰水，半球弥漫性病变而脑干功能正常时出现双眼向注水侧强直性同向运动；中脑病变时，灌注对侧眼球内收不能，同侧眼外展正常；脑桥病变时反应完全丧失。

2. 答：见下表。

损害水平	呼吸模式
间脑	潮式呼吸
中脑被盖部	神经源性过度呼吸
中脑下部和脑桥上部	长呼气呼吸
脑桥下部	丛集式呼吸
延髓上部	共济失调性呼吸

3. 答：一侧动眼神经损害的症状、体征是：该侧上睑下垂、外斜视、眼球向上、向下、向内运动受限，出现复视、瞳孔散大、光反射及调节反射消失。

4. 答：肌张力增高有两种常见类型：①折刀样肌张力增高，见于锥体系病变；②铅管样肌张力增高，见于锥体外系病变。

5. 答：常见的步态异常和临床意义：①痉挛性偏瘫步态，见于脑血管病或脑外伤；②痉挛性截瘫步态，见于脑瘫、脊髓压迫症、遗传性痉挛性截瘫等；③慌张步态，见于帕金森病及帕金森综合征；④摇摆步态，见于进行性肌营养不良症、进行性脊肌萎缩症等；⑤跨阈步态，常见于腓总神经损伤、脊髓灰质炎或进行性腓骨肌萎缩等；⑥感觉性共济失调步态，多见于脊髓亚急性联合变性、多发性硬化、脊髓痨、脊髓小脑变性等；⑦小脑步态，多见于遗传性小脑性共济失调、小脑血管病和炎症等。

6. 答：巴宾斯基征检查方法：用棉签杆自足底外侧由足跟向前划至小趾跖关节时转向内侧，阳性反应为蹞趾背屈，可伴其他足趾扇形展开。提示锥体束受损。

巴宾斯基等位征：①Chaddock征：由外踝下方向前划至足背外侧；②Oppenheim征：用拇指和示指沿胫骨前缘自上向下用力下滑；③Scheffer征：用手挤压跟腱；④Gordon征：用手挤压腓肠肌；⑤Gonda征：用力下压第4、5趾，数分钟后突然放松；⑥Pussep征：轻划足背外侧缘。阳性反应均为趾背屈。意义同巴宾斯基征。

（刘　铮）

第五章　神经系统疾病的辅助检查

 学习目的

1. 掌握　神经系统疾病辅助检查的适应证、禁忌证及腰椎穿刺的检查方法。
2. 熟悉　神经系统疾病辅助检查的临床意义。
3. 了解　神经系统疾病辅助检查的原理。

 内容精讲

第一节　腰椎穿刺和脑脊液检查

脑脊液（cerebrospinal fluid，CSF）成分、生理、生化等特性的改变，对中枢神经系统感染、蛛网膜下腔出血、脑膜癌病和脱髓鞘等疾病的诊断、鉴别诊断、疗效和预后判断具有重要的价值。常需通过腰椎穿刺获取脑脊液来协助诊断，或注入药物、放出 CSF、行内外引流术进行治疗。

一、腰椎穿刺

★（一）适应证

（1）中枢神经系统感染、蛛网膜下腔出血、脑膜癌病等的诊断。
（2）测量颅内压或行动力学试验以明脊髓腔、横窦通畅情况。
（3）注入放射性核素行脑、脊髓扫描明确诊断。
（4）判断病情、预后及指导治疗。
（5）注入液体、药物或放出 CSF 治疗相应疾病。

★（二）禁忌证

（1）颅内压明显升高，有脑疝迹象，后颅窝占位性病变。
（2）穿刺部位有感染灶、脊柱结核或开放性损伤。
（3）明显出血倾向或病情危重。
（4）严重脊髓压迫症。

（三）并发症及其防治

（1）**低颅压综合征**　预防注意用细针穿刺，放液量不宜过多，2～4ml，不超过 10ml。术后去枕平卧 4～6h。一旦出现低颅压症状，宜多饮水和卧床休息，严重者可每日滴注生理盐水1000～1500ml。

（2）**脑疝形成**　预防须严格掌握腰椎穿刺指征，疑似后颅窝占位者应先做影像学检查明确，有颅内高压征兆者可先脱水治疗再做腰穿。如腰穿证实压力升高，应不放或少放脑脊液，并立即予脱水、利尿剂治疗。

（3）**神经根痛**　预防注意穿刺用力过猛，如针尖刺伤马尾神经，会引起暂时性神经根痛，一般不需要特殊处理。

（4）其他　包括少见的并发症，如感染、出血等，可予抗生素等治疗。

★ （四）操作和测压

1. 操作　取侧卧位，患者屈颈抱膝，脊背垂直床面。选定穿刺椎间隙（$L_{3\sim4}$ 或 $L_{4\sim5}$ 间隙均可），局部常规消毒及麻醉后，戴无菌手套，穿刺针沿棘突方向缓慢刺入，进针约 4～6cm 时可有落空感，即穿破硬脊膜而达蛛网膜下腔，抽出针芯流出脑脊液，测压和留取脑脊液后，再放入针芯拔出穿刺针。穿刺点稍加压止血，敷以消毒纱块并用胶布固定。术后平卧 4～6h。若初压超过 300mmH$_2$O 时则不宜放液，留取测压管内的脑脊液送检常规、生化即可。

2. 测压　采用测压管进行，腰椎穿刺成功后接上压力管，嘱患者肢体放松，脑脊液无波动稳定在一数值时，即为初压。放出一定量的脑脊液后再测的压力为终压。

脊髓病变疑有椎管阻塞时可选用压力动力学检查，包括压颈试验和压腹试验。压腹试验时，检查者用拳头或手掌压迫患者腹部，CSF 压力迅速上升，解除压迫后 CSF 压力迅速下降。如穿刺针不通畅或不在蛛网膜下腔，压腹试验 CSF 压力不升。压颈试验又称奎肯试验（Queckenstedt test），指腰椎穿刺时用手或血压计袖带压迫双侧颈静脉，观察颅内压升降情况。正常表现为压颈后 CSF 压力迅速上升 100～200mmH$_2$O，解除压颈后，压力迅速下降至初压水平。如在穿刺部位以上有椎管梗阻，压颈时压力不上升（完全梗阻），或上升、下降缓慢（部分梗阻），称为压颈试验阳性。如有颅内压升高或怀疑后颅窝肿瘤者，禁行压颈试验，以免发生脑疝。单侧压颈试验 CSF 压力不上升提示同侧静脉窦（乙状窦、横窦）受阻。

二、脑脊液检查

（一）常规检查

1. 性状　正常 CSF 无色透明。如连续用 3 个试管接取 CSF 为均匀一致的血色提示为蛛网膜下腔出血；前后各管的颜色依次变淡可能为穿刺损伤出血。血性 CSF 离心后如变为无色，可能为新鲜出血或损伤；离心后为黄色提示为陈旧性出血。CSF 呈云雾状或米汤样，见于各种化脓性脑膜炎；CSF 放置后有膜形成，见于结核性脑膜炎。CSF 蛋白含量过高时，外观呈黄色，离体后不久自动凝固，称为弗洛因综合征，见于椎管梗阻等。

2. 细胞数　正常 CSF 白细胞数为 （0～5）×10^6/L，主要为单核细胞。白细胞增加见于脑炎和脑脊髓膜炎；白细胞明显增加且以多个核细胞为主，见于急性化脓性脑膜炎；白细胞轻度或中度增加，且以单个核细胞为主，见于病毒性脑炎；大量淋巴细胞或单核细胞增加，见于结核性脑膜炎；嗜酸性粒细胞较多见于脑寄生虫感染。

（二）生化检查

1. 蛋白质　正常 CSF 蛋白质含量为 0.15～0.45g/L。明显增高常见于化脓性脑膜炎、结核性脑膜炎、吉兰-巴雷综合征、中枢神经系统恶性肿瘤、脑出血、蛛网膜下腔出血及椎管梗阻等，尤以椎管阻塞时增高显著。降低见于腰穿或硬膜损伤引起 CSF 丢失、身体极度虚弱和营养不良者。

2. 糖　正常 CSF 糖含量为 2.5～4.4mmol/L，为血糖的 1/2～2/3。明显降低见于化脓性脑膜炎，轻至中度降低见于结核性、真菌性脑膜炎以及脑膜癌病。增高见于糖尿病。

3. 氯化物　正常 CSF 含氯化物 120～130mmol/L，为血氯的 1.2～1.3 倍。降低见于中枢神经系统感染及电解质紊乱，尤以结核性脑膜炎最为明显。增高见于高氯血症。

（三）特殊检查

1. 细胞学检查　采用玻片离心法收集脑脊液细胞，用瑞-吉常规染色后可在光学油镜下逐个细胞的进行辨认和分类，还可根据需要进行特殊染色，为中枢神经系统疾病的病理、病因诊断提供依据。CSF 中发现肿瘤细胞对于中枢神经系统肿瘤和转移瘤有确诊价值。

2. 蛋白电泳　正常脑脊液蛋白电泳图的条区与血清电泳图相似，CSF 中蛋白量增高时，常见于各种类型的脑膜炎；CSF 蛋白增高时常伴白蛋白的增高。α 球蛋白增高主要见于颅内感染和肿瘤等；β 球蛋白增高常见于肌萎缩侧索硬化和某些退行性疾病如帕金森病、外伤后偏瘫等；γ 球蛋白增高常见于多发性硬化和神经梅毒等。

3. 免疫球蛋白　正常 CSF-Ig 含量低，IgG 平均含量为 10～40mg/L，IgA 平均为 1～6mg/L，IgM 含量极微。CSF-Ig 增高见于中枢神经系统感染、血管炎、多发性硬化等。CSF-IgG 指数及中枢神经系统 24h IgG 合成率的测定，可作为中枢神经系统内自身合成的免疫球蛋白标志。

4. 寡克隆区带（oligoclonal bands，OB）　主要检测 IgG 型 OB，是诊断多发性硬化的重要辅助指标。但 OB 阳性并非多发性硬化的特异性改变，也可见于其他神经系统感染疾病。

5. 病原学检查　可以确定中枢神经系统感染的类型。

（1）病毒学检测　常用酶联免疫吸附试验（ELISA）方法检查病毒抗体。

（2）新型隐球菌检测　常用脑脊液墨汁染色方法。墨汁染色虽然特异性高，但敏感性差，常需多次检查才有阳性结果。免疫学检查包括特异性抗体和特异性抗原的测定。

（3）结核杆菌检测　常用 CSF 涂片和结核杆菌培养方法。涂片抗酸染色简便，但敏感性较差。培养是诊断的金标准，但阳性率低，检查周期长（4～8 周）。聚合酶链反应（PCR）技术可提高结核菌阳性检出率。

（4）寄生虫抗体检测　脑脊液囊虫特异性抗体检测、血吸虫特异性抗体检测对于脑囊虫病、血吸虫病有重要诊断价值。

（5）其他细菌学检查　CSF 细菌培养结合药敏试验。

6. 特殊蛋白检测　脑脊液 14-3-3 蛋白的检测虽然并非特异性，却可以支持散发型克-雅病的诊断；Aβ42 和 tau 蛋白检测对阿尔茨海默病的早期诊断有一定价值。

7. 免疫相关抗原抗体检测　神经节苷脂抗体检测有助于吉兰-巴雷综合征和神经节苷脂抗体谱系疾病的诊断；水通道蛋白抗体的检测有助于视神经脊髓炎谱系疾病的诊断；Hu、Yo、Ri 等副肿瘤相关抗原抗体指标的检测，对于肿瘤相关的中枢损害有重要意义；N-甲基-D-天冬氨酸（NMDA）受体抗体的检测已经用于临床诊断抗 NMDA 受体脑炎。

第二节　神经系统影像学检查

一、头颅平片和脊柱 X 线平片

（一）头颅 X 线检查

头颅平片主要观察颅骨各部位结构、厚度、密度，颅缝的状态，颅底的裂和孔及颅内钙化灶等。头颅平片包括正位和侧位，还可有颅底、内听道等特殊部位摄片。

（二）脊柱 X 线检查

脊柱平片主要观察脊柱的生理弯曲，椎骨各部位有无发育异常、骨折、骨质破坏或骨质增生，椎体有无脱位变形，椎间孔有无扩大，椎间隙有无狭窄，椎旁有无软组织阴影等。通常包括前后位、侧位和斜位。

二、数字减影血管造影

数字减影血管造影（DSA）原理是将 X 线投照人体所得到的光学图像，最终经数字化处理后，骨骼、脑组织等影像被减影除去，而充盈造影剂的血管图像保留，产生实时动态的血管图像。DSA 被认为是血管成像的金标准。

（一）全脑血管造影术

全脑血管造影是经肱动脉或股动脉插管，在颈总动脉和椎动脉注入含碘造影剂，然后摄片显示颅内动脉、毛细血管和静脉的形态、分布和位置。

1. 适应证 颅内外血管性病变；自发性脑内血肿或蛛网膜下腔出血病因检查；观察颅内占位性病变的血供与邻近血管的关系及某些肿瘤的定性。

2. 禁忌证 碘过敏者；有严重出血倾向或出血性疾病者；严重心、肝或肾功能不全者；脑疝晚期、脑干功能衰竭者。

（二）脊髓血管造影术

1. 适应证 脊髓血管性病变；部分脑蛛网膜下腔出血而脑血管造影阴性者；了解脊髓肿瘤与血管的关系；脊髓富血性肿瘤的术前栓塞。

2. 禁忌证 碘过敏者；有严重出血倾向或出血性疾病者；严重心、肝或肾功能不全者；严重高血压或动脉粥样硬化患者。

（三）异常脑血管 DSA 表现

1. 颅内动脉瘤 其形态分为：囊性、梭形和夹层动脉瘤。

2. 脑动静脉畸形 可见单支或多支增粗、迂曲的供血动脉，病变周围动脉显影差。引流静脉分为三组：浅表、深部和双向引流静脉。

3. 动脉粥样硬化 可见管腔狭窄的部位、程度及有无溃疡。

4. 钩端螺旋体脑动脉炎 可见多发性脑动脉狭窄或闭塞，异常血管网形成。

三、电子计算机断层扫描

电子计算机断层扫描（CT）原理是利用各种组织对 X 线的不同吸收系数，通过计算机处理获得断层图像。其密度分辨率明显优于传统 X 线图像，大大提高病变诊断的准确性，对中枢神经系统疾病有重要的诊断价值。

（一）CT 扫描技术

1. CT 平扫 未用血管内对比剂的普通扫描。

2. 增强扫描 应用血管内对比剂的扫描。注射前应先做过敏试验，注药和扫描过程中应密切观察患者，若出现不良反应应立即采取有效抢救措施。

3. 薄层扫描 扫描层厚<5mm 的扫描，用于较小结构病灶的观察，如垂体病变。

4. 螺旋扫描 在扫描过程中，X 线球管围绕机架连续旋转曝光，曝光同时检查床同步匀速运动，探测器同时采集数据。

5. CT 血管成像（CTA） 静脉注射含碘造影剂后进行 CT 扫描，可清晰显示三维颅内血管系统。对闭塞性血管病变可提供重要的诊断依据，在急症中的优势明显，可部分取代 DSA 检查。

6. CT 灌注成像（CTP） 是在静脉注射造影剂后对选定兴趣层面行同层动态扫描，反映组织灌注量的变化。对于急性缺血性血管病的早期诊断和指导溶栓治疗有重要价值。

（二）常见中枢神经系统病变的 CT 表现

1. 脑血管疾病 脑出血早期呈高密度灶；梗死发生后 24h 内常无明显异常，后为低密度病灶，分布与血管供应区分布一致。对于疑似脑梗死的超早期（6h 之内）患者，可行 CTP 和 CTA 联合检查，对其诊断和治疗有重要价值。但对于小脑幕下病变，由于骨伪影干扰影响其分辨率，诊断效果不理想。

2. 颅内感染　表现为界限不清的低密度影或不均匀混合密度影，常需增强扫描。脑炎脑脓肿呈环状薄壁强化；结核球呈小的结节状强化灶；结核性脑膜炎可因颅底脑池增厚而呈片状强化。

3. 颅内肿瘤　CT 对颅内肿瘤诊断的主要根据：①肿瘤的特异发病部位；②病变的特征；③增强后的病变形态。但某些特殊类型颅内肿瘤的诊断通常需要结合其他检查手段。

4. 颅脑损伤　可发现颅内血肿和脑挫伤，骨窗可发现颅骨骨折。

5. 脑变性疾病　早期 CT 显示不明显，晚期可表现为不同部位的萎缩。

6. 脊髓、脊柱疾病　常规扫描对于诊断椎间盘突出、椎管狭窄比较可靠。增强还可用于脊髓肿瘤的诊断，但准确性不及 MRI。

四、磁共振成像

磁共振成像（MRI）是一种新的生物磁学核自旋成像技术。与 CT 相比，MRI 能显示人体任意断面的解剖结构，对软组织的分辨率高，无骨性伪影，可清楚显示脊髓、脑干和后颅窝等病变。而且 MRI 没有电离辐射，对人体无放射性损害。但 MRI 检查时间较长，并且体内有金属置入物的患者不能接受 MRI 检查。

（一）各种磁共振成像技术

1. 磁共振成像及增强扫描　T_1 加权像（T_1WI）显示解剖细节清晰，T_2 加权像（T_2WI）显示病变有利。MRI 信号对比度来源于体内不同组织产生 MR 信号的差异，T_1 短的组织（如脂肪）产生白色强信号，T_1 长的组织（如体液）产生黑色低信号；T_2 长的组织呈白色强信号，T_2 短的组织为黑色低信号。空气和骨皮质无论在 T_1 和 T_2 上均为黑色。T_1WI 像上，梗死、炎症、肿瘤和液体呈低信号，在 T_2WI 上，上述病变则为高信号。

液体衰减翻转恢复序列（FLAIR）是一种脑脊液信号被抑制的 T_2 加权序列，可更清晰显示侧脑室旁及脑沟裂旁的病灶，对于脑梗死、脑白质病变、多发性硬化等疾病敏感性较高。

增强扫描是指静脉注入顺磁性造影剂后再进行 MR 扫描，产生有效的对比效应，增加对肿瘤及炎症病变的敏感性。

2. 磁共振血管成像（MRA）　不用造影剂，通过抑制背景结构信号将血管结构分离出来。缺点是信号变化复杂，易产生伪影。用于颅内血管狭窄或闭塞、颅内动脉瘤、脑血管畸形等的诊断。

3. 磁共振的灌注与弥散成像　MRI 弥散成像（DWI）发病 2h 内即可显示缺血病变，对超急性脑梗死的诊断价值远优于 CT 和常规 T_2WI。MRI 灌注成像（PWI）是评价组织微循环的灌注情况，常用于超急性和急性期脑梗死的诊断。DWI 和 PWI 对脑缺血半暗带的临床界定具有重要意义。可为临床溶栓治疗以及脑保护治疗提供依据。

4. 磁共振波谱成像（MRS）　能无创性检测活体组织内化学物质的动态变化及代谢的改变。用于代谢性疾病、脑肿瘤、癫痫等疾病的诊断和鉴别诊断。

5. 功能磁共振成像（fMRI）　测量人脑在视、听、局部肢体运动等活动时，相应脑功能区的血流量、血流速度、血氧含量和局部灌注状态等的变化。用于癫痫患者术前评估、认知功能研究等。

6. 弥散张量成像（DTI）　是活体显示神经纤维束轨迹的唯一方法，对于脑梗死、多发性硬化、脑白质病变、脑肿瘤等的诊断和预后评估有重要价值。

7. 磁敏感加权成像（SWI）　可早期诊断脑出血、发现缺血性脑卒中出血转化和微出血，也用于静脉血栓和静脉窦血栓形成诊断。

8. 高分辨磁共振（HRMRI）　用于临床的新型血管成像技术，不仅可以进行管腔成像，而且能够直观显示管壁结构。可以用来准确评估动脉狭窄程度、诊断血管夹层、观察血管壁斑块内出血，是鉴别动脉粥样硬化斑块类型、评估斑块风险最有效的检查方法。

（二）MRI 在神经系统疾病诊断中的临床应用

1. 脑梗死　不同时期信号有所变化：①超急性期：发病 12h 内，T_1WI 和 T_2WI 信号变化不明显，DWI 出现高信号；②急性期：发病后 12～24h，T_1WI 呈等信号或稍低信号、T_2WI 呈高信号，DWI 呈高信号；③起病后 1～3 天：T_1WI 呈低信号、T_2WI 呈高信号，DWI 高信号；④病程 4～7 天：T_1WI 呈显著低信号、T_2WI 呈显著高信号，DWI 信号开始降低；⑤病程 1～2 周：T_1WI 仍呈低信号，T_2WI 信号继续增高，DWI 信号继续降低，T_2WI 信号强于 DWI 信号；⑥2 周以上：T_1WI 信号更低、T_2WI 信号更高，出现局限性脑萎缩征象。

2. 脑出血　不同时期 MRI 信号不同：①出血后 7 天内：T_1WI 呈等信号、T_2WI 呈稍低信号；②出血后 1～4 周：均呈高信号；③出血 1 个月后：T_1WI 显示低信号，T_2WI 显示中心高信号、周边低信号。出血后 7 天内，MRI 诊断准确性不及 CT。

3. 脑肿瘤　MRI 发现低分化、较小肿瘤以及转移瘤方面优于 CT。增强扫描有助于肿瘤的诊断。

4. 颅内动脉瘤和血管畸形　MRA 可发现多种脑血管异常，但小于 1cm 动脉瘤易漏诊，观察小动脉分支不可靠，分辨率不如传统的血管造影。

5. 脑白质病变和脱髓鞘病　MRI 观察白质病变非常敏感，T_2WI 为高信号，T_1WI 为稍低或低信号。

6. 颅内感染　急性期 MRI 可显示脑组织广泛水肿，病变脑组织 T_2WI 高信号，有时可见脑膜强化。

7. 神经系统变性疾病　MRI 诊断痴呆比 CT 优越，可用海马容积测量法观察海马萎缩的程度。

8. 椎管和脊髓病变　可清楚显示脊髓和椎管。

9. 神经系统发育异常疾病　可清楚显示小脑扁桃体下疝、脊髓空洞症、脑积水等先天性疾病。

第三节　神经电生理检查

一、脑电图

脑电图（EEG）是脑生物电活动的检查技术，通过测定自发的有节律的生物电活动以了解脑功能状态。

（一）脑电图电极的安放

1. 电极的安放方法　采用国际 10～20 系统电极放置法。

2. 特殊电极

（1）蝶骨电极　可明显提高颞叶癫痫脑电图诊断的阳性率。

（2）鼻咽电极　用于检测额叶底部和颞叶前内侧的病变。

（3）深部电极　用于癫痫的术前定位。

（二）脑电图的描记和诱发试验

脑电图的描记要在安静、闭目、觉醒或睡眠状态下进行记录，房间温度适宜。常采用诱发试验提高脑电图的阳性率。

1. 睁闭眼诱发试验 睁眼后 α 节律抑制，闭目后恢复正常或增强为正常反应。

2. 过度换气 儿童过度换气时出现对称性慢波可为正常反应，成人则为异常。出现痫样放电、节律异常、不对称性反应为异常。检查时一旦 EEG 上出现痫性放电最好停止过度换气，以免临床上出现癫痫发作。

3. 闪光刺激 对光敏性癫痫具有重要价值。

4. 睡眠诱发试验 可提高 EEG 检查的阳性率，尤其对夜间发作和精神运动性发作更适用。

5. 其他 包括药物诱发等，临床上已经很少应用。

（三）正常 EEG

1. 正常成人 EEG 在清醒、安静和闭目放松状态下，在枕部和顶部可记录到 8～13Hz 的 α 节律脑电，波幅为 20～100μV；睁眼时，在额叶和颞叶可记录到 14～25Hz 的 β 活动，波幅为 5～20μV；部分正常人在大脑半球前部可见少量 4～7Hz 的 θ 波；频率在 4Hz 以下称为 δ 波，正常人清醒状态下无此波，但入睡后可出现，并随睡眠由浅入深逐渐增多。频率在 8Hz 以下的脑电波称为慢波。

2. 儿童 EEG 以慢波为主，随着年龄的增加慢波逐渐减少，α 波逐渐增多，14～18 岁接近于成人脑电波。

3. 睡眠 EEG 根据眼球运动可分为：

（1）非快速眼动相（non-rapid eye movement，NREM） ①第 1 期，α 节律逐渐消失，被低波幅慢波取代；②第 2 期，在低波幅慢波基础上出现睡眠纺锤波（12～14Hz）；③第 3 期，在睡眠纺锤波基础上出现高波幅慢波（δ 波），但其比例在 50% 以下；④第 4 期，睡眠纺锤波逐渐减少至消失，δ 波的比例达 50% 以上。

（2）快速眼动相（rapid eye movement REM） 以低波幅 θ 波和间歇出现的低波幅 α 波为主的混合频率脑电图，其 α 波比清醒时慢 1～2Hz，混有少量快波。

（四）常见的异常 EEG

1. 弥漫性慢波 见于各种原因所致的弥漫性脑损害、缺氧性脑病、脑膜炎、中枢神经系统变性病、脱髓鞘性脑病等。

2. 局灶性慢波 见于局灶性癫痫、单纯疱疹脑炎、脑脓肿、局灶性硬膜下或硬膜外血肿等。

3. 三相波 为中至高波幅、频率为 1.3～2.6Hz 的负-正-负或正-负-正波。见于克-雅病（CJD）、肝性脑病和其他原因所致的中毒代谢性脑病。

4. 癫痫样放电

（1）棘波 突发一过性的尖形波，持续 20～70ms，常为负相，波幅多变。

（2）尖波 波形与棘波相似，仅时限较棘波宽，为 70～200ms，常为负相，波幅 100～200μV。

（3）3Hz 棘慢波综合 一个棘波继之以一个慢波。

（4）多棘波 两个以上高幅双相棘波呈节律性出现。

（5）尖慢复合波 由一个尖波及其后的慢波组成。

（6）多棘慢复合波 一个以上棘波随之一个慢波。

（7）高幅失律 高波幅的尖波、棘波发放后有一电活动静止期。

50% 以上癫痫患者在发作间期记录到癫痫样放电，放电的不同类型提示不同的癫痫综合征，如多棘波和多棘慢复合波通常见于全身性癫痫和光敏感性癫痫，双侧每秒 3 次的高波幅棘慢复合波提示失神发作等。

（五）EEG 的临床应用

EEG 检查主要用于癫痫的诊断、分类和病灶的定位；对各种原因引起的脑病诊断有辅助价值。

二、脑磁图

脑磁图（MEG）是对脑组织自发的神经磁场的记录。与 EEG 比较，有良好的空间分辨力，可检测出直径小于 3.0mm 的癫痫灶，定位准，灵敏度高，还可与 MRI 和 CT 等解剖学影像信息结合进行脑功能区定位和致痫灶定位，有助于难治性癫痫的外科治疗。

三、诱发电位

诱发电位（EP）是神经系统在感受外来或内在刺激时产生的生物电活动。

（一）躯体感觉诱发电位

躯体感觉诱发电位（SEP）是刺激肢体末端感觉神经，在躯体感觉上行通路不同部位记录的电位。

1. 检测方法　刺激电极置于周围神经干体表部位。常用刺激部位为上肢的正中神经和尺神经，下肢的胫后神经和腓总神经等。

2. 波形的命名　SEP 各波的命名原则是极性＋正常平均潜伏期（波峰向下为 P，向上为 N）。

3. SEP 异常的判断标准和影响因素　SEP 异常的判断标准：①潜伏期＞平均值＋3 个标准差（SD）；②波幅明显降低伴波形分化不良或波形消失；③双侧各相应波幅差值＞50％。影响因素主要是年龄、性别和温度、身高。检测中应注意肢体皮肤温度应保持在 34℃ 左右。

4. SEP 的临床应用　用于各种感觉通路受损的诊断和客观评价，如吉兰-巴雷综合征、颈椎病、多发性硬化、亚急性联合变性等，还可用于脑死亡的判断和脊髓手术的监护等。

（二）视觉诱发电位

视觉诱发电位（VEP）是对视神经进行光刺激时，经头皮记录的枕叶皮质电活动。

1. 检测方法　有模式翻转刺激技术诱发 VEP（PRVEP）和闪光刺激 VEP。

2. 波形命名　PRVEP 由 NPN 组成的三相复合波，分别按各自的平均潜伏期命名为 N75、P100 和 N145。正常情况下 P100 潜伏期最稳定且波幅高，是分析 VEP 时最常用的波形。

3. VEP 异常的判断标准和影响因素　VFP 异常的判断标准：①潜伏期＞平均值＋3SD；②波幅＜3μV 以及波形分化不良或消失；③两眼间 P100 潜伏期差值大于 8～10ms。VEP 主要受视力、性别和年龄的影响。

4. VEP 的临床应用　用于视通路病变，特别对多发性硬化患者可提供早期视神经损害的客观依据。

（三）脑干听觉诱发电位

脑干听觉诱发电位（BAEP）指耳机传出的短声刺激听神经，经头皮记录的电位。BAEP 不受受试者意识状态的影响。

1. 波形命名　正常 BAEP 常由 5 个波组成，依次为 Ⅰ、Ⅱ、Ⅲ、Ⅳ 和 Ⅴ。

2. BAEP 异常判断标准　①各波潜伏期延长＞平均值＋3SD，和（或）波间期延长＞平均值＋3SD；②波形消失或波幅 Ⅰ/Ⅴ 值＞200％；③（Ⅲ～Ⅴ）/（Ⅰ～Ⅲ）＞1.0。

3. BAEP 的临床应用　主要用于客观评价听力、脑桥小脑脚肿瘤、多发性硬化、脑死亡的诊断、手术监护等。

（四）运动诱发电位

运动诱发电位（MEP）指经电或磁刺激大脑皮质运动细胞、脊神经根及周围神经运动通路，在相应的肌肉上记录的复合肌肉动作电位。MEP 的主要检测指标为各段潜伏期和中枢运动传导时间（CMCT）。

1.检测方法 ①上肢：将刺激器置于上肢对应的大脑皮质运动区、C$_7$棘突和Erb点，在拇短展肌等肌肉上记录诱发电位；②下肢：将刺激器置于下肢对应的大脑皮质运动区、L$_4$棘突及腘窝，在胫前肌和伸趾短肌上记录诱发电位。

2.异常的判断标准及影响因素 异常的判断标准：各波潜伏期或CMCT延长＞平均值＋2.58SD、上肢易化状态下波形消失。各波潜伏期与身高有明显的相关性；CMCT与身高无相关性。

3.MEP的临床应用 主要用于运动通路病变的诊断，如多发性硬化、肌萎缩侧索硬化、脊髓型颈椎病、脑血管病等。

（五）事件相关电位

事件相关电位（ERP）指大脑对某种信息进行认知加工时，在头颅表面记录的电位。应用最广泛的是P300电位。

1.检测方法 将能区分开的两种或两种以上的感觉刺激随机编排成刺激序列，小概率、不规律出现的刺激称为靶刺激，另一种为非靶刺激。受试者选择性注意靶刺激，在靶刺激呈现后约250～500ms内从头皮上记录的正性电位称为P300。

2.P300检查的注意事项 受试者必须保持清醒，瞌睡和注意力不集中均影响P300检查的结果。

3.P300电位的影响因素 P300潜伏期与年龄呈正相关，波幅与年龄的关系尚不肯定，但70岁以后波幅逐渐降低。

4.P300检查的临床应用 用于认知功能障碍的评价。

四、肌电图和神经传导速度

（一）肌电图（EMG）

肌电图指用同心圆针电极记录的肌肉安静状态下和不同程度随意收缩状态下各种电活动的一种技术。

1.正常EMG

（1）静息状态 观察插入电位。

（2）轻收缩状态 观察运动单位动作电位（MUAP），它是单个前角细胞支配的所有肌纤维同步放电的总和。

（3）大力收缩状态 观察募集现象。正常情况下呈干扰相。

2.异常EMG

（1）插入电位的改变 插入电位减少或消失见于严重的肌肉萎缩、肌肉纤维化和脂肪组织浸润以及肌纤维兴奋性降低等；插入电位的延长或增多见于失神经支配的肌肉或炎性肌病。

（2）异常自发电位 ①纤颤电位：见于神经源性损害和肌源性损害；②正锐波：同纤颤电位；③束颤电位：见于神经源性损害。④其他：如复合重复放电（CRD）和肌颤搐电位。

（3）肌强直放电 见于各种原因所致的肌强直。

（4）异常MUAP ①神经源性损害：表现为MUAP时限增宽、波幅增高及多相波百分比增高，见于脊髓前角细胞病变、神经根病变、神经丛和周围神经病等；②肌源性损害：表现为MUAP时限缩短，波幅降低及多相波百分比增高，见于进行性肌营养不良、炎性肌病和其他原因肌病。

（5）异常募集相 ①单纯相：见于神经源性损害；②病理干扰相：见于肌源性损害；③混合

相：见于神经源性损害。

3. EMG 的临床应用　用于神经源性损害和肌源性损害的诊断及鉴别诊断，结合神经传导速度检查，有助于对脊髓前角细胞、神经根和神经丛病变进行定位。四肢、胸锁乳突肌和脊旁肌 EMG 对运动神经元病的诊断有重要价值。

（二）神经传导速度

1. 测定方法

（1）运动神经传导速度（MCV）测定　①电极放置：刺激电极置于神经干，记录电极置于肌腹，参考电极置于肌腱；地线置于刺激电极和记录电极之间；②MCV 的计算：超强刺激神经干远端和近端，在该神经支配的肌肉上可记录到 2 次复合肌肉动作电位（CMAP），测定其不同的潜伏期，用远端和近端之间的距离除以两点间潜伏期差为 MCV。波幅的测定通常取峰-峰值。

（2）感觉神经传导速度（SCV）测定　①电极放置：刺激手指或脚趾末端，顺向性地在近端神经干收集（顺向法），或刺激神经干而逆向地在手指或脚趾末端收集（逆向法）；地线固定于刺激电极和记录电极之间；②SCV 计算：记录潜伏期和感觉神经动作电位（SNAP），用刺激电极与记录电极之间的距离除以潜伏期为 SCV。

2. 异常 NCV 及临床意义　MCV 和 SCV 异常表现为传导速度减慢和波幅降低，前者主要反映髓鞘损害，后者为轴索损害。

3. NCV 的临床应用　NCV 的测定用于周围神经病的诊断和鉴别诊断，能够发现周围神经病的亚临床病灶，能区分是轴索损害还是髓鞘脱失；结合 EMG 可以鉴别前角细胞、神经根、周围神经及肌源性损害等。

（三）F 波与 H 反射

1. F 波　F 波是以超强电刺激神经干在 M 波（CMAP）后的一个较晚出现的小的肌肉动作电位。

（1）测定方法　①电极放置：同 MCV 测定，不同的是阴极放在近端。②潜伏期的测定：通常连续测定 10～20 个 F 波，然后计算其平均值，F 波的出现率为 80%～100%。F 波出现减少或潜伏期延长均提示神经传导异常。

（2）临床意义及应用　F 波有助于周围神经病的早期诊断、病变部位的确定。F 波可以反映运动神经近端的功能，对神经根病变的诊断有重要价值，可弥补 MCV 的不足，用于吉兰-巴雷综合征、遗传性运动感觉神经病、神经根型颈椎病等的诊断。

2. H 反射　H 反射是利用较小电量刺激神经，冲动经感觉神经纤维向上传导至脊髓，再经单一突触连接传入下运动神经元而引发肌肉电活动。

（1）测定方法　电极放置：刺激电极置于腘窝胫神经处，记录电极置于腓肠肌肌腹。

（2）临床意义及应用　H 反射相对稳定地出现于正常成人 S_1 根所支配的肌肉，其他部位则较少见。若 H 反射消失则表该神经根或其相关的反射弧病损。用于吉兰-巴雷综合征、腰椎病、腰骶神经根病变的诊断。

（四）重复神经电刺激

重复神经电刺激（RNES）指超强重复刺激神经干后在相应肌肉记录复合肌肉动作电位，是检测神经肌肉接头功能的重要手段。可分为低频（≤5Hz）RNES 和高频（10～30Hz）RNES。

1. 测定方法　①电极放置：刺激电极置于神经干，记录电极置于该神经所支配的肌肉，地线置于两者之间；②神经和肌肉的选择：常选择面神经支配的眼轮匝肌、腋神经支配的三角肌、尺神经支配的小指展肌。高频刺激常选用尺神经。

2. 正常值的计算和异常的判断　确定波幅递减是计算第 4 波或第 5 波比第 1 波波幅下降的百分比；波幅递增是计算最高波幅比第 1 波波幅上升的百分比。正常人低频刺激波幅减低在 10%～15% 以内，高频刺激波幅减低在 30% 以下，而波幅增加在 50% 以下。低频波幅减低＞15% 和高频波幅减低＞30% 为异常，称为波幅递减；高频刺激波幅增加＞100% 为异常，称为波幅递增。

3. RNES 的临床意义　用于重症肌无力的诊断及与 Lambert-Eaton 综合征的鉴别。重症肌无力表现为低频或高频刺激波幅递减；而后者表现为低频刺激波幅递减，高频刺激波幅递增。

第四节　头颈部血管超声检查

一、颈动脉超声检查

颈动脉超声检查是一项无创性检测和评价颈部动脉结构、功能或血流动力学的手段。对头颈部血管病变，尤其对缺血性脑血管疾病的诊断具有重要价值。

（一）颈动脉彩色多普勒超声观察指标

1. 二维图像的检测指标

（1）血管位置　观察血管有无移位、受压及变异畸形等。

（2）血管壁结构　观察内膜是否光滑、增厚或斑块形成，斑块的位置、大小、形状及超声性质，有无夹层动脉瘤等。

（3）血管内径　评价血管狭窄程度。

2. 彩色多普勒血流显像检测指标

（1）血流方向　红细胞朝向探头运动时，为正向，红色显示；背离探头的血流以蓝色显示。

（2）彩色血流的显像与血管病变的观察　正常血流显像为中间明亮周边相对减弱。当发现血流"充盈缺损"时，往往提示血管狭窄性病变的存在。

（二）临床应用

1. 颈动脉粥样硬化　表现为内膜不均匀增厚、斑块形成、血管狭窄或闭塞等。

2. 锁骨下动脉盗血综合征　显示锁骨下动脉或无名动脉起始部血管狭窄，患侧椎动脉血流方向部分或完全逆转。

3. 先天性颈内动脉肌纤维发育不良　显示动脉管腔粗细不均，内膜和中膜结构显示不清，管腔内血流呈"串珠样"改变。

4. 颈内动脉瘤　根据动脉瘤的病理基础和结构特征可分为真性动脉瘤、假性动脉瘤和夹层动脉瘤。

5. 大动脉炎　表现为血管壁内膜、中膜及外膜结构分界不清，内膜和中膜融合，外膜粗糙，管壁均匀性增厚，管腔向心性狭窄等。

二、经颅多普勒超声检查

经颅多普勒超声（TCD）是利用颅骨薄弱部位为检查声窗，应用多普勒效应研究脑底动脉主干血流动力学变化的一种无创性检测技术。

（一）检测方法和检测指标

1. 颅内动脉检测方法　用 2MHz 探头检测：①颞窗：可探测大脑中动脉、大脑前动脉、大脑后动脉、颈内动脉终末段和前后交通动脉；②枕窗：可探测椎动脉颅内段、小脑后下动脉和基底动脉；③眶窗：可探测眼动脉和颈内动脉虹吸段。

2. 颅外段颈动脉检查方法 用4MHz探头，在锁骨上窝颈总动脉搏动处检测颈总动脉，在下颌角水平检测颈内动脉起始段和颈外动脉。

3. TCD检测参数和临床意义

（1）频谱形态 正常成人脑血流频谱为 $S_1 > S_2 > D$，三峰清晰，频谱内部分布均匀，外层包络线光滑，基线上方"频窗"清晰。

（2）血流方向 血流朝向探头为正向，血流频谱位于基线上方；血流背离探头为负向，血流频谱位于基线下方；当血流方向改变时，提示有血管狭窄或闭塞，侧支循环或颅内盗血现象的存在。

（3）血流速度 血流速度降低见于血管狭窄的前后段、脑内盗血、脑动脉硬化症等。血流速度增高则见于狭窄段血管、血管痉挛、动静脉畸形、感染、甲状腺功能亢进症、贫血等。

（4）搏动指数（PI） 儿童和大于60岁的老年人，PI值生理性增高。PI值病理性增高见于脑动脉硬化、颅内增高等，而PI值降低则多见于动静脉畸形、颈内动脉海绵窦瘘、重度血管狭窄或狭窄后段血流改变、大动脉炎等。

（5）声频信号 正常呈平滑柔和的声音；粗糙的血管杂音见于血管狭窄、动静脉畸形或动静脉瘘。

（二）TCD的临床应用

1. 颅内动脉狭窄或闭塞

（1）颅内动脉狭窄的TCD变化 ①节段性血流速度异常，狭窄段血流速度升高，狭窄近端血流速度正常或相对降低，狭窄远端血流速度明显降低；②血流频谱异常，S_1 峰和 S_2 峰融合，出现湍流或涡流频谱，基底部"频窗"消失；③血流声频粗糙，严重时出现"乐性血管杂音"；④两侧血流速不对称，当双侧同名动脉血流速度相差超过30%时应考虑血管狭窄性病变。

（2）颅内动脉闭塞的TCD变化 患侧动脉血流信号消失，相邻动脉血流速度代偿性升高，沿闭塞血管主干向远端血流速度明显减低无连续性血流信号。

2. 颅外段颈内动脉狭窄或闭塞

（1）颅外段颈内动脉狭窄的TCD变化 ①患侧动脉的血流速度异常升高，其颅内段大脑前、中动脉血管血流速度降低。当前、后交通动脉开放时，健侧大脑前动脉、患侧大脑后动脉血流速度相对升高；②患侧动脉可以探测到湍流或涡流频谱。③患侧血流声频粗糙；④由于前交通动脉开放，患侧大脑前动脉血流方向由负向转变为正向。

（2）颅外段颈内动脉闭塞的TCD变化 颅外段颈内动脉血流信号消失。颅内动脉的血流动力学变化同颅外段颈内动脉狭窄时TCD变化基本一致。

3. 脑血管痉挛 ①多支血管血流速度增高，无节段性血流速度异常；②血流频谱峰形尖锐，可出现湍流频谱。见于蛛网膜下腔出血、颅内感染、颅脑手术和颅内动脉血管内成形术等。

4. 动静脉畸形和动静脉瘘 ①供血动脉血流速度增快；②低阻力型频谱，似静脉样伴频谱充填；③供血动脉搏动指数明显降低；④血流声频紊乱，高低混杂，似"机器房"样改变；⑤颅内盗血征：非供血动脉血流速度减低或血流方向逆转。

5. 脑动脉血流中微栓子的监测 适应证包括：①潜在心源性栓塞疾病；②潜在动脉-动脉栓塞源性疾病；③血管检查或介入治疗患者。

6. 颅内压增高 ①血流速度逐渐降低；②血管的搏动指数进行性增加；③血流频谱异常，收缩峰高尖，S_1 与 S_2 融合，呈现高阻力型改变。

7. 脑死亡 ①血流信号消失，基线上下均无血流信号；②振荡波；③钉子波。

第五节 放射性核素检查

放射性核素显像是一类能反映功能和代谢的显像方法，包括单光子发射计算机断层（SPECT）和正电子发射计算机断层（PET）。

一、单光子发射计算机断层

（一）基本原理

静脉注射可通过血脑屏障的放射性显像剂，应用设备采集信息和重建图像。由于脑组织摄取和清除显像剂的量与血流量成正比，从而可获得脑各部位局部血流的断层图像，并计算出脑血流量（CBF）和局部脑血流量（rCBF）。SPECT 的主要不足是组织解剖结构显示欠清晰。

（二）临床应用

1. 短暂性脑缺血发作 SPECT 可发现相应区域 rCBF 降低，而 CT 和 MRI 往往正常。

2. 癫痫 发作期病灶区的 rCBF 增高，而在发作间歇期 rCBF 降低。据此可配合脑电图提高术前病灶定位的准确性。

3. 痴呆 阿尔茨海默病患者典型表现是对称性颞顶叶 rCBF 降低；血管性痴呆可见散在、多个 rCBF 减低区；额颞叶痴呆则呈双侧额叶低灌注。

4. 锥体外系疾病 帕金森病可见纹状体的 rCBF 降低；亨廷顿病可见额、顶和尾状核的 rCBF 降低。

二、正电子发射计算机断层

（一）基本原理

静脉注射可通过血脑屏障的并且可以发射正电子的放射性核素，再利用 PET 系统探测信号，CT 重建图像。

（二）临床应用

1. 癫痫 能确定低代谢活动的癫痫病灶，帮助手术前定位。

2. 痴呆 用于痴呆的鉴别诊断：阿尔茨海默病可表现为单侧或双侧颞顶叶代谢减低；血管性痴呆表现为多发性、非对称性代谢减低；额颞叶痴呆则以额叶代谢减低为主。

3. 帕金森病 能完整地评估帕金森病的黑质-纹状体通路变性程度，对帕金森病的早期诊断、鉴别诊断和病情评估均有一定价值。

4. 肿瘤 用于脑肿瘤放射治疗后辐射坏死与肿瘤复发或残存的鉴别诊断，前者表现为代谢减低，后者则为代谢增高。对脑部原发性肿瘤能敏感地发现早期病灶，帮助判断肿瘤的恶性程度。

第六节 脑、神经和肌肉活组织检查

一、脑活组织检查

脑活检取材方式分为手术活检和立体定向穿刺活检。脑深部或功能区的局灶性病变，宜采用立体定向穿刺活检，较浅的、靠近皮质的局灶性病变，可以手术活检。脑活检后的标本要根据临床需要和组织特性，选择恰当的病理技术处理。还可从脑活检组织中分离病毒或检测病毒抗原。

脑活检主要用于：①脑感染性疾病抗感染治疗效果不好；②临床疑诊为某些遗传代谢性疾病等；③神经影像学提示的脑内占位性病变性质鉴别；④不明原因进行性痴呆的诊断与鉴别诊断。

脑活检是创伤性检查，有可能造成脑功能缺失，有时即使活检也难以确定诊断，须权衡利弊，严格掌握适应证。

二、神经活组织检查

神经活检的适应证是各种原因所致的周围神经病，儿童的适应证还可包括疑诊异染性脑白质营养不良、肾上腺脑白质营养不良和 Krabbe 病等。

腓肠神经活组织检查是最常用的神经活组织检查，有助于确定周围神经病变的性质和病变程度，是周围神经疾病病因诊断的重要依据。

周围神经病的原因十分复杂，腓肠神经活检也有局限性，因此周围神经病的诊断仍需结合临床和其他实验室检查结果进行综合考虑。

三、肌肉活组织检查

肌肉活组织检查适应证包括：①肌肉疾病的诊断与鉴别诊断；②鉴别神经源性或肌源性肌损害；③确定系统性疾病伴有肌无力者是否有肌肉组织受累、肌肉间质有无血管炎症或异常物质沉积等。

肌肉活检的取材，原则上选择肌肉丰富、操作简便、损伤较轻的肱二头肌作为取材部位，其次是股四头肌、三角肌和腓肠肌等。切忌选择肌力低下非常明显、已有严重萎缩的肌肉；避免在肌电图检测部位附近取材。

肌肉病理检查因受取材和方法学等方面的限制，虽然可为临床诊断提供很大的帮助，但仍有一定的局限性，需结合家族史、临床表现和其他检查的结果进行综合考虑。

第七节　基因诊断技术

一、基因诊断常用的技术和方法

1. 核酸分子杂交技术　是将分子杂交与组织化学相结合的一项技术，是最早应用于基因诊断的基本技术之一。

2. 聚合酶链反应扩增技术（PCR）　是利用体内 DNA 复制原理，获得大量靶 DNA。由于其特异性和高效性，已广泛应用于遗传性疾病的基因诊断。

3. 其他基因诊断技术　包括：DNA 测序，用于基因变异的检测；基因芯片技术，用于高通量基因变异的筛查；外显子捕获技术，用于发现单基因疾病的致病基因；全基因组关联分析等。

二、基因诊断的临床意义

基因诊断可以弥补神经系统遗传性疾病临床（表型）诊断的不足，利于早期诊断，并为遗传病的分类提供新的方法和依据，为遗传病的治疗提供新的出路。临床应用主要包括：

1. 遗传疾病　①单基因遗传病的诊断、鉴别诊断及病因的确定：如 Duchenne 型进行性肌营养不良、亨廷顿病、遗传性脊髓小脑共济失调等；②为表型多样性疾病的基因分型提供依据：如脊髓小脑共济失调的基因分型；③对单基因和多基因遗传性疾病易感人群进行早期诊断和干预：如检测 Wilson 病基因和阿尔茨海默病的载脂蛋白 E 基因，确定易感人群进行早期干预；④神经系统遗传性疾病的产前诊断和咨询。

2. 感染性疾病　用基因诊断方法检测血液、脑脊液、体液、组织标本的病原体，有利于早期、快速、准确地诊断神经系统感染性疾病。

3.药物基因组学的临床应用　药物基因组学通过对患者的基因检测指导临床个体化用药，使患者既能获得最佳治疗效果，又能避免药物不良反应，真正达到个体化用药目的。

第八节　神经系统主要辅助检查的选择原则

神经系统辅助检查种类很多，合理选择辅助检查有利于神经系统疾病的定位和定性诊断。临床医师必须了解各项辅助检查方法的适应证和优缺点（表5-1），才能正确选择检查项目，为疾病诊断提供帮助。

★ 表 5-1　神经系统主要辅助检查的适应证和优缺点

检查方法	适应证	优点	缺点
脑脊液检查	颅脑、脊髓疾病，如脑炎、蛛网膜下腔出血、脑膜癌病、吉兰-巴雷综合征、多发性硬化及颅内压的判断	简便，价廉，对中枢神经系统感染的定性有其他检查无可取代的价值	有创
头颅X线平片	颅骨病变：头颅畸形、骨折等	简便，价廉	分辨率低
CT扫描	颅脑、脊椎疾病，如脑出血、脑梗死、脑内钙化病灶、脑肿瘤、脊椎骨折、椎间盘突出等。螺旋CT可以血管成像	快速，安全，显示组织结构优于X线。对于钙化和出血显影清楚	存在骨伪影，对幕下结构分辨差
MRI	颅脑、脊髓疾病，如脑梗死、脑肿瘤、多发性硬化、椎管内占位病变等。可以血管成像	无放射线辐射，显示组织结构清晰，对幕下和椎管内病灶分辨率高	耗时，费用高。患者体内有金属植入物时不能检查。对钙化灶和急性期脑出血的诊断不如CT
SPECT	脑功能障碍疾病，如癫痫、痴呆等	能反映脑血流量，显示结构性影像尚不能显影的病灶	组织结构显示不满意，接触放射性物质
PET	脑功能障碍疾病，如癫痫、痴呆、帕金森病等	可反映脑代谢和功能情况	费用高，组织结构显示不满意，接触放射性物质
DSA	颅内外血管疾病，如动静脉畸形、动脉瘤、动脉夹层、脑静脉窦血栓等	显示血管结构清楚，是脑血管性疾病诊断的金标准	有创，费用高，需用造影剂
TCD	脑血管病、颅内高压、重症监护等	简便，价廉，无创	检测结果受操作者和操作过程影响
脑电图（EEG）	癫痫、脑炎、代谢性脑病等	简便，价廉，无创，可动态监测	诊断特异性较差
脑磁图	癫痫病灶的确定，认知活动的研究等	对脑内生理和病理活动的空间定位好，灵敏度高	费用昂贵
肌电图和神经传导速度	肌源性疾病、神经源性疾病	鉴别肌源性疾病与神经源性疾病，对前角、神经根与周围神经病变定位，发现亚临床病变	对定性诊断价值小，需结合临床和其他辅助检查
诱发电位（EP）	神经传导通路病变	简便，价廉，无创，对定位有帮助	对定性诊断无价值
活组织检查	某些脑、周围神经和肌肉病变	对定性诊断帮助大	有创，有些疾病即使病理检查亦不能确诊
基因诊断	遗传性疾病	诊断水平提升到分子平，提高了诊断速度和准确性	基因诊断尚不能脱离临床诊断

同步练习

1. 腰椎穿刺的适应证、禁忌证和并发症是什么?

2. 临床常用的脑脊液检查有哪些? 有什么临床意义?

3. 脑 CT、MRI 及 DSA 的适应证有哪些?

4. 异常脑电图有哪些? 有什么临床意义?

5. 各种不同诱发电位的临床应用有哪些?

6. 肌电图检查的适应证有哪些? 如何鉴别神经源性损害和肌源性损害?

7. 神经传导速度测定和重复神经电刺激检查的临床意义是什么?

8. TCD 的临床应用范围是什么?

9. SPECT 和 PET 的适应证是什么?

10. 肌肉活组织检查和神经活组织检查的适应证是什么?

参考答案

1. 答: 适应证: ①中枢神经系统感染、蛛网膜下腔出血、脑膜癌病等的诊断; ②测量颅内压或行动力学试验以明脊髓腔、横窦通畅情况; ③注入放射性核素行脑、脊髓扫描明确诊断; ④判断病情、预后及指导治疗; ⑤注入液体、药物或放出 CSF 治疗相应疾病。

禁忌证: ①颅内压明显升高, 有脑疝迹象, 后颅窝占位性病变; ②穿刺部位有感染灶、脊柱结核或开放性损伤; ③明显出血倾向或病情危重; ④严重脊髓压迫症。

并发症: ①低颅压综合征; ②脑疝形成; ③神经根痛。

2. 答: ①常规检查; ②生化检查; ③细胞学检查; ④免疫球蛋白; ⑤寡克隆区带; ⑥病原学检查; ⑦Aβ42 和 tau 蛋白检测, 等等。临床意义是对中枢神经系统感染、蛛网膜下腔出血、脑膜癌病、脱髓鞘和变性等疾病的诊断、鉴别诊断、疗效和预后判断具有重要的价值。

3. 答: 脑 CT 的适应证: ①脑血管疾病; ②颅内感染; ③颅内肿瘤; ④颅脑损伤; ⑤脑变性疾病; ⑥脊髓、脊柱疾病。

MRI 的适应证: ①脑梗死; ②脑出血; ③脑肿瘤; ④颅内动脉瘤和血管畸形; ⑤脑白质病变和脱髓鞘病; ⑥颅内感染; ⑦神经系统变性疾病; ⑧椎管和脊髓病变; ⑨神经系统发育异常疾病。

DSA 的适应证: ①颅内外血管性病变; ②自发性脑内血肿或蛛网膜下腔出血病因检查; ③观察颅内占位性病变的血供与邻近血管的关系及某些肿瘤的定性。

4. 答: 异常脑电图有: ①弥漫性慢波, 见于弥漫性脑损害、缺氧性脑病、脑膜炎、中枢神经系统变性病、脱髓鞘性脑病等; ②局灶性慢波, 见于局灶性癫痫、单纯疱疹脑炎、脑脓肿、局灶性硬膜下或硬膜外血肿等; ③三相波, 见于克-雅病、肝性脑病和其他中毒代谢性脑病; ④癫痫样放电, 见于不同的癫痫综合征, 如多棘波和多棘慢复合波通常见于全身性癫痫和光敏感性癫痫, 双侧每秒 3 次的高波幅棘慢复合波提示失神发作等。

脑电图检查主要用于癫痫的诊断、分类和病灶的定位; 对各种原因引起的脑病诊断有辅助价值。

5. 答: ①躯体感觉诱发电位, 用于各种感觉通路受损的诊断和客观评价, 如吉兰-巴雷综合征、颈椎病、多发性硬化、亚急性联合变性等, 还可用于脑死亡的判断和脊髓手术的监护等; ②视觉诱发电位, 用于视通路病变, 特别对多发性硬化患者可提供早期视神经损害的客观依据; ③脑干听觉诱发电位, 主要用于客观评价听力、脑桥小脑脚肿瘤、多发性硬化、脑死亡的诊断、手术监护等; ④运动诱发电位, 主要用于运动通路病变的诊断, 如多发性硬化、肌萎缩侧索硬化、脊髓型颈椎病、脑血管病等; ⑤事件相关电位, 用于认知功能障碍的评价。

6. 答: 适应证: ①神经源性损害和肌源性损害的诊断及鉴别诊断; ②对脊髓前角细胞、神经根和神经丛病变进行定位。③运动神经元病的诊断。

鉴别: ①神经源性损害, 表现为 MUAP 时限增宽、波幅增高及多相波百分比增高; ②肌源性损害,表现为 MUAP 时限缩短，波幅降低及多相波百分比增高。

7.答：神经传导速度测定的临床意义是：①用于周围神经病的诊断和鉴别诊断；②发现周围神经病的亚临床病灶；③区分是轴索损害还是髓鞘脱失；④结合 EMG 可以鉴别前角细胞、神经根、周围神经及肌源性损害等。

重复神经电刺激检查的临床意义是用于重症肌无力的诊断及与 Lambert-Eaton 综合征的鉴别。重症肌无力表现为低频或高频刺激波幅递减；而后者表现为低频刺激波幅递减，高频刺激波幅递增。

8.答：TCD 的临床应用范围是：①颅内动脉狭窄或闭塞；②颅外段颈内动脉狭窄或闭塞；③脑血管痉挛；④动静脉畸形和动静脉瘘；⑤脑动脉血流中微栓子的监测；⑥颅内压增高；⑦脑死亡。

9.答：SPECT 适应证：①短暂性脑缺血发作；②癫痫；③痴呆；④锥体外系疾病。

PET 的适应证：①癫痫；②痴呆；③帕金森病；④肿瘤。

10.答：肌肉活组织检查适应证：①肌肉疾病的诊断与鉴别诊断；②鉴别神经源性或肌源性肌损害；③确定系统性疾病伴有肌无力者是否有肌肉组织受累、肌肉间质有无血管炎症或异常物质沉积等。

神经活组织检查的适应证：①周围神经病；②异染性脑白质营养不良；③肾上腺脑白质营养不良；④Krabbe 病等。

（刘　铮）

第六章　神经心理学检查

📖 **学习目的**

1. **掌握**　神经心理学常用的一些检查方法。
2. **熟悉**　神经心理学检查各方法间的异同。
3. **了解**　神经心理学检查在神经科的应用及意义。

📖 **内容精讲**

神经心理学是研究行为表现和脑功能损害关系的一门新兴学科。神经心理检查是神经心理学的重要组成部分，为痴呆、帕金森病、脑外伤、脑血管病等诊断提供帮助。

第一节　神经心理学检查在神经科的应用及意义

神经心理学综合了神经解剖学、神经生理学、神经药理学、神经化学和实验心理学及临床心理学的研究成果，把心理和脑的功能结构建立量的关系，用代表脑功能结构的解剖、生理、生化的术语来解释心理现象或行为。其意义主要有如下三点：①为认知功能障碍患者的诊断和治疗提供依据；②为脑损伤患者康复治疗方案的制订和康复状况的评估提供依据；③为研究脑结构与功能的关系提供新策略。

神经心理学检查方法以行为学检查为主，心理评估的计算机化应用越来越广，主要包括问诊及体格检查、神经心理学量表、基于计算机的神经心理测查三大方面。

第二节　常用的神经心理学量表及其检查方法

一、认知功能评定

（一）总体认知功能评定

评定认知功能损害的特征和严重程度，是认知障碍和痴呆在临床及科研中的重要环节，主要有下列量表。

★**1. 简易精神状态评价量表（MMSE）**　主要用于整体认知功能的简单评定和痴呆筛查，测验成绩与文化水平密切相关，对识别轻度认知功能损害（MCI）患者作用有限。

2. 蒙特利尔认知评估量表（MoCA）　主要用于 MCI 和早期阿尔茨海默病患者的筛查。

3. Mattis 痴呆评估量表（DRS）　对额叶和额叶-皮质下功能障碍敏感，适用于帕金森病痴呆、路易体痴呆、额颞叶痴呆、小血管性痴呆等额叶-皮质下痴呆的诊断、评定和随访。

4. 艾登布鲁克认知测试修订版（ACE-R）　快速的认知测试，适用于区分正常认知人群与轻度智力障碍人群。

5. 阿尔茨海默病评估量表认知部分（ADAS-cog）　评定阿尔茨海默病认知症状的严重程度及

治疗变化，常用于轻中度阿尔茨海默病的疗效评估（改善 4 分作为临床上药物显效的判定标准），侧重于记忆和语言功能、注意/执行功能项目少，不适用判定血管性痴呆的认知变化。血管性痴呆评估量表（VaDAS-cog）增加了反映注意/执行功能的分测验。

6. 临床痴呆评定量表（CDR） 使用简单，分为 0、0.5、1、2、3 五级判断，广泛用于痴呆分级与分期，和评估阿尔茨海默病的进展。

7. 全科医生认知评价量表（GPCOG） 专为全科医生诊断痴呆的量表，分患者评估和知情者评估两部分。

8. 老年认知功能减退知情者问卷（IQCODE） 通过询问知情者/照料者评价老年人日常认知功能与 10 年前的变化，而获知病患的认知衰退程度。

（二）记忆功能评定

1. 记忆的分类 如下所示。

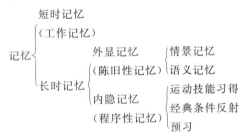

2. 床边检查 初步评定患者的记忆损害类型和程度。

3. 记忆功能检测量表 有 Rey 听觉词语测验和 California 词语学习测验（两者相似，都是分为 2 个词表，检测了即刻回忆、短时和长时延迟自由回忆。California 词语学习测验还检测了短时和长时延迟线索回忆、长时延迟再认），以及韦氏记忆量表、Rey-Osterrich 复杂图形测验、Rivermead 行为记忆测验、Hopkins 词语学习测验、WHO-UCLA 词语学习测验等。

4. 记忆量表测试的意义 对于痴呆的诊断与鉴别诊断非常重要，不同类型的痴呆记忆损害的类型与特点不同，例如情景记忆障碍是阿尔茨海默病早期诊断与鉴别诊断的重要依据。

（三）失语症检查

失语表现为口语表达（包括自发谈话、复述、命名）、听理解（包括语音辨认和语义理解）、阅读、书写四个基本方面能力残缺或缺失。国外常用失语症检查量表有美国波士顿诊断性失语症测验（BDAE）、加拿大西部失语症成套测验（WAB）、日本标准失语症检查（SLTA）；国内有汉语失语成套测试（ABC）和波士顿诊断性失语症检查汉语版。

（四）视觉失认症检查

视觉失认是指在视力和语义功能正常的情况下，不能辨认或命名视觉可见的物体，但可以通过触觉或语言描述辨识出物体。其与偏盲不同，偏盲指一侧或双侧眼睛正常视野中一半的缺失（通常是左侧或右侧）。从症状学角度，视觉失认可分为物体失认（通过 Addenbrookes 认知功能检查、形状匹配测验与功能匹配测验来检测）、面孔失认（通过描述、识别、命名、配对等任务来检查）、颜色失认（包括听色辨认、颜色命名、颜色匹配、图画填色、错觉图画测验等）和空间失认（包括视空间定向障碍、立体视障碍、道路地图失认、视觉性共济失调、自体认识不能、Balint 综合征。通过临摹画花，自发画钟、线段等分和线段划消来检查）。面孔失认和痴呆的熟人辨识不能表现明显不同，面孔失认表现为患者不能识别原来熟悉的面孔，但能够通过人物特性如声音、步态或衣着来正确辨认，严重时可以影响对他人性别的区分，甚至难以区别镜像中的自己与他人。

（五）失用症检查

失用症包括观念性失用、观念运动性失用、肢体运动性失用、颊面性失用、结构性失用、穿衣失用等，按从难到易原则分床边检查、动作模仿、实物操作 3 个水平进行测定。还有 MMSE 中的五边形测试、韦氏成人智力测试中的方格设计测试、Benton 线条方向测试、视觉物体和空间感知成套测试等。

（六）忽视症检查

忽视症按性质分为感觉忽视（最常见，又分为视觉、听觉、触觉等忽视）和运动忽视。检查方法包括线段划消、自发画钟、线段等分、临摹画花。

（七）执行功能检查

常用检查方法包括威斯康星卡片分类测验（WCST）、Stroop 测试、词语流畅性测验（对额叶执行功能障碍及轻度语义记忆损害较敏感）、数字广度测验、伦敦塔测验。

（八）视空间能力检查

包括画钟实验、绘制连锁图形、积木测验等。

（九）社会认知检查

包括错误信念任务、失言察觉任务、眼区阅读测验成人版和复杂人际间情绪识别测验等。

二、非认知功能评定量表

精神行为症状是常见的非认知功能障碍之一，做好非认知功能障碍的评估，对疾病的诊断及用药有重要作用。

1. 神经精神症状问卷（NPI） 受文化背景影响较小，应用于各种痴呆的精神行为症状的评估、药物疗效的判定等方面，对照料者和患者的评分分开计算。

2. 日常生活活动量表（ADL） 包括基础性日常生活活动量表（BADL）和工具性日常生活活动量表（IADL）两部分评测。每项评分标准为 4 级，1 分 = 自己完全可以做；2 分 = 有些困难，自己尚能完成；3 分 = 需要帮助；4 分 = 根本没法做。总分 20～80 分，分数越高，能力越差。

3. 社会功能调查表（FAQ） 主要评定一些需要复杂认知功能参与的社会性活动，与认知功能的水平显著相关，早期轻度痴呆患者敏感。

4. Hachinski 缺血量表（HIS） 用于阿尔茨海默病和血管性痴呆的鉴别诊断，需在痴呆诊断确认后进行，对其他病因或混合性病因所致的痴呆难以鉴别。得分小于 4 分诊断阿尔茨海默病，大于 7 分为血管性痴呆，4～7 分为混合性痴呆。

5. 抑郁自评量表（SDS） 评分不受年龄、性别、经济状况等因素影响，但受试者文化程度较低或智力水平稍差不能进行自评。

6. 焦虑自评量表（SAS） 与 SDS 十分相似，都是 Zung 编制的。

7. 汉密尔顿抑郁量表（HAMD） 临床上评定抑郁状态应用最普遍的量表，适用抑郁症状的成年患者。

8. 汉密尔顿焦虑量表（HAMA） 评定神经症及其他患者的焦虑症状的严重程度。

9. 匹兹堡睡眠质量指数量表（PSQI） 评定被试者最近一个月的睡眠质量。

同步练习

1. 简述神经心理学的概念。
2. 常用的记忆功能检测量表有哪些？进行记忆量表测试的意义有什么？
3. Rey 听觉词语测验和 California 词语学习测验的异同点有哪些？
4. 视觉失认与偏盲的区别是什么？
5. 面孔失认与痴呆表现中熟人辨识不能的区别是什么？
6. 简述物体失认的常用检测方法。
7. 空间失认具体包括哪些种类？
8. 简述失语症的概念及国内常用的失语症检查量表。
9. 常见的非认知评估方法主要包括哪些？
10. 日常生活活动量表主要包括哪些项目？

参考答案

1. 答：神经心理学是心理学与神经科学交叉的一门学科，综合了神经解剖学、神经生理学、神经药理学、神经化学和实验心理学及临床心理学的研究成果，把心理和脑的功能结构建立量的关系，用代表脑功能结构的解剖、生理、生化的术语来解释心理现象或行为。

2. 答：常用的记忆功能检测量表有：Rey 听觉词语测验、California 词语学习测验、韦氏记忆量表、Rey-Osterrich 复杂图形测验、Rivermead 行为记忆测验、Hopkins 词语学习测验、WHO-UCLA 词语学习测验等。

进行记忆量表测试的意义：对于痴呆的诊断与鉴别诊断非常重要，不同类型的痴呆记忆损害的类型与特点不同，例如情景记忆障碍是阿尔茨海默病早期诊断与鉴别诊断的重要依据。

3. 答：两者相似，都是分为 2 个词表，检测了即刻回忆、短时和长时延迟自由回忆。而 California 词语学习测验还检测了短时和长时延迟线索回忆、长时延迟再认。

4. 答：视觉失认是指在视力和语义功能正常的情况下，不能辨认或命名视觉可见的物体，但可以通过触觉或语言描述辨识出物体。偏盲指一侧或双侧眼睛正常视野中一半的缺失（通常是左侧或右侧）。

5. 答：面孔失认和痴呆均有熟人辨识不能的表现，但面孔失认表现为患者不能识别原来熟悉的面孔，但能够通过人物特性如声音、步态或衣着来正确辨认，严重时可以影响对他人性别的区分，甚至难以区别镜像中的自己与他人。

6. 答：物体失认的常用检测方法：Addenbrookes 认知功能检查、形状匹配测验与功能匹配测验。

7. 答：空间失认包括视空间定向障碍、立体视障碍、道路地图失认、视觉性共济失调、自体认识不能、Balint 综合征等。

8. 答：失语是指在意识清楚、发音和构音没有障碍的情况下，大脑皮质语言功能病变导致的言语交流能力障碍，表现为口语表达、听理解、阅读、书写四个基本方面能力残缺或缺失。国内常用失语症检查量表有：汉语失语成套测试（ABC）和波士顿诊断性失语症检查汉语版。

9. 答：常见的非认知评估方法主要包括：神经精神症状问卷（NPI）、日常生活活动量表（ADL）、社会功能调查表（FAQ）、Hachinski 缺血量表（HIS）、抑郁自评量表（SDS）、焦虑自评量表（SAS）、汉密尔顿抑郁量表（HAMD）、汉密尔顿焦虑量表（HAMA）、匹兹堡睡眠质量指数量表（PSQI）。

10. 答：日常生活活动量表主要包括基础性日常生活活动量表（BADL，共 8 项）和工具性日常生活活动量表（IADL，共 12 项）。每项评分标准为 4 级，1 分＝自己完全可以做；2 分＝有些困难，自己尚能完成；3 分＝需要帮助；4 分＝根本没法做。总分 20～80 分，分数越高，能力越差。

（黄　樱）

第七章 神经系统疾病的诊断原则

 内容精讲

第一节 诊疗程序

确定某种疾病是否为神经系统疾病或病变是否主要累及神经系统是神经科医师首先需要解决的问题。临床医师确定神经系统疾病诊断时，诊断应包括以下两个方面。

★一、定位诊断

根据病人的症状和体征，结合神经解剖、生理和病理等方面的知识，常可确定神经系统病变的部位。神经系统的病变部位根据其病损范围可分为局灶性、多灶性、弥漫性和系统性病变。

在分析病变的分布和范围之后，还应进一步明确其具体部位，神经系统不同部位病变的临床特点如下。

（一）大脑病变

根据各脑叶功能的不同，病变亦各有不同特点，主要表现有意识障碍、精神障碍、失语、偏瘫、偏身感觉障碍、偏盲、癫痫发作等。

（二）脑干病变

一侧脑干病变多表现为交叉性瘫痪、交叉性感觉障碍。脑干两侧或弥漫性损害时常引起双侧多数脑神经和双侧锥体束受损症状。

（三）小脑病变

小脑蚓部损害主要引起躯干的共济失调，小脑半球损害则引起同侧肢体的共济失调。可出现小脑性语言和辨距不良。

（四）脊髓病变

脊髓横贯性损害常有受损部位以下的运动、感觉及括约肌三大功能障碍，呈完全的或不完全的截瘫或四肢瘫，传导束型的感觉障碍和尿便功能障碍。可根据感觉障碍的最高平面、运动障碍、深浅反射的改变和自主神经功能的障碍，大致确定脊髓损害的范围。脊髓的单侧损害，可出现脊髓半切损害综合征。脊髓的部分性损害可仅有锥体束和前角损伤症状，亦可仅有锥体束及后索损害症状，或可因后角、前联合受损仅出现节段性痛觉和温度觉障碍。

（五）周围神经病变

由于脊神经是混合神经，受损时在其支配区有运动、感觉和自主神经的症状。前、后根的损害分别出现根性分布的运动、感觉障碍；多发性神经病出现四肢远端的运动、感觉障碍。

（六）肌肉病变

病变损害肌肉或神经-肌肉连接点时，最常见的症状是肌无力，另外还有病态性疲劳、肌痛与触痛、肌肉萎缩、肌肉肥大及肌强直等，无明显的感觉障碍。

★二、定性诊断

定性诊断是建立在定位诊断的基础上，根据病人的病史特点、结合体检及辅助检查进行分析做出的判断。病史中特别要重视起病形式和病程特点这两方面资料。一般而言，当急性发病，迅速达到高峰，应考虑血管病变、急性炎症、外伤及中毒等；当发病缓慢隐匿且进行性加重，病程中无明显缓解现象，则多为肿瘤、变性疾病、代谢和营养障碍性疾病；发病形式呈间歇发作性，则多为癫痫、偏头痛或周期性瘫痪等。

神经系统几类主要疾病的临床特点如下。

（一）脑血管病

起病急骤，症状在几秒至几天达到高峰。多见于中、老年人，既往有高血压、动脉粥样硬化、心脏病、糖尿病及高脂血症等病史。表现为头痛、头晕、呕吐、肢体瘫痪、意识障碍、失语等。CT、MRI、DSA 等影像学检查有助于诊断脑血管病。

（二）感染性疾病

起病呈急性或亚急性，病情于数日至数周内达高峰，神经系统症状较广泛弥散，伴有畏寒发热、白细胞增加等全身感染中毒的症状。血及脑脊液的微生物学、免疫学等有关检查可进一步明确感染的性质和原因。

（三）变性疾病

起病及病程经过缓慢，呈进行性加重。各年龄段均可发病，临床症状各异，有认知障碍、运动障碍、延髓麻痹、肢体无力及肌萎缩等。

（四）外伤

多有明确外伤史，呈急性起病。X 线及 CT 检查有助于诊断。

（五）中枢神经系统肿瘤

起病缓慢，病情呈进行性加重。但某些恶性肿瘤或转移瘤发展迅速，病程较短。常有的癫痫发作、肢体瘫痪和麻木等局灶定位症状及颅内压增高的征象。脑脊液检查有蛋白含量增加，有时可检出肿瘤细胞。颅脑及颅脑以外 CT、MRI、放射性核素扫描等检查可发现肿瘤。

（六）脱髓鞘疾病

脱髓鞘疾病常呈急性或亚急性起病，有缓解和复发倾向，部分病例起病缓慢，呈进行性加重。常见疾病有多发性硬化、急性播散性脑脊髓炎等。MRI、脑脊液检查和诱发电位检查有助于诊断。

（七）代谢和营养障碍性疾病

代谢和营养障碍性疾病常发病缓慢，病程较长，在全身症状的基础上出现神经症状。代谢和营养障碍常引起较固定的神经症状。

(八)其他

有中毒和遗传性疾病等。诊断中毒时必须结合病史调查及必要的化验检查方能确定。神经系统遗传病多于儿童及青年期发病,家族中可有同样疾病。其症状和体征繁多,部分具有特征性,为诊断提供了重要依据。

第二节 临床思维方法

临床思维的培养应以循证医学理念为指导,要求临床医师应用已掌握的医学理论知识和临床经验,结合患者的临床资料进行综合分析、逻辑推理。从错综复杂的线索中,找出主要矛盾,并加以解决。

具体来讲,神经科医师宜按如下几个步骤进行临床思维的培养锻炼:①养成全面细致的习惯,通过详细的问诊、查体以及实验室检查,收集可靠翔实的临床资料;②将上述资料综合分析,利用神经解剖学、生理学的基础知识,进行定位诊断;③根据病变的部位、病史与体征以及相关的实验室检查结果,分析病因,做出定性诊断;④明确疾病性质后,制订一个合理的治疗方案;⑤根据疾病的性质、部位、患者的综合状态等因素评定患者的预后。

上述培养神经科医师临床思维的过程绝不是一成不变的教条,要始终把握"具体问题具体分析"的总原则,强调对临床资料的综合分析,避免片面性和不真实性,善于抓住疾病的主要矛盾,透过现象抓本质,减少误诊、误治,提高诊断率和治愈率。

➤➤ **同步练习** ➤

1.神经系统疾病诊断的基本步骤是什么?

2.神经系统病变按其损害的部位或病灶的分布,主要分为哪几种类型?

3.神经系统疾病的性质主要有哪几种类型?

➤➤ **参考答案** ➤

1.答:首先确定是否为神经系统疾病,确定后再进行神经系统定位及定性诊断。

2.答:分为大脑病变、脑干病变、小脑病变、脊髓病变、周围神经病变、肌肉病变。

3.答:有脑血管病、感染性疾病、变性疾病、外伤、中枢神经系统肿瘤、脱髓鞘疾病、代谢和营养障碍性疾病、中毒、遗传性疾病等。

(刘　铮)

第八章 头 痛

📓 学习目的

1. 掌握 偏头痛、丛集性头痛、紧张性头痛、药物过度使用性头痛和低颅压性头痛的临床表现、诊断、鉴别诊断和治疗原则。

2. 了解 偏头痛、丛集性头痛、紧张性头痛、药物过度使用性头痛和低颅压性头痛的病因、发病机制。

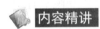 内容精讲

概 述

头痛（headache）是临床最常见的症状之一，通常指局限于头颅上半部，包括眉弓、耳轮上缘、枕外隆突边线以上部位的疼痛。引起头痛的病因众多，可分为①原发性：不能归因于一确切病因；②继发性：可涉及各种颅内病变如脑血管疾病、颅内感染、颅脑外伤、全身疾病、内环境紊乱、药物滥用等。

其发病机制非常复杂，主要是由于颅内、外痛敏结构受刺激，经痛觉传导通路达大脑皮质而引起。

头痛的分类：根据病因可分为原发性头痛（如偏头痛、丛集性头痛、紧张性头痛等）、继发性头痛（如因外伤、血管性疾病、感染、肿瘤、内环境紊乱等所致的头痛）和脑神经痛、中枢和原发性面痛、其他头痛。

头痛的诊断应遵循以下原则：①详细询问患者的头痛家族史、平素的心境和睡眠情况；②头痛发病的急缓、发作的时间、性质、部位、缓解及加重的因素；③先兆症状及伴发症状等；④详细进行体格检查，选择合适的辅助检查，如颅脑 CT 或 MRI 检查、腰椎穿刺脑脊液检查等。

头痛的治疗主要包括：①病因治疗；②止痛及对症治疗；③预防性治疗。

★第一节 偏头痛

偏头痛（migraine）是反复发作性、多为一侧、中重度、搏动性的头痛，一般持续 4～72h，可伴有恶心、呕吐，声、光刺激或日常活动均可加重头痛，安静、休息可缓解头痛，是临床常见的原发性头痛，人群患病率为 5%～10%。

一、病因

病因尚未完全明了，可能与下列因素有关。

（1）内因 遗传易感性、神经系统兴奋性紊乱、内分泌和代谢因素。

（2）外因 环境因素、食物和药物。

（3）其他因素　情绪紧张、头部外伤、饥饿、睡眠障碍、气候变化、精神刺激等。

二、发病机制

发病机制亦未明了，主要有下列几种学说：血管学说、神经血管学说、神经递质学说、视网膜-丘脑-皮质机制。

★三、临床表现

偏头痛多在儿童和青年期（10～30岁）发病，女性多于男性，常有遗传背景。

根据国际头痛协会（1988）的分类，偏头痛的主要临床类型及其临床表现是：

1. 无先兆的偏头痛（migraine without aura）　又称普通型偏头痛，是偏头痛最常见的类型，约占80%，临床表现为反复发作性的一侧或双侧额颞部疼痛，多呈搏动性，疼痛持续时伴颈肌收缩可使状态复杂化，常伴有恶心、呕吐、畏光、畏声、出汗、全身不适、头皮触痛等症状。本型头痛与月经有明显关系。

2. 有先兆的偏头痛（migraine with aura）　以往又称典型偏头痛，临床上典型病例可分以下四期：①前驱期：精神症状如抑郁、欣快、不安和倦怠等；神经症状如畏光、畏声、嗅觉过敏等，以及厌食、腹泻、口渴等，出现在发作前数小时至数日。②先兆期：最常见为视觉先兆，如闪光、暗点、视野缺损、视物变形和物体颜色改变等；其次为躯体感觉性先兆，如一侧肢体或（和）面部麻木、感觉异常等；运动障碍性先兆较少；先兆症状可持续数分钟至1h，复杂性偏头痛病例的先兆可持续时间较长；③头痛期：多为一侧眶后或额颞部搏动性头痛或钻痛，可扩展至一侧头部或全头部；④头痛后期：头痛消退后常有疲劳、倦怠、烦躁、注意力不集中、不愉快感等症状。

（1）伴先兆的偏头痛性头痛（typical aura with migraine headache）　为最常见，先兆表现为完全可逆的视觉、感觉或言语症状，无肢体无力表现。与先兆同时或先兆后60min内发生的头痛表现不符合偏头痛特征，则称为伴典型的非偏头痛性头痛，当先兆后60min内不出现头痛，则称为典型先兆不伴头痛。

（2）偏瘫型偏头痛（hemiplegic migraine）　偏瘫可为偏头痛的先兆症状，还可伴有偏侧麻木、失语，亦可单独发生，偏头痛消退后偏瘫可持续5min～24h不等。可分两型：家族型多呈常染色体显性遗传，半数病例与19号染色体连锁，亦与P/Q型钙通道突变有关；散发型可表现为典型、普通型和偏瘫型偏头痛的交替发作。

（3）基底型偏头痛（basil-type migraine）　又称基底动脉型偏头痛；先兆症状多为视觉症状如闪光、暗点、视物模糊、黑矇、视野缺损等；脑干症状如眩晕、复视、眼球震颤、耳鸣、构音障碍、双侧肢体麻木及无力、共济失调等，亦可出现意识模糊和跌倒发作。先兆症状多持续20～30min，然后出现枕颈部疼痛，常伴有恶心和呕吐。

3. 视网膜性偏头痛（retinal migraine）　为反复发生的完全可逆的单眼视觉障碍，包括闪烁、暗点或失明，并伴偏头痛发作，在发作期间眼科检查正常。

4. 常为偏头痛前驱的儿童周期性综合征　可视为偏头痛等位发作，出现周期性呕吐、反复发作性腹痛、腹泻，良性儿童期发作性眩晕等，患者可无头痛发作或与头痛发作交替出现。

5. 偏头痛并发症　①慢性偏头痛：偏头痛每月头痛发作超过15天，连续3个月或3个月以上，需排除药物过量引起的头痛；②偏头痛持续状态：偏头痛发作持续发作≥72h，而且疼痛程度较严重，但其间可有因睡眠或药物应用获得的短暂缓解期；③无梗死的持续先兆：指有先兆偏头痛患者在一次发作中出现一种先兆或多种先兆症状持续1周以上，多为双侧性，本次发作其他症状与以往发作类似，需神经影像学排除脑梗死病灶；④偏头痛性脑梗死：极少数情况下在偏头痛先兆症状后出现颅内相应供血区域的缺血性梗死，此先兆症状持续 60min 以上，而且缺血性梗死病灶为神经影像学所证实；⑤偏头痛诱发的痫样发作：极少数情况下偏头痛先兆症状可触发痫性发作，且痫性发作发生在先兆症状中或后 1h 以内。

★四、诊断

根据偏头痛发作的临床表现、家族史和神经系统检查可作出诊断。诊断可依据 ICHD-3（2013 年）偏头痛的诊断标准。

1. 无先兆的（普通型）偏头痛诊断标准

（1）符合下述 2～4 项，发作至少 5 次以上。

（2）如果不治疗，每次发作持续 4～72h。

（3）具有以下特征，至少 2 项　①单侧性；②搏动性；③中或重度头痛；④日常活动后头痛加重，或活动被强烈抑制，甚至不敢活动。

（4）发作期间有下列之一　①恶心和（或）呕吐；②畏光和畏声。

（5）不能归因于其他疾病。

2. 有先兆的（典型）偏头痛

（1）符合下述（2）～（4）特征的发作至少 2 次。

（2）先兆至少有下例中的 1 种完全可逆的表现　①视觉症状，包括阳性表现（闪光、亮点或亮线）和（或）阴性表现（视野缺损）；②感觉异常，包括阳性表现（针刺感）和（或）阴性表现（麻木）；③言语和（或）语言功能障碍；④运动症状；⑤脑干症状；⑥视网膜症状。

（3）至少满足以下 2 项　①至少 1 个先兆症状是单侧的；②至少有一个先兆症状，逐渐发展时间 5min 及以上，和（或）至少 2 个先兆症状连续出现；③每个先兆症状持续时间 5～60min；④头痛发生在先兆症状同时或先兆发生后 60min 内出现。

（4）不能归因于其他疾病，且排除短暂性脑缺血发作。

3. 慢性偏头痛诊断标准

（1）每月头痛发作超过 15 天，持续 3 个月以上，且符合标准（2）和（3）。

（2）患者至少有 5 次发作符合无先兆的偏头痛诊断标准的（2）～（4）和（或）有先兆的偏头痛诊断标准的（2）和（3）。

（3）头痛持续 3 个月以上，每月发作≥8 天且符合下列任 1 项　①无先兆的偏头痛诊断标准（3）和（4）；②有先兆的偏头痛诊断标准的（2）和（3）。

（4）不能归因于其他疾病。

★五、鉴别诊断

1. 非偏头痛性血管性头痛　如高血压或低血压、未破裂的颅内动脉瘤或动静脉畸形、脑动脉硬化症、慢性硬膜下血肿等均可出现类似偏头痛样头痛，但常无典型偏头痛发作过程，部分病例有局限性神经功能缺失、癫痫发作或认知功能障碍，颅脑 CT、MRI、MRA 及 DSA 检查可显示病变。

2. 丛集性头痛（cluster headache）　是一种少见的伴有一侧眼眶周围严重疼痛的发作性头痛，具有反复密集发作的特点，持续 15min 至 3h，男性患者居多，疼痛始终为单侧，眼眶周围剧烈的钻痛，常有结膜充血、流泪、流涕、面部出汗异常、眼睑水肿和 Honer 征。

3. 痛性眼肌麻痹（painful ophthalmoplegia）　又称 Tolosa-Hunt 综合征，是一种伴有头痛和眼肌麻痹的特发性眼眶和海绵窦炎性疾病，头痛发作常表现为眼球后及眶周的顽固性胀痛、刺痛和撕裂样疼痛，常伴有恶心和呕吐，头痛数天后出现疼痛侧动眼、滑车或外展神经麻痹，病变多为单侧，表现为上睑下垂、眼球运动障碍和瞳孔光反射消失。持续数日至数周缓解，数月至数年后又复发。皮质类固醇治疗有效。

4. 颈动脉痛　常为一侧面部、颈部、下颈或眶周的搏动性、刀割样疼痛，亦可为钝痛；颈部活动、吞咽、咀嚼或咳嗽可诱发或加重，颈部常有触痛。

5. 药物过度使用性头痛　头痛发生与药物过度使用有关，可呈类似偏头痛样或同时有偏头痛和紧张性头痛的混合性头痛，头痛在药物停止使用后 2 个月缓解或回到原来的头痛模式。

★六、治疗

治疗的目的是减轻或终止头痛发作，缓解伴发的症状，预防头痛的复发。分为发作期治疗和预防性治疗。

1. 发作期治疗　通常应在症状起始时立即服药，治疗药物包括非特异性止痛药如非甾体抗炎药（NSAIDs）和阿片类药，特异性药物如麦角类制剂和曲普坦类药物。

（1）轻-中度头痛　宜在光线较暗的房间内安静休息。如无禁忌证可选用对乙酰氨基酚（acetaminophen），首次 0.5～1.0g，口服；或其他非甾体抗炎药，如阿司匹林（aspirin）首次 0.6～1.0g，萘普生（naproxen）0.5～0.75g，布洛芬（ibuprofen）0.6～1.2g 口服；症状减轻后可减量；亦可选用拟肾上腺素药物异美汀（isometheptene）。

（2）中-重度头痛　宜首选麦角衍生物类，如酒石酸双氢麦角胺 1～2mg 口服或肌内或静脉注射；麦角胺 1～2mg 口服，或 2mg 舌下或直肠给药；曲普坦类如舒马曲普坦（sumatriptan）25～50mg，口服，或 6mg 皮下注射。

（3）严重头痛　宜选用酒石酸双氢麦角胺 1.0mg，肌内或静脉注射；阿片类药物，如哌替啶（pethidine）50～100mg，肌内注射；可待因（codeine）15～60mg 口服；神经安定剂如氯丙嗪（chlorpromazine）25mg，肌内注射。

（4）伴随症状治疗　伴严重恶心、呕吐者可给予小剂量奋乃静、氯丙嗪；眩晕或头昏可给地芬尼多或东莨菪碱等治疗。

2. 预防性治疗　目的是预防头痛的发作或降低头痛发作的频率和强度，通常用药持续 6 个月，之后缓慢减量或停药。首先应消除或减少偏头痛的诱因，如避免情绪紧张，不服用血管扩张剂或利血平类药物，不饮用红酒，进食含奶酪食物等。仍有头痛发作者可酌情给予下列药物治疗：①β 受体阻滞剂：常用普萘洛尔 10～40mg，每日 2～4 次口服；②钙离子拮抗：氟桂利嗪（flunarizine）5mg，每晚 1 次口服；或尼莫地平 20～40mg，每日 2～3 次，口服；③抗组胺药物：如赛庚啶 0.5～4mg，每日 2～4 次口服；④麦角衍生物：麦角胺 1.0mg，每日 2 次，口服；或双氢麦角胺 1.0mg，口服等；⑤其他药物：如曲普坦类药，抗抑郁药（盐酸氟西汀等），抗惊厥药（卡马西平、丙戊酸钠和托吡酯），非甾体抗炎药（萘普生、双氯芬酸钠）等。

★第二节　丛集性头痛

丛集性头痛（cluster headache）是一种原发性神经血管性头痛，表现为一侧眼眶及其周围的发作性剧烈疼痛，有反复密集发作的特点，伴有同侧眼结膜充血、流泪、瞳孔缩小、眼睑下垂及头面部出汗等自主神经症状。

一、发病机制

发病机制尚未明确。可能是下丘脑神经功能紊乱引起的、三叉神经血管复合体参与的原发性神经血管性头痛。

★二、临床表现

平均发病年龄约 25 岁，男性为女性的 3～4 倍，部分有家族史。头痛突然发生，无先兆，几乎发生于每日同一时间，常在晚上发作，患者在睡眠中痛醒。头痛位于一侧眶周、眶上、眼球后和（或）颞部，呈尖锐、爆炸样、非搏动性剧痛，持续 15min 至 3h 不等，发作呈丛集性，频率从每天发作 8 次至隔日 1 次，同时伴有疼痛侧球结膜充血、流泪、流涕、出汗、眼睑轻度水肿，少有呕吐，60%～70%患者发作时病侧出现 Horner's 征。发作可持续数周乃至数月后缓解，此期间头痛成串发作。发作期后可有数年至数月的间歇期。

★三、诊断

主要根据反复丛集性发作的病史和典型的临床症状，缓解期无阳性神经体征，影像学排除引起头痛的颅内器质性疾病。

四、鉴别诊断

需与偏头痛、发作性偏侧头痛相鉴别。

★五、治疗

1. 发作期治疗　首选吸氧疗法，也可采用舒马普坦喷鼻、皮下或静脉注射。

2. 预防性治疗　应用钙离子拮抗药如维拉帕米、锂剂、糖皮质激素等。

★第三节　紧张型头痛

紧张型头痛（tension-type headache，TTH）或紧张性头痛（tension headache），也称为肌收缩性头痛，是双侧枕颈部或全头部的紧缩性或压迫性头痛，是慢性头痛中最常见的一种。

一、病因及发病机制

尚未完全明了。

★二、临床表现

多在 20 岁左右起病，发病高峰为 40～49 岁，两性均可患病，女性稍多。表现为胀痛、压迫感和紧箍感等，位于双侧枕颈部、额颞部或全头部。呈轻中度发作性或持续性疼痛，病程数日至数年不等。疼痛期间的日常生活不受影响。多数病人有头昏、失眠、焦虑或抑郁等症状。体检可有疼痛部位肌肉触痛或压痛点，捏压该部肌肉感觉轻松和舒适。

★三、诊断

依据临床表现，又能排除颅、颈部疾病，如颈椎病、外伤、占位性病变和炎症性疾病等。

★四、治疗

1. 药物治疗　急性发作期用对乙酰氨基酚和其他非甾体抗炎药；频发性和慢性紧张性头痛采用预防性应用三环类抗抑郁药；失眠者可给予苯二氮䓬类。

2. 非药物治疗　包括松弛治疗、物理治疗、生物反馈治疗和针灸。

第四节　药物过度使用性头痛

药物过度使用性头痛（medication overuse headache，MOH），又称为药源性头痛、药物误用性头痛，是头痛患者在过度使用急性对症药物，促使原有头痛或紧张性头痛转为慢性，往往比较严重。

一、发病机制

尚不清楚。

二、临床表现

女性多见，患者常有慢性头痛史，并长期服用治疗头痛的急性药物。头痛每天发生或几乎每天发生，原有头痛的特征如程度、部位、性质等发生变化，频繁使用头痛对症药物，常伴有所使用的止痛药物的其他副作用，患者往往有情绪障碍、药物滥用史。

三、诊断

依据：符合药物过度使用性头痛表现，规律过度使用一种或多种用于头痛急性治疗和或对症药物超过 3 个月，药物使用期间头痛进展或明显加重，停用过度使用的药物 2 个月内，头痛缓解或重归为之前头痛模式。

四、治疗

治疗目标：包括减轻头痛程度、减少发作频率，减少急性对症药的使用量，提高对急性对症药物及预防性药物的疗效，减轻残疾和提高生活质量。具体为：撤去过度使用的药物、预防性治疗、治疗戒断症状、行为治疗、治疗原发性头痛。

★第五节 低颅压性头痛

低颅压性头痛（intracranial hypotension headache）是指脑脊液压力降低（$<60\text{mmH}_2\text{O}$）所致的头痛，常为体位性。

★一、病因及发病机制

低颅压性头痛有原发性和继发性两种。原发性（$CSF<70\text{mmH}_2\text{O}$）的病因不明，可能与血管舒缩障碍引起 CSF 分泌减少或吸收增加有关；继发性可由多种原因引起，如腰椎穿刺、头颈部外伤及手术、脑室分流术等使 CSF 漏出增多，脱水、糖尿病酮症酸中毒、尿毒症、严重全身感染、脑膜脑炎、过度换气和低血压等可使 CSF 产生减少。CSF 量减少、压力降低、脑组织移位下沉使颅内痛敏结构，特别是脑膜、血管、脑神经（主要是三叉、舌咽和迷走神经）等受到牵张而出现头痛。

★二、临床表现

该病可见于各种年龄，原发性以体弱的女性多见，继发性的两性患病数无明显差异。头痛以枕、额部多见，呈缓慢加重的轻-中度钝痛或搏动样疼痛。头痛与体位变化有明显关系，立位时加重，卧位减轻或消失，头痛变化多在体位变化后 15min 内出现。恶心、呕吐、眩晕、耳鸣、颈僵和视物模糊为常见的伴随症状。

★三、辅助检查

1.脑脊液检查 腰穿测脑脊液压力低于 $60\text{mmH}_2\text{O}$，或压力测不出。

2.影像学检查 颅脑 MRI 可表现为弥漫性硬脑膜强化、硬膜下积液、静脉窦扩大、垂体增大等。

★四、诊断及鉴别诊断

根据典型临床表现，特别是具有体位性头痛的特点者可疑诊低颅压性头痛。头颅 CT/MRI

或同位素脑池扫描对明确病因、显示低颅压征象或 CSF 渗漏部位有益。必要时可作腰椎穿刺检查，CSF 压力降低（<70mm H_2O），部分病例压力更低或测不出。

应与由脑和脊髓肿瘤、脑室梗阻综合征、寄生虫感染、脑静脉血栓形成、亚急性硬膜下血肿、颈椎病等鉴别。

★五、治疗

包括病因治疗、药物治疗、硬膜外血贴疗法、对症治疗。

同步练习

1. 头痛的诊断思路有哪些？
2. 如何鉴别原发性头痛与继发性头痛？
3. 简述偏头痛的主要临床特点及其治疗。
4. 简述紧张型头痛的临床表现及其治疗。
5. 简述丛集性头痛的临床表现及其治疗。
6. 简述药物过度使用性头痛的治疗目标。
7. 简述低颅压性头痛的临床表现及其治疗。

参考答案

1. 答：①详细询问患者的头痛家族史、平素的心境和睡眠情况；②头痛发病的急缓、发作的时间、性质、部位、缓解及加重的因素；③先兆症状及伴发症状等；④详细进行体格检查，选择合适的辅助检查，如颅脑 CT 或 MRI 检查、腰椎穿刺脑脊液检查等。

2. 答：原发性头痛不能归因于一确切病因；继发性头痛可涉及各种颅内病变如脑血管疾病、颅内感染、颅脑外伤、全身疾病、内环境紊乱、药物滥用等。

3. 答：主要临床特点反复发作性、多为一侧、中重度、搏动性的头痛，一般持续 4～72h，可伴有恶心、呕吐、声、光刺激或日常活动均可加重头痛，安静、休息可缓解头痛。

治疗：分为发作期治疗和预防性治疗。①发作期治疗：通常应在症状起始时立即服药，治疗药物包括非特异性止痛药如非甾体抗炎药（NSAIDs）和阿片类药，特异性药物如麦角类制剂和曲普坦类药物，如舒马曲普坦 25～50mg，口服，或 6mg 皮下注射。②预防性治疗：首先应消除或减少偏头痛的诱因，如避免情绪紧张，不服用血管扩张剂或利血平类药物，不饮用红酒，进食含奶酪食物等。仍有头痛发作者可酌情给予下列药物治疗：a.β受体阻滞剂：常用普萘洛尔 10～40mg，每日 2～4 次口服，

b.钙离子拮抗药：氟桂利嗪 5mg，每晚 1 次口服，或尼莫地平 20～40mg，每日 2～3 次，口服；c.抗组胺药物：如赛庚啶 0.5～4mg，每日 2～4 次口服；d.麦角衍生物：麦角胺 1.0mg，每日 2 次，口服或双氢麦角胺 1.0mg，口服等；e.其他药物：如曲普坦类药，抗抑郁药（盐酸氟西汀等），抗惊厥药（卡马西平、丙戊酸钠和托吡酯），非甾体抗炎药（萘普生、双氯芬酸钠）等。

4. 答：临床表现：多在 20 岁左右起病，发病高峰为 40～49 岁，两性均可患病，女性稍多。表现为胀痛、压迫感和紧箍感等，位于双侧枕颈部、额颞部或全头部。呈轻中度发作性或持续性疼痛，病程数日至数年不等。疼痛期间的日常生活不受影响。多数病人有头昏、失眠、焦虑或抑郁等症状。体检可有疼痛部位肌肉触痛或压痛点，捏压该部肌肉感觉轻松和舒适。

治疗：①药物治疗：急性发作期用对乙酰氨基酚和其他非甾体抗炎药；频发性和慢性紧张性头痛采用预防性应用三环类抗抑郁药；失眠者可给予苯二氮䓬类；②非药物治疗：包括松弛治疗、物理治疗、生物反馈治疗和针灸。

5. 答：临床表现：平均发病年龄约 25 岁，男性为女性的 3～4 倍，部分有家族史。头痛突然发生，无先兆，几乎发生于每日同一时间，常在晚上发作，

患者在睡眠中痛醒。头痛位于一侧眶周、眶上、眼球后和（或）颞部，呈尖锐、爆炸样、非搏动性剧痛，持续 15min 至 3h 不等，发作呈丛集性，频率从每天发作 8 次至隔日 1 次，同时伴有疼痛侧球结膜充血、流泪、流涕、出汗、眼睑轻度水肿，少有呕吐，60%～70% 患者发作时病侧出现 Horner's 征。发作可持续数周乃至数月后缓解，此期间头痛成串发作。发作期后可有数年至数月的间歇期。

治疗：①发作期治疗：首选吸氧疗法，也可采用舒马普坦喷鼻、皮下或静脉注射；②预防性治疗：应用钙离子拮抗药如维拉帕米、锂剂、糖皮质激素等。

6.答：减轻头痛程度、减少发作频率，减少急性对症药的使用量，提高对急性对症药物及预防性药物的疗效，减轻残疾和提高生活质量。

7.答：临床表现：可见于各种年龄，原发性以体弱的女性多见，继发性的两性患病数无明显差异。头痛以枕、额部多见，呈缓慢加重的轻-中度钝痛或搏动样疼痛。头痛与体位变化有明显关系，立位时加重，卧位减轻或消失，头痛变化多在体位变化后 15min 内出现。恶心、呕吐、眩晕、耳鸣、颈僵和视物模糊为常见的伴随症状。

治疗：包括病因治疗、药物治疗、硬膜外血贴疗法以及对症治疗。

（肖祖锋）

第九章 脑血管疾病

 学习目的

  1. 掌握 短暂性脑缺血发作、脑梗死（脑血栓形成、脑栓塞和腔隙性梗死）、脑出血和蛛网膜下腔出血的临床表现、诊断、鉴别诊断和治疗原则；血管性认知障碍的概念；脑血管病的一级和二级预防。
  2. 熟悉 血管性认知障碍的临床表现、诊断、鉴别诊断及血管性痴呆亚型。
  3. 了解 脑血管疾病的病因及危险因素，脑血管疾病的分类。

 内容精讲

概　　述

脑血管疾病（cerebrovascular disease，CVD）是脑血管病变导致脑功能障碍的一类疾病的总称，包括局限性或弥漫性脑功能障碍，但不包括血流动力学异常等因素造成的全脑缺血或缺氧引发的弥漫性脑功能障碍。脑卒中（stroke）为其最主要的临床类型，包括缺血性卒中和出血性卒中。

一、流行病学

脑卒中是目前导致人类死亡的第二位原因，也是成人首要的致残疾病。我国脑血管病发病呈北高南低、东高西低的分布特点，且发病率和死亡率明显高于心脏病。

二、脑血管病的病因

病因归为以下四大类：①血管壁病变：以高血压性动脉硬化和动脉粥样硬化所致的血管损害最为常见；②心脏病和血流动力学改变：特别是心房纤颤；③血液成分和血液流变学改变；④其他病因：包括空气、脂肪、癌细胞等栓子，外伤等。

三、脑血流循环调节及病理生理

脑的能量来源主要依赖糖的有氧代谢，几乎无能量储备。不同脑组织细胞对缺血、缺氧性损害的敏感性不同：神经元最不能耐受，其次神经胶质细胞，最后为血管内皮细胞；不同部位敏感性亦不同：大脑新皮质（第 3、5、6 层）的椎体神经元、海马 CA1 椎体神经元和小脑 Purkinje 细胞最敏感，脑干运动神经核耐受性较高。

脑细胞缺血缺氧性损害分 2 个时相：第 1 个时相——"突触传递衰竭"［此时局部脑血流阈值为 20ml/（100g·min）］和第 2 个时相——"膜泵衰竭"［此时局部脑血流阈值为 10ml/（100g·min）］。

四、诊断与处理原则

诊断：病史＋症状＋体征，临床可初步考虑脑卒中。再结合颅脑影像学检查发现相应的病灶或相关的疾病证据，以及伴有卒中危险因素，一般比较容易做出诊断。

出现以下症状时应考虑脑卒中可能：①一侧肢体（伴或不伴面部）无力或麻木；②一侧面部麻木或口角歪斜；③说话不清或理解语言困难；④双眼向一侧凝视；⑤一侧或双侧视力丧失或模糊；⑥眩晕伴呕吐；⑦既往少见的严重头痛、呕吐；⑧意识障碍或抽搐。

★第一节　脑血管疾病的分类

一、脑血管疾病的分类

脑血管疾病分为 13 大类：缺血性脑血管病、出血性脑血管病、头颈部动脉粥样硬化、狭窄或闭塞（未发生梗死）、高血压脑病、颅内动脉瘤、颅内血管畸形、脑血管炎、其他脑血管疾病、颅内静脉系统血栓形成、无急性局灶性神经功能缺损症状的脑血管病、脑卒中后遗症、血管性认知障碍、脑卒中后情感障碍。

二、缺血性脑卒中病因分型

对缺血性脑卒中患者进行病因分型有助于预后判断、指导治疗和二级预防决策。目前临床试验和实践中应用最为广泛的分型是比较类肝素药物治疗急性缺血性脑卒中试验（TOAST）分型和中国缺血性卒中亚型（CISS）分型。

1. TOAST 分型

① 大动脉粥样硬化（LAA）：有血管明显狭窄（>50%），或血管堵塞的临床表现或影像学表现，梗死灶直径>1.5cm。

② 心源性栓塞（CE）：由来源于心脏的栓子致病，临床表现和影像学表现同 LAA 型。

③ 小动脉闭塞（SAO）：临床表现为腔隙综合征，无大脑皮质受累的表现。有高血压、糖尿病史者支持该型诊断。脑干、皮质下梗死灶直径<1.5cm。

④ 有其他明确病因（OE）：除外以上 3 种明确病因的其他少见病因所致卒中。

⑤ 不明原因型（UNE）：经全面检查未发现病因者，辅助检查不完全或存在两种或多种病因不能确诊者。

2. CISS 分型　①大动脉粥样硬化（AA）：包括主动脉弓和颅内/颅外大动脉粥样硬化；②心源性卒中（CS）；③穿支动脉疾病（PAD）；④其他病因（OE）；⑤病因不确定（UE）。

★第二节　短暂性脑缺血发作

短暂性脑缺血发作（transient ischemic attack，TIA）是因局部脑或视网膜缺血所致的短暂性神经功能缺损，临床症状常持续 10~20min，多在 1h 内缓解，最长不超过 24h，不遗留神经功能缺损症状，且无责任病灶证据。

一、病因

主要与动脉粥样硬化、动脉狭窄、心脏病、血液成分改变及血流动力学变化有关，血流动力学改变和微栓塞是其主要的两大发病机制。

★二、临床表现

1. TIA 共同特点　中老年人多见，发病突然，病程短暂，最长不超过 24h，不遗留神经功能缺损症状，可以反复发作，每次发作临床表现类似。

2. 颈内动脉系统 TIA　①大脑中动脉 TIA 可出现对侧肢体单瘫、偏瘫、面瘫、舌瘫、偏身感觉障碍、同向偏盲，还可出现失语、失用、空间定向障碍；②大脑前动脉 TIA 主要表现人格及情感障碍、对侧下肢无力；③颈内动脉主干 TIA 可出现眼动脉交叉瘫（病侧单眼一过性黑矇、对侧偏瘫）和 Horner 交叉瘫（病侧 Horner 征、对侧偏瘫）。

3. 椎-基底动脉系统 TIA 主要表现为眩晕、平衡障碍、眼球运动障碍和复视，也可出现脑干缺血综合征（面部感觉异常、对侧肢体瘫痪及感觉障碍），少数伴有耳鸣（内听动脉缺血）。其他特殊表现有：跌倒发作（脑干下部网状结构缺血）、短暂性全面遗忘症（大脑后动脉颞支缺血累及颞叶、海马等）、双眼视力障碍发作（双侧大脑后动脉距状支缺血）。

★三、诊断及鉴别诊断

1. 诊断 TIA 患者头颅 CT 及 MRI 检查大多正常，弥散加权 MRI 偶可见片状缺血病灶，TIA 诊断主要依靠患者病史，中老年患者突发局灶性脑功能损害症状，符合颈内动脉系统或椎-基底动脉系统缺血表现，并于短时间（多数在 1h 之内）症状完全缓解，则应高度怀疑 TIA。

诊断还应区分不同类型的发病机制，明确是否脑缺血由低灌注等血流动力学改变所致，并积极寻找微栓子的来源和病因。

2. 鉴别诊断 主要需与下列疾病鉴别。

（1）脑梗死 TIA 在神经功能缺损症状消失前需与脑梗死鉴别，DWI 在发病早期可显示缺血灶，有利于鉴别。对于神经功能缺损范围广泛且程度严重的患者，即使急性脑血管病的发病只有数分钟，也基本不考虑 TIA，而诊断急性脑梗死，积极进行溶栓筛查和治疗。

（2）癫痫的部分性发作 脑电图可见异常，头颅 CT 或 MRI 检查可能发现颅内局灶性病变。

（3）梅尼埃病 发作时间常超过 24h，伴有耳鸣、耳阻塞感，后期出现听力下降，发病年龄多小于 50 岁。

（4）心脏疾病 无神经系统局灶性症状和体征，行动态心电图、超声心动图检查常有异常发现。

★四、治疗

TIA 发病 1 周内，具有下列指征者建议入院治疗：进展性 TIA；神经功能缺损症状持续时间超过 1h；栓子可能来源于心脏；已知高凝状态；TIA 短期卒中风险评估（如 ABCD² 评分，见表 9-1）为高危患者。如果症状发作在 72h 内，建议有以下情况者也入院治疗：①ABCD² 评分>2。②ABCD² 评分 0~2，但门诊不能在 2 天之内完成 TIA 系统检查；③ABCD² 评分 0~2，但 DWI 已显示对应小片状缺血灶或缺血责任大血管狭窄率>50%。

表 9-1 TIA 的 ABCD² 评分

	TIA 的临床特征	得分
年龄（A）	>60 岁	1
血压（B）	收缩压>140mmHg 或舒张压>90mmHg	1
临床症状（C）	单侧无力	2
	不伴无力的言语障碍	1
症状持续时间（D）	>60min	2
	10~59min	1
糖尿病（D）	有	1

治疗以消除病因、减少及预防复发、保护脑功能为目的，已明确病因者针对病因治疗。治疗包括：

1. 抗血小板聚集药物 非心源性栓塞性 TIA 推荐抗血小板治疗。发病 24h 内，具有卒中高复发风险（ABCD² 评分≥4）的急性非心源性 TIA 或轻型缺血性脑卒中患者（NIHSS 评分≤3），应尽早给予阿司匹林＋氯吡格雷治疗 21 天。发病 30 天内伴有症状性颅内动脉严重狭窄（狭窄率 70%~99%）的 TIA 患者，应尽早给予阿司匹林＋氯吡格雷治疗 90 天。其他 TIA 或小卒中一般单独使用一种抗血小板聚集药物。

2. 抗凝血药　心源性栓塞性 TIA 一般推荐抗凝治疗。主要包括：肝素、低分子肝素、华法林及新型口服抗凝血药（如达比加群、利伐沙班、阿哌沙班、依度沙班等）。

3. 其他　包括降纤酶药物、扩容治疗、溶栓治疗及中药制剂，控制危险因素，颅内血管严重狭窄或病情严重者可酌情考虑外科治疗。

★第三节　脑 梗 死

脑梗死（cerebral infarction）又称为缺血性脑卒中，是指各种原因所致脑部血流供应障碍，导致脑组织缺血、缺氧性坏死，而出现相应神经功能缺损的一类临床综合征。可分为三种主要病理生理学类型：脑血栓形成、脑栓塞和血流动力学机制所致的脑梗死。

一、大动脉粥样硬化型脑梗死

动脉粥样硬化是最常见的病因，中国人颅内动脉粥样硬化性狭窄较颈动脉粥样硬化性狭窄更多见。

（一）病因及发病机制

根本病因：动脉粥样硬化。

多种可能的发病机制：①原位血栓形成：最主要的发病机制，发展相对缓慢，临床主要表现为大面积梗死；②动脉-动脉栓塞：相当常见，一般病灶较小，症状较局限；③斑块内破裂出血；④低灌注；⑤载体动脉病变堵塞穿支动脉。

（二）病理及病理生理

颈内动脉系统占 80%，椎-基底动脉系统占 20%。闭塞好发血管依次为：颈内动脉、大脑中动脉、大脑后动脉、大脑前动脉及椎-基底动脉等。病理又分为白色梗死（贫血性梗死）和红色梗死（出血性梗死）。

急性脑梗死病灶由中心坏死区和周围的缺血半暗带（ischemic penumbra）组成，中心坏死区中脑细胞已死亡，但缺血半暗带有大量存活的神经元。如果在短时间内快速恢复缺血半暗带血流，该区神经细胞可存活并恢复功能。缺血半暗带脑组织损伤的可逆性是有时间限制的，有效挽救缺血半暗带脑组织的治疗时间，称为治疗时间窗（therapeutic time window，TTW），超过 TTW 的脑血流再通将恶化脑损伤，产生再灌注损伤（reperfusion injury）。目前认为脑缺血超早期治疗时间窗一般不超过 6h；机械取栓的时间窗一般不超过 8h，个别可延长至 24h。

★（三）临床表现

1. 共同特点　动脉粥样硬化性脑梗死以中老年多见，动脉炎性脑梗死多见于中青年，常在安静或睡眠中发病，临床表现取决于梗死灶的部位和面积。

2. 不同脑血管闭塞的临床特点

（1）颈内动脉闭塞　常发生在颈内动脉分叉后，30%~40%的病例可无症状，症状性的闭塞可表现为单眼一过性黑矇、永久性失明（视网膜动脉缺血）或 Horner 征。

（2）大脑中动脉闭塞

① 主干闭塞：主要表现三偏症状，即偏瘫、偏盲及偏身感觉障碍，伴头、眼向病灶侧凝视，

优势半球受累出现完全性失语，非优势半球受累出现体象障碍。

② 皮质支闭塞：上部分支闭塞导致对侧面部、上下肢瘫痪及感觉缺失，下肢瘫痪较上肢轻，优势半球受累伴有 Broca 失语，非优势半球受累伴体象障碍。下部分支闭塞可出现同向性上四分之一视野缺损，优势半球受累出现 Wernicke 失语，非优势半球受累可表现意识障碍。

③ 深穿支闭塞：以纹状体内囊梗死常见，表现为三偏症状，优势半球受累出现皮质下失语。

（3）大脑前动脉闭塞

① 分出前交通动脉前主干闭塞：双侧动脉起源于同一大脑前动脉时，出现截瘫、二便失禁、意志缺失、运动性失语综合征和额叶人格改变。

② 分出前交通动脉后大脑前动脉远端闭塞：出现对侧足和下肢感觉运动障碍，对侧出现强握、吸吮反射及痉挛性强直，伴尿失禁、淡漠、反应迟钝、欣快和缄默等。

③ 皮质支闭塞：出现对侧中枢性下肢瘫、感觉障碍，可有对侧肢体短暂性共济失调、强握反射和精神症状。

④ 深穿支闭塞：出现对侧面舌瘫、上肢近端轻瘫。

（4）大脑后动脉闭塞

① 单侧皮质支闭塞：导致对侧同向性偏盲，优势半球受累时出现失读、命名性失语、失认等。

② 双侧皮质支闭塞：出现完全型皮质盲，可伴有视幻觉、记忆受损等。

③ 大脑后动脉起始端脚间支闭塞：出现中脑中央和下丘脑综合征（垂直性凝视麻痹、意识障碍）、Weber 综合征、Claude 综合征、Benedikt 综合征。

④ 大脑后动脉深穿支闭塞：产生红核丘脑综合征、丘脑综合征。

（5）椎-基底动脉闭塞　出现闭锁综合征、脑桥腹外侧综合征、脑桥腹内侧综合征、基底动脉尖综合征、延髓背外侧综合征（Wallenberg syndrome）。

（6）其他特殊类型脑梗死

① 大面积脑梗死：由颈内动脉主干、大脑中动脉主干闭塞或皮质支完全性卒中所致，表现为病灶对侧完全性偏瘫、偏身感觉障碍及向病灶对侧凝视麻痹。病程呈进行性加重，易出现明显的脑水肿和颅内压增高征象，甚至发生脑疝死亡。

② 分水岭脑梗死：由相邻血管供血区交界处或分水岭区局部缺血导致，也称为边缘带脑梗死，常呈卒中样发病，症状较轻，纠正病因后病情易得到控制。

③ 出血性脑梗死：由于脑梗死灶内的动脉自身滋养血管同时缺血，导致动脉血管壁损伤、坏死，在此基础上如果血管腔内血栓溶解或其侧支循环开放等原因使已损伤血管血流得到恢复，则血液会从破损的血管壁漏出，引发出血性脑梗死，常见于大面积脑梗死后。

④ 多发性脑梗死：指两个或两个以上不同供血系统脑血管闭塞引起的梗死，一般由反复多次发生脑梗死所致。

★ （四）辅助检查

卒中常规实验室检查的目的是排除类卒中或其他病因，了解卒中的危险因素。所有患者都应做的辅助检查项目包括：①颅脑 CT 平扫或 MRI；②血糖；③全血细胞计数、PT、INR 和 APTT；④肝肾功能、电解质、血脂；⑤肌钙蛋白、心肌酶谱；⑥氧饱和度；⑦心电图；⑧胸部 X 线检查。可选择的检测项目：①毒理学筛查；②血液酒精水平；③妊娠试验；④动脉血气分析；⑤腰穿；⑥脑电图。

头颅 CT 检查是最为方便快捷及常用的影像学检查手段，早期有时不能显示病灶，多数病例在发病 24h 后逐渐显示低密度梗死灶，2～15 日可见均匀片状或楔形的明显低密度梗死病灶。灌注 CT 等多模式 CT 检查可区别可逆性和不可逆性缺血，帮助识别缺血半暗带。MRI 检查可清晰显示早期梗死灶，在 T_1 呈低信号、T_2 呈高信号，MRI 弥散加权像可在发病 2h 内显示缺血病灶。血管造影 DSA、CTA 及 MRA 可用于检查脑血管病变，及评估侧支循环状态，为卒中血管内治疗提供依据，其中 DSA 检查为金标准。

★（五）诊断及鉴别诊断

1. 诊断　包括三步：①需明确是否为卒中。多发于中老年患者，既往常伴有高血压、糖尿病、高血脂、心脏病及脑卒中等病史，在安静状态或睡眠中急性起病，常出现局灶性脑损害临床症状和体征，排除非血管性病因，临床应考虑急性脑卒中。②是缺血性还是出血性脑卒中，CT 或 MRI 检查有助于鉴别。③是否适合溶栓治疗。

还应评估卒中的严重程度（如 NIHSS 卒中量表），了解脑梗死发病是否存在低灌注及其病理生理机制，并进行脑梗死病因分型。

2. 鉴别诊断　主要与下列疾病鉴别：脑出血、脑栓塞、颅内占位病变。①脑出血：典型的脑出血诊断并不难，其主要表现为突然发病、头痛、呕吐、意识障碍、肢体瘫痪等。但是，小量脑出血的表现类似于脑血栓形成，或大片脑梗死也类似脑出血的表现，在临床上这两种情况难以区别，必须依靠脑 CT 扫描检查。脑梗死与脑出血的鉴别要点见表 9-2。②脑栓塞：临床表现与脑血栓形成相类似，但脑栓塞患者一般在动态下突然发病，有明确的栓子来源如心房纤颤、心肌梗死、细菌性心内膜炎、颈动脉粥样硬化斑块、心外科术后等。脑栓塞的 CT 扫描常表现为多个新发的梗死灶及病灶周围有点片状高密度影的出血性脑梗死，MRI 则显示出梗死灶为混杂的异常信号。③颅内占位病变：许多颅内占位病变，如脑肿瘤、硬膜下血肿、脑脓肿等，可表现为进展性头痛、呕吐等。肢体瘫痪等，类似于脑血栓形成，应注意与之鉴别。

★表 9-2　脑梗死与脑出血的鉴别要点

鉴别要点	脑梗死	脑出血
发病年龄	多为 60 岁以上	多为 60 岁以下
起病状态	安静或睡眠中	动态起病（活动或情绪激动中）
起病速度	10 余小时或 1～2 天症状达高峰	10min 至数小时症状达高峰
全脑症状	轻或无	头痛、呕吐、嗜睡等颅压高症状
意识障碍	轻或无	多见且较重
神经体征	多为非均等性偏瘫（大脑中动脉主干或皮质支）	多为均等性偏瘫（基底核区）
CT 检查	脑实质内低密度病灶	脑实质内高密度病灶
脑脊液	无色透明	可有血性

（六）治疗

脑血栓形成的急性期治疗原则为超早期治疗、个体化治疗及整体化治疗。一般性治疗主要包括吸氧、调控血压血糖、维持水电解质平衡、减轻脑水肿、预防感染、预防上消化道出血、防止心脏受损等对症治疗，而针对性的特殊治疗包括静脉溶栓、动脉溶栓、抗血小板聚集治疗、抗凝治疗、脑保护治疗、血管内治疗、康复治疗及外科治疗。

静脉溶栓药物主要有：尿激酶和 rt-PA。在治疗时间窗内，应严格按照适应证和禁忌证筛选患者，尽快给予静脉溶栓治疗。

rt-PA 静脉溶栓的适应证：①有急性脑梗死导致的神经功能缺损的症状；②症状出现＜3h；③年龄≥18 岁；④患者或家属签署知情同意书。使用方法：rt-PA 0.9mg/kg（最大剂量 90mg）

静脉滴注，其中 10％在最初 1min 内静脉推注，其余持续滴注 1h。

尿激酶静脉溶栓的适应证：①有急性脑梗死导致的神经功能缺损的症状；②症状出现<6h；③年龄 18～80 岁；④患者或家属签署知情同意书。使用方法：尿激酶 100 万～150 万 IU，溶于生理盐水 100～200ml，持续静脉滴注 30min。

血管内介入治疗详见第十章第四节。

抗血小板治疗：基本同 TIA，未行溶栓的急性脑梗死患者应在 48h 内尽早服用阿司匹林。

抗凝治疗：不推荐急性期用来预防卒中复发或阻止病情恶化、改善预后。对于大多数合并房颤的急性缺血性脑卒中患者，可在发病后 4～14 天开始口服抗凝血药进行二级预防。

★二、心源性脑栓塞

脑栓塞（cerebral embolism）是指由于各种栓子随血流进入颅内动脉致使血管腔急性闭塞或严重狭窄，引起相应供血区脑组织缺血坏死及功能障碍。

（一）病因及发病机制

根据栓子来源不同，脑栓塞分为心源性、非心源性及来源不明性三种，其中临床上最为多见的是心源性脑栓塞，其次为非心源性脑栓塞。心源性脑栓塞主要见于：心房颤动、心脏瓣膜病、心肌梗死、心房黏液瘤、二尖瓣脱垂等，心房颤动是心源性脑栓塞的最常见原因；非心源性脑栓塞常见原因包括：动脉粥样硬化斑块脱落性栓塞、脂肪栓塞、空气栓塞、癌栓塞等。

（二）病理

80％心源性脑栓塞见于颈内动脉系统，其中大脑中动脉最常见，特别是上部的分支最易受累；大脑前动脉和穿支动脉均很少发生脑栓塞。

★（三）临床表现

风湿性脑栓塞多见于青年女性，非瓣膜性心房颤动、急性心肌梗死引起的脑栓塞以中老年人为多。典型的常在活动中发病，起病急骤，局灶性神经功能缺损症状在数秒至数分钟之内达到高峰，以完全性卒中表现为主。不同部位血管的栓塞将造成与之相应的血管闭塞综合征，这与脑血栓形成类似。脑栓塞易复发、出血和形成多发性梗死，病情波动较大，病初严重，发病时出现头痛或癫痫发作相对多见。

（四）辅助检查

常规检查见本节大动脉粥样硬化型脑梗死。

探查心脏栓子的来源首选胸超声心动图（TTE）和经食管超声心动图（TEE），但心脏 MRI 优于超声心动图。心脏超声心动图的指征：①TTE 诊断可疑左心室血栓；②进一步评估 TTE 发现的心脏肿块；③TEE 检查结果不一致；④不能耐受或不能进行 TEE 检查。

（五）诊断及鉴别诊断

诊断主要基于：①有潜在的心源性栓子来源，要求至少存在一种高度或中度心源性脑栓塞危险因素（见表 9-3）；②已排除明确的其他原因脑梗死；③临床表现和神经影像学改变支持脑栓塞诊断。

表 9-3　心源性脑栓塞危险因素

高度危险因素	中度危险因素
二尖瓣狭窄伴心房颤动	二尖瓣脱垂
心房颤动（非孤立）	二尖瓣环状钙化

续表

高度危险因素	中度危险因素
机械心脏瓣膜	二尖瓣狭窄不伴心房颤动
病态窦房结综合征	房间隔缺损
4 周内心肌梗死	卵圆孔未闭
左心房或左心耳血栓	心房扑动
左心室血栓	孤立性心房颤动
扩张型心肌病	生物心脏瓣膜
左室壁节段性运动异常	非细菌性血栓性心内膜炎
左心房黏液瘤	充血性心力衰竭
感染性心内膜炎	4 周～6 个月的心肌梗死

起病突然，短时间（数秒至数分钟）内局灶性神经功能缺损症状达至高峰，既往有栓子来源的基础疾病，可作出临床诊断，头颅 CT 及 MRI 检查发现栓塞病灶及是否伴出血发生，可有助于明确诊断。

★（六）治疗

1. 脑栓塞治疗 与大动脉粥样硬化型脑梗死治疗原则基本相同。急性期一般不推荐抗凝治疗，可在发病 4～14 天开始口服抗凝治疗；存在出血转化高危患者，抗凝推迟到 14 天后；症状性出血转化或合并脑出血时，一般至少 4 周后启动抗凝治疗；但下肢深静脉血栓和肺栓塞的高危患者可在脑出血停止后 1～4 天开始给予预防剂量的抗凝治疗。

2. 原发病治疗 积极针对性治疗原发病，如予以纠正心律失常者，经导管卵圆孔封堵术治疗。

★三、小动脉闭塞型脑梗死

小动脉闭塞型脑梗死又称腔隙性脑梗死，为大脑半球或脑干深部小穿通动脉，由于长期高血压等危险因素的作用，管壁发生病变，造成管腔阻塞，使得供血区脑组织发生缺血性坏死（梗死灶直径<1.5～2.0cm），从而出现相应神经功能缺损的一类临床综合征。

（一）病因及发病机制

主要病因为小动脉硬化，而微粥样硬化斑是导致小穿通动脉闭塞或狭窄的最主要病因。病变血管多见于豆纹动脉、丘脑穿通动脉及基底动脉旁中央支。

★（二）临床表现

多见于中老年，特别是伴有高血压病史的患者，可突然或逐渐起病，症状较轻，以偏瘫或偏身感觉障碍为主，常不伴有头痛、意识障碍等症状。常见以下 5 种腔隙综合征：①纯运动性轻偏瘫（PMH）：表现为对侧面部及肢体的轻偏瘫，不伴感觉障碍、视觉障碍及皮质功能障碍等，为腔隙性梗死最常见的类型。②纯感觉性卒中（PSS）：主要表现为对侧偏身感觉缺失，常伴有感觉异常，病变位于丘脑腹后外侧核。③共济失调性轻偏瘫：表现为对侧轻偏瘫伴小脑性共济失调，病变位于脑桥基底部、内囊或皮质下白质。④构音障碍-手笨拙综合征（DCHS）：特点为构音障碍、吞咽困难、病变对侧中枢性面舌瘫、面瘫侧手无力及精细动作笨拙（书写时易发现），指鼻试验不准，轻度平衡障碍。病变位于脑桥基底部、内囊前肢及膝部。⑤感觉运动性卒中（SMS）：首先以偏身感觉障碍起病，然后出现轻度偏瘫，病灶位于丘脑腹后核及内囊后肢。

（三）辅助检查

头颅 CT 检查可见单个或多个圆形、类圆形或长方形的低密度病灶，头颅 MRI 呈现 T_1 低信号、T_2 高信号的腔隙性病灶。

★（四）诊断及鉴别诊断

有长期高血压病史的中老年患者，突发局灶性神经功能缺损症状，头颅 CT 或 MRI 检查发现与神经功能缺损症状相对应的腔隙性病灶，可明确诊断。需注意与脑出血（小量）、颅内感染、囊虫病、脱髓鞘病等相鉴别。

★（五）治疗

积极调控血压，控制脑血管病危险因素，可应用抗血小板聚集药物，也可使用钙离子拮抗药，与脑血栓形成的治疗类似。

★第四节 脑 出 血

脑出血（intracerebral hemorrhage，ICH）指原发性非外伤性脑实质内出血。

一、病因及发病机制

1. 病因 约 60% 的脑出血是由于高血压合并小动脉硬化所致，约 30% 是因动脉瘤或动-静脉血管畸形破裂所致，少数病例由脑动脉粥样硬化、血液病、脑淀粉样血管病变、抗凝或溶栓治疗等所致。

2. 发病机制 长期高血压可使脑细小动脉发生病变（玻璃样变性、纤维素样坏死、动脉瘤），在此基础上血压突然上升时极易造成脑血管破裂出血。出血动脉指豆纹动脉及旁正中动脉等深穿支动脉，由脑底部的动脉直角发出，血流冲击时在此产生较高的压力，容易破裂出血。

★二、临床表现

（一）共同特点

脑出血常见于有高血压病史的中老年患者，多在活动中或情绪激动时发病，病情在短时间内（数分钟至数小时）达至高峰，常有头痛、呕吐以及不同程度的意识障碍表现，多伴血压明显增高及颅内压增高，10% 脑出血患者伴有抽搐发作。

（二）局限性定位表现

1. 基底核区出血

（1）壳核出血 约为脑出血病例的 60%，由豆纹动脉破裂所致，常表现为对侧偏瘫、偏身感觉缺失及同向性偏盲，双眼球向对侧凝视不能，优势半球受累出现失语。

（2）丘脑出血 由丘脑膝状动脉和丘脑穿通动脉破裂导致，表现为对侧偏瘫、偏身感觉障碍，感觉障碍多较运动障碍重，深感觉障碍较浅感觉障碍明显，可伴有上视不能、凝视鼻尖、眼球偏斜、眼球会聚障碍等特征性眼征。累及丘脑中间腹侧核可伴有运动性震颤和帕金森综合征样表现，丘脑底核或纹状体受累可出现偏身舞蹈-投掷样运动；优势侧丘脑出血可表现丘脑性失语、精神障碍、认知障碍和人格改变等。

（3）尾状核头出血 不多见，神经功能缺损表现不明显，常出现头痛、呕吐、颈强直、精神症状。

2. 脑叶出血 常由脑动静脉畸形、血管淀粉样变等所致。额叶出血可见偏瘫、大小便障碍、运动性失语、强握反射等；颞叶出血可表现感觉性失语、精神症状、对侧上象限盲、癫痫；枕叶出血可有视野缺损；顶叶出血表现偏身感觉障碍、轻偏瘫、对侧下象限盲。

3. 脑干出血

（1）中脑出血　不多见，病情轻者可表现为动眼神经不全麻痹、眼球不同轴、同侧肢体共济失调。病情重者出现深度昏迷，四肢软瘫，可迅速死亡。

（2）脑桥出血　约占脑出血10%，常由基底动脉脑桥支破裂所致，少量出血可无意识障碍，表现为交叉性瘫痪或共济失调性轻偏瘫，双眼球向病灶侧凝视麻痹或核间性眼肌麻痹。出血量大（>5ml）累及双侧被盖部和基底部的患者，可迅速出现昏迷、双侧针尖样瞳孔、眼球浮动、四肢瘫痪、中枢性高热、中枢性呼吸障碍及去大脑强直发作等，多在48h死亡。

（3）延髓出血　少见，表现为突发意识障碍，生命体征不平稳，死亡率高。轻症者可出现不典型的Wallenberg综合征。

4. 小脑出血　占脑出血的10%，主要由小脑上动脉、小脑前下动脉或小脑后下动脉破裂导致，由于出血量及部位不同，其临床表现分为三种类型：①暴发型：为一侧小脑半球或蚓部较大量出血，一般出血量>15ml。血肿迅速地压向脑干腹侧，引起高颅压导致枕骨大孔疝而死亡。患者表现为突然头痛、呕吐，迅速出现昏迷，常在发病后1~2天内死于脑疝。②一般型：出血量为5~15ml，病情发展相对缓慢，不少患者可存活。除了出现头痛、呕吐、眩晕、言语障碍外，可有明显的小脑及脑干受损表现，如瞳孔缩小、眼震、眼球活动障碍、展神经麻痹、角膜反射消失、周围性面瘫、交叉性肢体瘫痪和感觉障碍、同侧肢体共济失调。病情加重者可出现昏迷及脑疝致死。③良性型：出血量在5ml以内。患者均能存活。大多数仅表现为眩晕、眼震、复视和（或）周围性面瘫。因此，在进行脑CT检查之前，容易漏诊。

5. 脑室出血　原发性脑室出血可由脉络丛血管或室管膜下动脉破裂导致，继发性脑室出血由脑实质出血破入脑室所致。原发性脑室出血的临床表现取决于出血量，大量出血（>50ml）者的表现为突然出现剧烈的全头疼痛、呕吐和脑膜刺激征，很快进入昏迷、去大脑强直、瞳孔缩小及高热，最后发生脑疝致死。小量出血（<40ml）者仅出现一般性头痛、头晕、恶心、呕吐，脑膜刺激征可不明显。

三、辅助检查

头颅CT检查是脑出血的首选检查，病灶多表现为圆形或类圆形均匀的高密度影，CT检查可清楚呈现出血大小、部位、血肿形态、是否破入脑室及血肿周围水肿情况等。颅脑MRI和MRA检查对急性脑出血诊断不及CT，但有助于对脑出血病因的明确，MRA可发现脑血管畸形、血管瘤等病变。其他检查包括脑脊液检查、DSA等辅助检查。

★四、诊断及鉴别诊断

1. 诊断　中老年患者，在活动中或情绪激动时突然发病，迅速出现局灶性神经系统功能缺损症状及颅高压症状，应高度怀疑脑出血，立即行头颅CT检查可明确诊断。

2. 鉴别诊断　需注意与急性脑梗死、蛛网膜下腔出血及其他引起昏迷的全身性疾病和代谢性疾病相鉴别。

★五、治疗

脑出血治疗原则为安静卧床、脱水降颅压、调控血压、预防再次出血、防治并发症，以挽救生命、降低死亡率、残疾率及减少复发。

1. 内科治疗

（1）一般处理　卧床2~4周，防止血压增高，避免再次出血。及时清理呼吸道分泌物，必要时通过气管插管或气管切开，保持PaO_2在90%以上，$PaCO_2$在25~35mmHg。维持水、电解质平衡及营养供给，注意防止低钠血症发生，以免加重脑水肿。血糖维持在 $6\sim9$ mmol/L。头痛严重、烦躁不安者可给予适当镇静止痛药物。需保持大便通畅，便秘者选用缓泻剂。

（2）降低颅内压　脑水肿在发病后 48h 达至高峰，维持 $3\sim5$ 天逐渐消退，部分病例可维持 $2\sim3$ 周甚至更长。颅内压增高易引起脑疝，需积极控制脑水肿、降低颅内压，可选用甘露醇、利尿药、甘油果糖、10%人血白蛋白药物治疗，但应注意冠心病、心肌梗死、心力衰竭等患者应慎用甘露醇和白蛋白，同时需注意甘油有导致溶血的可能。

（3）调整血压　脑出血后血压的升高是对颅内压增高情况下为保持相对稳定的脑血流量的脑血管的自动调节反应，当颅内压下降时血压也会随之下降，因此可通常不使用降压药，特别是慎用强降压药。因根据患者的年龄、病前有无高血压病史和病后的血压情况等确定最适宜的血压水平。当收缩压＞200mmHg 或平均动脉压＞150mmHg 时，则应积极降压处理。当收缩压＞180mmHg 或平均动脉压＞130mmHg 时，伴有颅内压增高者，可间断或持续降压，但需维持脑灌注压＞$60\sim80$ mmHg。不伴颅内压增高，则降压目标为 160/90mmHg 或平均动脉压 110mmHg。收缩压＜90mmHg，有急性循环功能不全征象，应及时补充血容量，适当应用多巴胺、间羟胺等升血压药物使血压升到适宜的水平，维持足够的脑灌注。

（4）止血治疗　有凝血功能障碍者，应针对性给予止血药物，肝素治疗患者并发脑出血使用鱼精蛋白中和，华法林治疗并发脑出血应用维生素 K_1 治疗。

（5）亚低温治疗　可作为脑出血的辅助治疗。

（6）并发症的防治　积极预防感染，必要时应用抗生素治疗。对重症、高龄患者应用 H_2 受体阻滞剂防治应激性溃疡。出现低钠的脑出血患者，治疗时应输液补钠。痫性发作者可选用地西泮或苯妥英钠控制发作。中枢性高热大多采用物理降温。下肢深静脉血栓形成或肺栓塞者可采用低分子肝素皮下注射治疗，对高龄、衰弱的卧床患者也可酌情进行预防性治疗。

2. 外科治疗　脑出血的手术指征为：①脑内血肿（脑叶或壳核、丘脑等）大于 $40\sim50$ ml 血量，小脑半球出血血肿大于 15ml 血量，蚓部血肿大于 6ml，经内科处理，病情不稳定或复查 CT 血肿增大。②脑出血有肯定脑血管病灶者（如脑动静脉畸形、海绵状血管瘤等）。③脑出血患者出现进行性颅内压增高（如进行性加重的血压升高、呼吸和心率变慢等）并伴脑干受压趋势和脑疝形成趋势（如意识障碍加深，一侧瞳孔开始出现缩小，对光反应迟钝或消失，进而有开始扩大趋势）。④脑室出血或脑出血破入脑室造成急性阻塞性脑积水。⑤患者生命体征如血压、呼吸、心率尚无严重紊乱。⑥年龄不宜高于 65 岁，体质尚好，无心、肝、肾、肺和代谢的器质和功能障碍。

3. 康复治疗　当脑出血患者病情不在进展、生命体征平稳时，则应尽早行康复治疗。

★第五节　蛛网膜下腔出血

蛛网膜下腔出血（subarachnoid hemorrhage，SAH）通常为颅内血管破裂，血液流入蛛网膜下腔引起的一种临床综合征。分为外伤性和自发性两种情况。自发性分为原发性和继发性两种类型。

一、病因

蛛网膜下腔出血的病因有：①先天性动脉瘤：最常见，约占 50% 以上；②脑血管畸形：占第二位，以动静脉畸形最常见，多见于青年人，90% 位于小脑幕上，多见于大脑外侧裂和大脑中动脉分布区；③高血压动脉硬化性动脉瘤：为梭形动脉瘤；④脑底异常血管网：占儿童蛛网膜下腔出血的 20%；⑤其他：如真菌性动脉瘤、颅内肿瘤、结缔组织病等。另外约 10% 患者出血原因不明。

★二、临床表现

蛛网膜下腔出血以中青年发病多见，常在剧烈运动、过度疲劳、用力排便、情绪激动等诱因下突然起病，临床表现差异较大，轻者可无明显症状及体征，重者可突发昏迷及死亡。

1. 一般症状　①突发异常剧烈的全头痛，可伴发一过性意识障碍、恶心、呕吐；②出现脑膜刺激征，以颈强直最为常见；③可有眼部症状，20%患者眼底可见玻璃体下片状出血，由急性颅内压增高及眼静脉回流受阻导致；④可出现欣快、谵妄及幻觉等精神症状；⑤其他包括脑心综合征、消化道出血、急性肺水肿及局限性神经功能缺损症状等。

2. 动脉瘤定位症状　①颈内动脉海绵窦段动脉瘤患者有额部和眼部疼痛、血管杂音、突眼及眼动障碍；②颈内动脉-后交通动脉瘤患者出现动眼神经受压的表现；③大脑中动脉瘤患者出现偏瘫、失语和抽搐等症状；④大脑前动脉-前交通动脉瘤患者出现精神症状、下肢瘫痪及意识障碍等症状；⑤大脑后动脉瘤患者出现同向偏盲、动眼神经麻痹和 Weber 综合征表现；⑥椎-基底动脉瘤患者可出现枕部和面部疼痛、面肌痉挛、面瘫及脑干受压表现。

3. 血管畸形定位症状　常见症状有痫性发作、轻偏瘫、失语、视野缺损等。

4. 常见并发症　①再出血：是蛛网膜下腔出血主要的急性并发症，在病情平稳后再发剧烈头痛、呕吐、痫性发作、昏迷、去大脑强直发作，20%动脉瘤患者在发生 SAH 后 10~14 天可出现再出血。②脑血管痉挛（CVS）：出现在血凝块环绕的血管，痉挛程度与出血量有关，可导致脑实质发生缺血，表现为波动性的轻偏瘫或失语，是死亡和致残的重要原因。常在发病后 3~5 天开始，持续 2~4 周。③急性或亚急性脑积水：急性脑积水多见于发病 1 周之内，可出现嗜睡、思维迟钝、短时记忆受损、上视受限、展神经麻痹等体征，严重者可造成脑疝。亚急性脑积水常在发病数周后出现，表现为痴呆、步态异常及尿失禁。④其他：包括痫性发作、低钠血症。

蛛网膜下腔出血多发生在中青年，当发生于老年人时，有其不同的临床表现特点：①老年人蛛网膜下腔出血的表现常不典型，起病缓慢，头痛、呕吐和脑膜刺激征不明显，但意识障碍和脑实质损害症状较重，如精神症状较明显；②常伴有心脏损害的心电图改变，其他脏器并发症的出现率高，如肺部感染、消化道出血、泌尿道或胆道感染。

三、辅助检查

头颅 CT 对蛛网膜下腔出血敏感性高，可用于早期诊断，为 SAH 的首选诊断方法。在头颅 CT 上可见大脑外侧裂池、前纵裂池、鞍上池、脑桥小脑脚池、环池和后纵裂池高密度出血征象，该检查方法的优势在于快速、相对安全并且阳性率较高，其可以提供出血部位的线索，显示出血量、血液分布、脑室大小和有无再出血，可对病情进行动态观察，CT 增强扫描可显示大的动脉瘤和血管畸形，其不足之处为，出血量少、病变在后颅窝或贫血患者容易漏诊。头颅 MRI 检查可检出脑干小动静脉畸形，MRA 可有助于对动脉瘤的检出。如果头颅 CT 无法确定蛛网膜下腔出血临床诊断，可进行腰椎穿刺，行 CSF 检查，肉眼均匀一致血性脑脊液及压力增高，可支持 SAH 诊断。全脑 DSA 检查有助于确定动脉瘤位置、大小和有无血管痉挛等，也可有助发现烟雾病、血管畸形等蛛网膜下腔出血的病因。其他检查包括 TCD、心电图等检查。

★四、诊断及鉴别诊断

1. 诊断　突发剧烈头痛、呕吐、脑膜刺激征阳性，检查无局灶性神经系统体征，伴或不伴有意识障碍，临床上需高度怀疑蛛网膜下腔出血，行头颅 CT 检查见脑池及蛛网膜下腔有高密度征象可明确诊断，腰穿检查示压力增高和血性脑脊液亦可临床诊断。

2. 鉴别诊断　①与高血压性脑出血鉴别：高血压性脑出血腰穿检查也可见血性脑脊液，但常同时伴有偏瘫、失语、偏身感觉障碍等局灶性体征，头颅 CT 及 DSA 检查有助于鉴别。②颅内感染：颅内感染可表现为头痛、呕吐、脑膜刺激征，需注意与蛛网膜下腔出血鉴别，但颅内感染往往发热在先，腰穿检查可见糖、氯化物降低，同时头颅 CT 检查示正常。③脑肿瘤：部分脑肿瘤可形成瘤内或瘤旁血肿合并蛛网膜下腔出血，腰穿检查可见血性脑脊液，但脑脊液中检出瘤/癌细胞及头颅 CT 可有助于鉴别。

★五、治疗

蛛网膜下腔出血急性期治疗的目的为防治再出血，降低颅内压，防治继发性脑血管痉挛，减少并发症，寻找出血原因、积极治疗原发病和预防复发。

1. 内科治疗　①一般处理：绝对卧床休息 4～6 周，保持病房安静，避免搬动及过早离床，以免引起血压及颅内压增高，避免诱发再出血。患者平均动脉压＞120mmHg 或收缩压＞180mmHg，可使用短效降压药使血压稳定在正常或发病前水平。注意积极纠正低钠血症。有抽搐者积极抗痫治疗。②颅内压增高：可应用 20％甘露醇、呋塞米、白蛋白等脱水降颅压治疗，同时限制液体摄入量、纠正低钠血症等，有脑疝趋势，可行脑室引流挽救生命。③预防再出血：应用抗纤溶药（6-氨基己酸、氨甲苯酸、巴曲酶）抑制纤溶酶形成，推迟血块溶解以防止再出血发生，动脉瘤性蛛网膜下腔出血可通过早期手术夹闭动脉瘤或介入栓塞治疗。④预防脑血管痉挛：目前主要应用钙通道拮抗药（如尼莫地平）进行预防；症状性脑血管痉挛可予脑血管成形术和（或）选择性动脉内血管扩张器治疗。⑤放脑脊液疗法治疗脑积水：对于蛛网膜下腔出血后脑室积血扩张或形成铸型出现急性脑积水、经内科保守治疗病情不能控制，伴有意识障碍，或不能耐受开颅手术者可考虑使用放脑脊液疗法，可促进血液吸收、缓解头痛、减少血管痉挛。⑥癫痫的防治：可在 SAH 出血后早期，预防性应用抗惊厥药物。⑦低钠血症的预防：避免大剂量低张液体和过度使用利尿药。

2. 外科治疗　手术治疗选择和预后判断主要根据 SAH 的临床病情分级，多采用 Hunt-Hess 分级。①动脉瘤：Hunt-Hess 分级≤Ⅲ级时，多早期行手术治疗，手术方法包括动脉瘤颈夹闭术、动脉瘤切除术及动脉瘤栓塞术，目前认为早期手术（出血后 96h 内）可缩短再出血风险期，动脉瘤＞5cm，手术的益处大于风险，无症状性小动脉瘤适合保守治疗。②动静脉畸形：动静脉畸形早期出血风险远低于动脉瘤，手术可择期进行。

第六节　脑血管疾病的危险因素及其预防

一、脑血管病的危险因素

CVD 的危险因素分为可干预和不可干预危险因素两大类，其中可干预危险因素是 CVD 预防的主要针对目标。

1. 不可干预的危险因素　年龄、性别、遗传因素、种族。

2. 可干预的危险因素　①高血压：是脑卒中最重要的可干预的危险因素；②吸烟；③糖尿病；④心房纤颤；⑤其他心脏病；⑥血脂异常；⑦无症状性颈动脉狭窄；⑧镰状细胞贫血；⑨绝经后雌激素替代治疗；⑩膳食和营养；⑪运动和锻炼；⑫肥胖；⑬饮酒过量；⑭其他：包括代谢综合征、酗酒、口服避孕药，以及药物滥用、睡眠呼吸障碍病、偏头痛、高同型半胱氨酸血症、高脂蛋白血症、高脂蛋白相关的磷脂酶 A2 升高、高凝、炎症、感染、血流动力学异常、血黏度增高、纤维蛋白原升高及血小板聚集功能亢进等。

二、脑血管病的预防

脑血管病的一级预防是指首次脑血管病发病的预防，即对有卒中倾向、尚无卒中病史的个人，通过早期改变不健康的生活方式，积极控制各种可控危险因素，达到使脑血管病不发生或推迟发生的目的；脑血管病的二级预防是指再次脑血管病发病的预防，通常将 TIA 患者作为卒中二级预防对待。

1. 脑血管病的一级预防 主要预防措施包括：

（1）高血压 普通高血压应控制在 140/90mmHg 以下，对高血压合并糖尿病或肾病者，血压一般应控制在 130/80mmHg 以下。老年人（年龄 > 65 岁）收缩压一般应降至 150mmHg 以下。

（2）吸烟 吸烟者应戒烟。

（3）高脂血症 对无心血管事件，但血总胆固醇升高或高脂血症伴有非高密度脂蛋白升高者，应积极降脂治疗；血脂正常，但已发生心血管事件或高危的高血压患者、糖尿病患者，应用他汀类药物及改变生活方式治疗。

（4）糖尿病 理想水平为空腹血糖应小于 7mmol/L，可根据情况，通过饮食控制、服用降糖药或使用胰岛素控制血糖。

（5）心房纤颤 合并有高血压和左心功能不全等卒中危险因素时，应使用华法林抗凝治疗；对于无其他卒中危险因素、年龄不足 65 岁者，建议使用阿司匹林口服治疗；无其他卒中危险因素、年龄超过 75 岁的患者，仍建议华法林抗凝治疗。

（6）其他 对于有心肌梗死、颈动脉狭窄、酗酒、高同型半胱氨酸血症、肥胖等脑血管病危险因素者，应采取相应措施，进行干预和处理。

（7）运动和锻炼。

（8）膳食和营养 均衡膳食。

2. 脑血管病的二级预防

（1）病因预防 对于可干预的危险因素进行病因预防，基本与一级预防相同。

（2）抗血小板聚集治疗 对于发生过缺血性卒中患者，建议常规进行抗血小板治疗，应用阿司匹林 75～350mg/d，对有胃溃疡病史、阿司匹林抵抗或不能耐受患者可改用氯吡格雷 751mg/d。

（3）抗凝治疗 对已明确诊断为非瓣膜病变性心房纤颤诱发的心源性栓塞患者应使用华法林治疗。

（4）干预短暂性脑缺血发作 反复 TIA 患者发生完全性卒中风险极大，所以应积极寻找并治疗 TIA 的病因。

对有卒中高危因素者，或有卒中先兆和 TIA 者的一、二级预防中，首要的任务是干预高危因素。此外用卒中的预防性药物（如小剂量的阿司匹林）。造成卒中的高危因素有高血压、高血脂、心脏病（瓣膜病、房颤等）、糖尿病、TIA、吸烟、酗酒、过度肥胖、高脂肪和高盐饮食、口服避孕药、无症状颈动脉杂音、血液中存在血栓前状态等。对每个个体必须一一弄清，哪些存在，哪些暂时不存在。对于这些可干预的因素一一调整和治疗。如药物控制高血压和控制血糖，低盐和低脂饮食，增加运动减轻体重，禁烟和少量饮酒等。

第七节　其他动脉性疾病

一、脑底异常血管网病

脑底异常血管网病是颈内动脉虹吸部及大脑前动脉、大脑中动脉起始部严重狭窄或闭塞，软脑膜动脉、穿通动脉等小血管代偿增生形成脑底异常血管网为特征的一种脑血管疾病。此病脑血管造影可见脑底密集成堆的小血管，酷似吸烟吐出的烟雾，故又称烟雾病。

本病的病因不清。多见于儿童及青年，常见的临床表现有：TIA、脑卒中、头痛、癫痫发作和智能减退等。可分为缺血型和出血型两组症状，不同年龄发病其临床表现有所区别。

儿童患者以缺血性卒中或 TIA 为主。常见偏瘫、偏身感觉障碍和（或）偏盲，优势侧半球受损可有失语，非优势侧半球受损多有失用或忽视。TIA 反复发作可表现为两侧肢体交替出现的轻偏瘫等。约 10% 病例出现脑出血，头痛也较常见，其发生与脑底异常血管网形成中的血管舒缩功能异常有关。部分病例有智能减退和抽搐发作等。

成年患者多表现为出血性卒中。如脑室出血、脑内出血等，出血性卒中多由于侧支血管或动脉瘤破裂所致，常无动脉硬化的证据，发病时症状重，可反复发作。部分病例也可表现为反复晕厥发作。

烟雾病患者的 MRI 可见多数异常血管流空影；MRA 可能发现烟雾病特征性的血管狭窄和颅底异常血管网。

脑血管造影显示双侧颈内动脉虹吸段、大脑前、中动脉起始段严重狭窄闭塞，颅底异常血管网形成，可以伴有动脉瘤。

对症治疗：根据不同的卒中类型给予相应的治疗。癫痫发作者应给予抗癫痫药物治疗。

病因治疗：如发病与钩端螺旋体、结核和病毒感染有关，应针对病因进行治疗。对合并结缔组织病患者应给予激素和其他免疫抑制剂。对发作频繁、颅内动脉严重狭窄或闭塞者可考虑血管重建手术治疗，但远期疗效尚待证实。

二、脑动脉盗血综合征

脑动脉盗血综合征是在各种原因引起的主动脉弓及其附近大动脉血管严重狭窄和闭塞情况下，狭窄的远端脑动脉内压力明显下降，因虹吸作用使邻近的其他脑动脉血流逆流供应压力较低的动脉以代偿其供血。被盗血的脑动脉供血显著减少，相应脑组织缺血出现临床症状体征，称为脑动脉逆流综合征。

临床上常见的包括如下 3 种类型：

（1）锁骨下动脉盗血综合征　当一侧锁骨下动脉或无名动脉狭窄或闭塞，因虹吸作用盗取对侧椎动脉血流，经患侧椎动脉逆流进入锁骨下动脉，供应患侧上肢，在患侧上肢活动时出现椎-基底动脉供血不足症状；严重时颈内动脉血液可经后交通动脉逆流，出现颈内动脉系统缺血症状，如偏瘫、偏身感觉障碍和失语等。动脉粥样硬化是最常见原因，其次为特异性和非特异性动脉炎。

（2）颈内动脉盗血综合征　当一侧颈内动脉闭塞时，健侧颈内动脉血流通过前交通动脉流入患侧，出现健侧颈内动脉系统缺血表现；或椎-基底动脉血流经后交通动脉逆流入患侧颈内动脉，产生椎-基底动脉系统缺血表现。如双侧颈内动脉闭塞则由椎-基底动脉和颈外动脉代偿供血，可同时有大脑及小脑受损症状体征，病因多为动脉粥样硬化斑块形成。

（3）椎-基底动脉盗血综合征　当椎基底动脉明显狭窄或闭塞时，可引起颈内动脉血流经后交通动脉逆流入椎-基底动脉进行代偿，出现一侧颈内动脉系统缺血表现，如偏瘫、偏身感觉障碍和失语等。本型临床较少见。

临床诊断根据患侧上肢动脉搏动显著减弱或消失，血压低于健侧 20mmHg 以上，同侧颈部闻及收缩期杂音，超声检查发现血管狭窄或闭塞，活动患肢可诱发或加重椎-基底动脉供血不足症状等。DSA 检查发现造影剂逆流入患侧血管可确诊。

缺血症状严重者可以考虑手术治疗，如血管内膜剥离、血管内支架等。不宜使用扩血管和降血压药物。

三、脑淀粉样血管病

脑淀粉样血管病（cerebral amyloid angiopathy，CAA）是由淀粉样物质在软脑膜和大脑皮质小动脉中层沉积导致的脑血管疾病。临床特点是反复多部位的血管破裂导致的多灶性自发性脑实质出血。

（1）脑出血 CAA引起的脑出血与高血压有关，以反复发生的多发性脑叶出血最为多见。脑干很少受累。血肿可同时或相继发生于不同脑叶，较易破入蛛网膜下腔。

（2）痴呆 30%的CAA患者表现为痴呆。

（3）其他 可出现缺血性梗死或出血性梗死。

CT或MRI显示呈点、片或大块状的多灶性脑叶出血，可伴缺血病灶。MRI梯度回波发现陈旧的点状出血灶可能提示CAA。脑活检可见动脉壁内淀粉样物质广泛沉积。

根据老年患者、无高血压病史、CT或MRI证实的复发性、多灶性脑叶出血，排除其他原因后，可临床拟诊CAA。神经病理学检查是诊断CAA最可靠的方法，在临床实施困难。治疗与其他原因脑出血的内科治疗大体相似。继发癫痫患者应予以抗癫痫治疗。恢复期避免应用抗凝血药，慎用抗血小板类药物。

第八节 颅内静脉窦及脑静脉血栓形成

颅内静脉窦及脑静脉血栓形成是一组由于多种病因导致的脑静脉系统血管病，统称脑静脉系统血栓形成（cerebral venous thrombosis，CVT）。任何年龄均可发病，但多见于老年人和产褥期妇女。其病因、病变部位不同，临床症状各异。

一、病因与发病机制

病因绝大部分归结于血凝异常，主要包括以下几个方面：①血液高凝状态妊娠和产褥期；②遗传性凝血机制异常；③继发于血流动力学异常；④继发于全身疾病；⑤药物引起；⑥继发于感染或肿瘤等。

二、临床表现

共同的常见临床表现包括颅内高压症状、卒中症状以及脑病的症状。头痛是颅内压增高症状最常见的临床表现，有时是唯一的表现。头痛严重而持续，呕吐多为喷射性，可见视乳头水肿。卒中症状包括出血性或缺血性静脉梗死的症状，以多发性小出血多见。脑病样症状虽然少见，但最为严重，临床表现有癫痫、精神异常、意识混乱、意识模糊、甚至昏迷等。

1. 上矢状窦血栓形成 是非感染性静脉窦血栓形成的最常见部位。上矢状窦血栓最常见于脱水和衰弱的婴儿，也见于创伤、肿瘤、口服避孕药、妊娠、血液病和免疫系统疾病等，有时原因不明。感染性上矢状窦血栓较横窦、乙状窦和海绵窦血栓少见。一般症状包括：急性或亚急性起病，全身衰弱，发热、头痛、视乳头水肿等。局灶体征：婴幼儿可见颅缝分离、囟门隆起、额浅静脉怒张迂曲。有时可并发颅内出血、癫痫、偏瘫、失语、偏盲等。有时无局灶体征，颅内高压为唯一的症状。老年患者症状轻微，仅有头痛、头晕等。

2. 海绵窦血栓形成 多见于眶部、鼻部及上面部化脓性感染或全身性感染，非感染性的海绵窦血栓罕见。多从一侧起病，迅速扩散至对侧海绵窦。常急骤起病，脓毒血症、发热等全身中毒症状，眼球疼痛和眼眶部压痛。主要表现为脑神经受损和眼静脉回流受阻征象。多有脑神经受损，出现眼睑下垂、眼球运动受限或固定、复视、瞳孔扩大、对光反应消失、角膜反射消失等。眼静脉回流受阻可出现眼睑、眶周、球结膜水肿，眼球突出等。眼底可见视乳头水肿及出血。视力通常不受累，有时呈中等度下降。可并发脑膜炎或脑脓肿，垂体受累发生脓肿和坏死，引起水盐代谢紊乱。

3. 横窦和乙状窦血栓形成　常由化脓性乳突炎或中耳炎引起。主要的症状包括：①化脓性中耳炎的感染和中毒症状：耳后乳突红肿热痛、发热、寒战及外周血白细胞增高，头皮及乳突周围静脉怒张；②脑神经受累症状：颅内高压或局部感染扩散到局部的岩骨致第Ⅵ对脑神经麻痹，可出现复视；第Ⅸ、第Ⅹ、第Ⅺ对脑神经可因扩张的颈静脉压迫，而出现颈静脉孔综合征（吞咽困难、饮水呛咳、声音嘶哑及同侧胸锁乳突肌和斜方肌无力萎缩）；③颅内高压症状：头痛、呕吐、视乳头水肿等，严重者出现昏迷和癫痫发作。腰穿时压颈试验患侧压力不升，健侧压力迅速升高，CSF 细胞数和蛋白增高。

4. 直窦血栓形成　多与海绵窦、上矢状窦、横窦和乙状窦血栓同时发生，单独发生者少见，病情较重。可因急剧的颅内高压，出现昏迷、抽搐和去大脑强直发作。如累及到大脑大静脉时，会造成明显的脑静脉回流障碍，脑内可发生大量出血甚至破入脑室。

5. 大脑大静脉血栓形成　大脑深静脉引流脑深部的白质、基底核和间脑的静脉。大脑大静脉接受大脑深静脉回流。多累及间脑和基底核等脑深部结构。早期可出现颅内压增高，精神症状，病情严重时出现昏迷、高热、痫性发作、去大脑强直等。存活患者可遗留手足徐动症、舞蹈症等。

三、辅助检查

DSA 是诊断 CVT 的金标准，表现为病变的静脉窦在静脉时相不显影。

脑脊液检查早期主要是压力增高，细胞数和生化指标常在正常范围，中后期脑脊液蛋白常轻中度增高。伴有出血者，脑脊液可见红细胞，蛋白可以明显升高。化脓性血栓形成可见中性粒细胞数增多。

四、诊断与鉴别诊断

主要根据典型的病史、高颅压症状，以及 MRI 发现额叶水肿等。颅内静脉血管造影可以明确诊断。本病需要与良性颅内压增高、中枢神经系统感染、颅内肿瘤以及脑出血等相鉴别。

五、治疗

治疗的原则包括针对基础病因的治疗、静脉血栓本身的治疗及对症治疗等。

1. 病因治疗　是 CVT 的根本治疗之一。

2. 抗血栓治疗　①抗凝治疗：越早越好，即使有小量颅内出血或产后 1 个月也可酌情使用，可以明显降低死亡率和改善患者的预后。可选用低分子肝素或华法林。②溶栓治疗：用尿激酶和 rt-PA 静脉溶栓治疗，作为抗凝治疗后仍继续恶化的第二选择。③介入治疗：随着导管技术的开展，出现了局部静脉内导管机械性溶栓治疗和血管成形术等。

3. 对症治疗　降颅压、抗癫痫等对症治疗。

六、预后

总体预后较好，一半以上的患者能够痊愈，极少数有病情复发。

第九节　遗传性脑血管病

已报道多个单基因致病的遗传性脑血管病，包括 CADASIL、CARASIL、Fabry 病等。

一、伴有皮质下梗死和白质脑病的常染色体显性遗传性脑动脉病

伴有皮质下梗死和白质脑病的常染色体显性遗传性脑动脉病（cerebral autosomal dominant

arteriopathy with subcortical infarcts and leukoencephalopathy，CADASIL）是一种中年发病的、非动脉硬化性、遗传性小动脉脑血管疾病。临床上以反复皮质下缺血性脑卒中发作、痴呆、假性球麻痹和偏头痛为特征，发病与 19 号染色体上 Notch 3 基因突变相关。

影像学 MRI 早期的白质病变特征性地见于颞极，称 O'Sullivan 征。

诊断要点：①患者有家族史。②中年发病，出现原因不明的、反复发作的缺血性卒中，进行性加重，早期出现有先兆的偏头痛发作，晚期出现痴呆。③CT 或 MRI 显示广泛的脑白质病变及多发的基底核区腔隙性梗死灶。④皮肤或周围血管活检发现颗粒状嗜锇物质，遗传学发现 Notch 3 基因的突变有助诊断。

主要是对症治疗，尚无有效的病因治疗。

二、伴有皮质下梗死和白质脑病的常染色体隐性遗传性脑动脉病

伴有皮质下梗死和白质脑病的常染色体隐性遗传性脑动脉病（cerebral autosomal recessive arteriopathy with subcortical infarcts and leukoencephalopathy，CARASIL）是一种以青年期早发的痴呆、卒中、腰痛、脱发为主要临床表现的隐性遗传性血管病，发病与 10 号染色体 HtrA 1 基因突变相关。

动脉硬化性病变不如 CADASIL，皮质下 U 型纤维保存，O'Sullivan 征少见。

诊断要点：①患者有家族史，无家族史不能排除。②青中年发病，反复出现缺血性卒中发作，进行性加重，伴强哭强笑、易激惹等性格改变，晚期出现痴呆。③CT 或 MRI 显示广泛的脑白质病变及多发的基底核区腔隙性梗死灶。④早期出现脱发及急性复发性腰痛，腰椎 MRI 显示脊柱僵直和椎间盘病变。⑤需经 HtrA 1 基因确诊。

主要是对症治疗，尚无有效的病因治疗。

三、Fabry 病

Fabry 病是一种 X 连锁不完全性显性遗传的溶酶体贮积病，致病基因位于 Xq22，为 GLA 基因。GLA 基因突变导致神经酰胺三己糖苷（Gb3）在全身器官的血管内皮细胞内聚集，造成多系统损害，男性临床表型重于女性。

临床表现：①脑卒中：早发卒中；②周围神经系统表现：2/3 患者儿童早期有神经疼痛，青春后期减轻为下肢远端的指端疼痛，多伴少汗或无汗；③其他系统表现：皮肤血管角质瘤（多分布于"坐浴"区）；肾功能受累合并蛋白尿，30 岁左右出现终末期肾衰竭；肥厚性心肌病、快速性心律失常等心脏受累表现；晶状体混浊、角膜沉积物等眼部受累。

诊断要点：①患者有 X 连锁遗传特点的家族史，无家族史不能排除。②青年期发作卒中，神经系统、心脏、肾脏、皮肤、眼和外周血管的多系统受累。③GLA 基因检测、α-半乳糖苷酶酶活性检测，血、尿 Gb3 检测可作为诊断依据。

使用外源性酶制剂替代疗法是目前治疗的主要手段，其他为针对各脏器受累情况的对症处理。

第十节　血管性认知障碍

★血管性认知障碍（vascular cognitive impairment，VCI）是指脑血管病危险因素（如高血压病、糖尿病和高脂血症等）、明显（如脑梗死和脑出血等）或不明显的脑血管病（如白质疏松和慢性脑缺血）引起的、从轻度认知障碍到痴呆的一大类综合征，涵盖了血管源性认知损害从轻到重的整个发病过程。

一、病因及发病机制

血管性认知障碍的病因主要有缺血性卒中、出血性卒中、白质疏松、慢性脑缺血、脑血管危险因素（高血压、糖尿病和高血脂等），一般认为其发病机制是脑组织病变涉及额叶、颞叶及边缘系统，或损害了足够容量的脑组织，导致记忆、注意、执行功能和语言等高级认知功能的受损。按病因分为 5 大类：危险因素相关性、缺血性、出血性、其他脑血管病性、脑血管病合并 AD。

二、临床表现

根据起病方式不同，血管性认知障碍分为：急性或突然起病（如多发梗死性、关键部位梗死性或颅内出血引起的认知障碍）和慢性或隐袭起病（如脑小血管引起的认知障碍）。根据认知损害程度的不同，又可分为未到达痴呆的血管性认知障碍和血管性痴呆。

1. 未到达痴呆的血管性认知障碍　表现为认知功能轻度受损，但未达到痴呆的诊断标准，可以突然起病也可隐袭起病，出现记忆力下降、抽象思维、判断力损害、个性改变，但损害程度不大，日常生活仍基本正常。

2. 血管性痴呆　老年发病多见，常有脑卒中病史，病情呈阶梯式进展，认知功能损害明显且达到痴呆的诊断标准，伴有局灶性神经系统受损的症状体征。血管性痴呆患者的认知障碍表现为执行功能受损严重，如制订目标、计划性、主动性、组织性、抽象思维和解决冲突的能力下降，计算力和记忆力减低，可有精神症状（如表情淡漠、少语、焦虑、抑郁或欣快）。血管性痴呆根据病灶特点及病理机制可分为多种类型。

（1）多发梗死性痴呆　为多发性脑梗死累及大脑皮质或皮质下区域所引起的痴呆综合征，为血管性痴呆最常见类型。常有反复多次突然起病的脑卒中，认知功能障碍呈现阶梯式加重，可伴有局灶性神经功能缺损症状及体征。

（2）关键部位梗死性痴呆　由重要皮质、皮质下功能区域的数个小面积梗死灶，甚至是单个梗死灶所引起的痴呆。①大脑后动脉梗死累及颞叶下内侧、枕叶、丘脑，表现为遗忘、视觉障碍，左侧病变有经皮质感觉性失语，右侧病变空间失定向。②大脑前动脉累及额叶内侧部，表现为淡漠和执行功能障碍。③大脑前、中、后动脉深穿支病变累及丘脑和基底核而出现痴呆。丘脑性痴呆的认知功能障碍表现为注意力、始动性、执行功能和记忆受损。内囊膝部受累的认知功能障碍表现为认知功能突然改变、注意力波动、出现精神症状、注意力缺乏、意志力丧失、执行功能障碍等。

（3）分水岭梗死性痴呆　由大脑前、中、后动脉供血区交界区域的长期低灌注，严重缺血形成分水岭区域脑梗死导致的认知功能受损，常常表现为经皮质性失语、记忆减退、失用症和视空间功能障碍等。

（4）出血性痴呆　由脑实质内出血、蛛网膜下腔出血后引起的痴呆，其中丘脑出血导致的认知功能障碍和痴呆较为常见，硬膜下血肿也可导致痴呆，常见老年人，部分患者表现为缓慢出现认知功能障碍。

（5）皮质下动脉硬化性脑病　隐袭起病，病程呈进行性，常伴有明显的假性球麻痹、步态失稳、尿失禁和锥体束受损体征等，局灶性神经功能缺损可反复发作。

（6）伴有皮质下梗死和白质脑病的常染色体显性遗传性脑动脉病（CADASIL）　为遗传性疾病，认知功能障碍隐匿起病，进行性加重，常伴有精神症状（如人格改变、抑郁），在晚期发展为血管性痴呆。

三、辅助检查

实验室检查寻找血管性认知障碍的危险因素及排除其他导致认知障碍的原因；神经影像学

检查寻找支持血管性认知障碍的脑组织病变证据；神经心理检查主要有助于与阿尔茨海默病进行鉴别。

四、诊断及鉴别诊断

1. 诊断

诊断血管性认知障碍需具备以下 3 个核心要素：

（1）认知损害　主诉或知情者报告有认知损害，而且客观检查也存在认知损害的证据；或（和）客观检查证实认知功能有所减退。

（2）血管因素　包括血管危险因素、卒中病史、神经系统局灶体征、影像学显示的脑血管病证据，以上各项不一定同时具备。

（3）认知障碍与血管因素有因果关系　通过询问病史、体格检查、实验室和影像学检查确定认知障碍与血管因素有因果关系，并能除外其他导致认知障碍的原因。

在具备上述 3 个核心要素后，根据血管性认知障碍的程度进行进一步的诊断：①未达到痴呆的血管性认知障碍：日常能力基本正常，复杂的工具性日常能力可以有轻微损害，不符合痴呆的诊断标准；②血管性痴呆：认知功能损害明显，影响日常生活能力、职业或社交能力，符合痴呆诊断标准。

2. 鉴别诊断

（1）阿尔茨海默病　起病隐匿，病程长，病情进展缓慢，记忆等认知功能障碍突出，局灶性神经系统定位体征少见，头颅影像学检查可见显著的脑皮质萎缩，Hachinski 缺血量表≤4 分。

（2）Pick 病　多见于 50～60 岁起病，人格改变和社会行为障碍、语言功能受损发病早期即出现，记忆等认知障碍出现相对较晚，神经影像学检查可见额叶和（或）颞叶明显萎缩。

（3）路易体痴呆　具备波动性的认知障碍、反复生动的视幻觉、锥体外系症状三大核心症状，病程缓慢进展，晚期发展为全面痴呆，影像学检查无特征性改变。

（4）帕金森病痴呆　早期出现静止性震颤、肌强直、运动迟缓等锥体外系症状，晚期出现以注意力、计算力、视空间、记忆力等受损为主的认知损害。影像学检查上无梗死、出血及白质病变等。

五、治疗

治疗包括病因治疗、改善认知治疗和对症治疗。病因治疗主要为预防和治疗脑血管病及其危险因素，是血管性认知障碍治疗的根本方法。

同步练习

1. 颈内动脉系统和椎-基底动脉系统 TIA 的主要临床表现有何不同？
2. 脑血栓形成急性期的治疗方法有哪些？静脉溶栓的适应证是什么？
3. 腔隙性脑梗死最常见的 5 种临床类型是什么？有哪些表现？
4. 脑出血的治疗原则是什么？
5. 蛛网膜下腔出血的并发症有哪些？如何防治？
6. 脑血管病有哪些可控危险因素？如何预防？
7. 简述血管性认知障碍的定义及病因分类。
8. 简述脑血管疾病的分类。

参考答案

1.答：颈内动脉系统 TIA 主要表现与受累血管分布有关：①大脑中动脉 TIA 可出现对侧肢体单瘫、偏瘫、面瘫、舌瘫、偏身感觉障碍、同向偏盲，还可出现失语、失用、空间定向障碍；②大脑前动脉 TIA 主要表现人格及情感障碍、对侧下肢无力；③颈内动脉主干 TIA 可出现眼动脉交叉瘫（病侧单眼一过性黑矇、对侧偏瘫）和 Horner 交叉瘫（病侧 Horner 征、对侧偏瘫）。

椎-基底动脉系统 TIA：主要变现为眩晕、平衡障碍、眼球运动障碍和复视，也可出现脑干缺血综合征（面部感觉异常、对侧肢体瘫痪及感觉障碍），少数伴有耳鸣（内听动脉缺血）。

2.答：脑血栓形成急性期的治疗原则为超早期治疗、个体化治疗及整体化治疗。一般性治疗主要包括吸氧、调控血压血糖、维持水电解质平衡、减轻脑水肿、预防感染、预防上消化道出血、防止心脏受损等对症治疗，而针对性的特殊治疗包括静脉溶栓、动脉溶栓、抗血小板聚集治疗、抗凝治疗、脑保护治疗、血管内治疗、康复治疗及外科治疗。

rt-PA 静脉溶栓的适应证：①有急性脑梗死导致的神经功能缺损的症状；②症状出现 <3h；③年龄 ≥18 岁；④患者或家属签署知情同意书。

尿激酶静脉溶栓的适应证：①有急性脑梗死导致的神经功能缺损的症状；②症状出现 <6h；③年龄 18~80 岁；④患者或家属签署知情同意书。

3.答：①纯运动性轻偏瘫（PMH）：表现为对侧面部及肢体的轻偏瘫，不伴感觉障碍、视觉障碍及皮质功能障碍等，为腔隙性梗死最常见的类型；②纯感觉性卒中（PSS）：主要表现为对侧偏身感觉缺失，常伴有感觉异常，病变位于丘脑腹后外侧核；③共济失调性轻偏瘫：表现为对侧轻偏瘫伴小脑性共济失调，病变位于脑桥基底部、内囊或皮质下白质；④构音障碍-手笨拙综合征（DCHS）：特点为构音障碍、吞咽困难、病变对侧中枢性面舌瘫、面瘫侧手无力及精细动作笨拙（书写时易发现），指鼻试验不准，轻度平衡障碍。病变位于脑桥基底部、内囊前肢及膝部；⑤感觉运动性卒中（SMS）：首先以偏身感觉障碍起病，然后出现轻度偏瘫，病灶位于丘脑腹后核及内囊后肢。

4.答：脑出血的治疗原则为安静卧床、脱水降颅压、调控血压、预防再次出血、防治并发症，以

挽救生命、降低死亡率、残疾率及减少复发。

5.答：常见并发症：再出血、脑血管痉挛、急性或亚急性脑积水、痫性发作、低钠血症等。

预防再出血：绝对卧床休息 4~6 周，调控血压，应用抗纤溶药（6-氨基己酸、氨甲苯酸、巴曲酶）抑制纤溶酶形成，推迟血块溶解以防止再出血发生，动脉瘤性蛛网膜下腔出血可通过早期手术夹闭动脉瘤或介入栓塞治疗。

预防脑血管痉挛：主要应用钙通道拮抗药（如尼莫地平）进行预防。症状性脑血管痉挛可予脑血管成形术和（或）选择性动脉内血管扩张器治疗。

脑积水的预防：对于蛛网膜下腔出血后脑室积血扩张或形成铸型出现急性脑积水、经内科保守治疗病情不能控制，伴有意识障碍，或不能耐受开颅手术者可考虑使用放脑脊液疗法，可促进血液吸收、缓解头痛、减少血管痉挛。

癫痫的防治：可在 SAH 出血后早期，预防性应用抗惊厥药物。

低钠血症的预防：避免大剂量低张液体和过度使用利尿药。

6.答：可控危险因素有：高血压、吸烟、糖尿病、心房纤颤、其他心脏病、血脂异常、无症状性颈动脉狭窄、镰状细胞贫血、绝经后雌激素替代治疗、膳食和营养、运动和锻炼、肥胖、饮酒过量；以及代谢综合征、酗酒、口服避孕药、药物滥用、睡眠呼吸障碍病、偏头痛、高同型半胱氨酸血症、高脂蛋白血症、高脂蛋白相关的磷脂酶 A2 升高、高凝、炎症、感染、血流动力学异常、血黏度增高、纤维蛋白原升高及血小板聚集功能亢进等。

主要预防措施包括：①高血压：普通高血压应控制在 140/90mmHg 以下，对高血压合并糖尿病或肾病者，血压一般应控制在 130/80mmHg 以下。老年人（年龄 >65 岁）收缩压一般应降至 150mmHg 以下。②吸烟：吸烟者应戒烟。③高脂血症：对无心血管事件，但血总胆固醇升高或高脂血症伴有非高密度脂蛋白升高者，应积极降脂治疗；血脂正常，但已发生心血管事件或高危的高血压患者、糖尿病患者，应用他汀类药物及改变生活方式治疗。④糖尿病：理想水平为空腹血糖应小于 7mmol/L，可根据情况，通过饮食控制、服用降糖药或使用胰岛素控制血糖。⑤心房纤颤：合并有高血压和左心功能

不全等卒中危险因素时，应使用华法林抗凝治疗；对于无其他卒中危险因素、年龄不足 65 岁者，建议使用阿司匹林口服治疗；无其他卒中危险因素、年龄超过 75 岁的患者，仍建议华法林抗凝治疗。⑥其他：对于有心肌梗死、颈动脉狭窄、酗酒、高同型半胱氨酸血症、肥胖等脑血管病危险因素者，应采取相应措施，进行干预和处理。⑦运动和锻炼。⑧膳食和营养：均衡膳食。

7. 答：血管性认知障碍是指脑血管病危险因素（如高血压病、糖尿病和高脂血症等）、明显（如脑梗死和脑出血等）或不明显的脑血管病（如白质疏松和慢性脑缺血）引起的、从轻度认知障碍到痴呆的一大类综合征，涵盖了血管源性认知损害从轻到重的整个发病过程。

按病因分为 5 大类：危险因素相关性、缺血性、出血性、其他脑血管病性、脑血管病合并 AD。

8. 答：脑血管疾病分为 13 大类：缺血性脑血管病、出血性脑血管病、头颈部动脉粥样硬化、狭窄或闭塞（未发生梗死）、高血压脑病、颅内动脉瘤、颅内血管畸形、脑血管炎、其他脑血管疾病、颅内静脉系统血栓形成、无急性局灶性神经功能缺损症状的脑血管病、脑卒中后遗症、血管性认知障碍、脑卒中后情感障碍。

（钟善全）

第十章 脑血管病的介入诊疗

内容精讲

介入诊疗的基本原理：在 X 线透视监视下，经人体血管的自然通道，在导引器械的帮助下，递送造影剂或特殊材料进入中枢神经系统血管病变区域内，以达到诊断/治疗目的。介入诊疗具有微创、高效优点，是脑血管病防治的重要手段。

第一节 脑血管病的介入诊断

一、全脑血管造影术

数字减影血管造影（DSA），可以全面、精确、动态地显示脑血管的结构和相关病变，是诊断脑血管病的"金标准"，但其并发症的发生率约为 $0.1\% \sim 0.3\%$。

适应证：①脑血管病的诊断和疗效随访；②了解肿瘤的血供情况；③颈、面、眼部和颅骨、头皮及脊髓的血管性病变。

禁忌证：①对造影剂和麻醉剂严重过敏者；②严重出血倾向或出血性疾病者；③未能控制的严重高血压患者；④严重心、肝、肾、肺功能障碍者；⑤全身感染未控制或穿刺部位局部感染者；⑥患者一般情况极差，生命体征不稳定、休克或濒死状态。

操作方法及注意事项：①多经股动脉进行穿刺；②造影时常应用肝素预防血栓形成或栓子脱落；③造影前后应密切注意患者的肝肾功能，观察尿量，以防造影剂性肾脏损害的发生；④造影后，局部穿刺点压迫止血，该侧下肢制动。

第二节 脑血管病介入治疗术前评估及围手术期用药

一、术前评估

术前评估分三大部分。

1. 基础状况 从一般状况、心肺功能、肾功能、出血风险评估四方面进行评价。

2. 病变血管的评估

（1）评估方法 有超声检查（颈动脉彩色超声、TCD）、MRA、CTA、DSA、HRMRI、光学相干断层扫描、血管内超声等。

（2）狭窄程度的测量 以 DSA 为标准，颅内血管病变的狭窄率(%)＝(1－狭窄最重处血管直径/狭窄近端正常血管直径)×100％；颅外血管病变的狭窄率(％)＝(1－狭窄最重处血管直径/狭窄远端正常血管直径)×100％。

（3）病变的性质、形态及与周围血管的关系。

（4）手术路径的评估。

3. 脑血管储备力的评估

（1）侧支循环代偿的评估　①TCD、MRA、CTA（Tan 评分系统）、DSA（ASITN/SIR 法）等直接观察法；②阿尔伯塔脑卒中计划早期诊断评分（ASPECT）标准或 CT 灌注、MRI 灌注方法评估。

（2）CVR 及脑代谢储备的评估　临床应用较少。

二、围手术期用药

1. 抗血小板治疗　临床常用方案：①择期手术至少术前 3～5 天阿司匹林 100～300mg＋氯吡格雷 75mg；②急诊介入手术，口服负荷剂量阿司匹林 300mg＋氯吡格雷 300mg；③术后继续口服阿司匹林 300mg＋氯吡格雷 75mg 至少 3 个月，后改为阿司匹林/氯吡格雷单药治疗终生。

2. 抗凝治疗　缺血性脑血管病造影推荐一次性静脉推注肝素 2000U，支架、球囊扩张及动脉瘤填塞手术全程全身肝素化，急诊取栓一般不推荐肝素化，静脉窦血栓介入术后需抗凝。

3. 控制血压　术前、术中接近正常。术后可选用乌拉地尔控制血压，避免使用尼莫地平等扩张脑血管药。

4. 他汀类治疗　动脉粥样硬化血管狭窄，常规术前及术后终生应用他汀类药，一般推荐 LDL 为 1.8mmol/L。

5. 其他　常规肌内注射苯巴比妥镇静，维拉帕米或罂粟碱抗术中血管痉挛。

第三节　脑血管病介入诊疗设备及器材

一、血管造影机

血管造影机即数字减影血管造影（DSA）系统，包括 X 线发生和显像系统、机械系统、高压注射器、影像数据采集和存储系统、计算机系统。

二、介入器材

介入器材包括血管鞘、导丝、导管、附件等。

第四节　缺血性脑血管病的介入治疗

一、大动脉狭窄的介入治疗

（一）颈动脉狭窄与介入治疗

颈动脉狭窄：好发于颈总动脉分叉和颈内动脉起始段，<50％为轻度狭窄，50％～69％为中度狭窄，70％～99％为重度狭窄，99％～100％为极重度狭窄或次全闭塞。计算方法采取北美症状性颈动脉内膜切除实验（NASECT）的方法：狭窄程度(％)＝(1－最窄处管径/狭窄病变远端正常颈内动脉管径)×100％。临床表现分为：症状性和非症状性二类。治疗包括药物治疗、颈动脉内膜切除术（CEA）及颈动脉支架置入术（CAS）。CAS 和 CEA 在长期卒中预防方面无显著差别，CAS 更适用于外科手术高危者。CAS 常见并发症包括：蛛网膜下腔出血、脑内血肿、脑栓塞、穿支动脉闭塞、动脉夹层、支架内血栓形成、血管痉挛、支架后再狭窄。

CAS适应证：①症状性患者：6个月内有过病变血管责任供血区非致残性缺血性卒中或TIA，血管造影证实病变颈动脉狭窄超过50％，或无创性血管成像证实病变颈动脉狭窄超过70％；②无症状性患者：虽然没有神经系统定位症状，血管造影证实病变颈内动脉狭窄超过60％；或无创性血管成像证实病变颈动脉狭窄超过70％。

CAS禁忌证：①3个月内颅内出血；②3周内曾发生心肌梗死或大面积脑梗死；③伴有颅内动脉瘤或血管畸形等病变，不能提前处理或同时处理者；④胃肠道疾病伴有活动性出血者；⑤难以控制的高血压；⑥对肝素以及抗血小板类药物有禁忌证者；⑦对造影剂过敏者；⑧重要脏器如心、肺、肝和肾等严重功能不全；⑨动脉走行迂曲，导管、球囊、支架等器械到位困难者；⑩预期生存期不足2年者。

（二）颅内动脉狭窄与介入治疗

颅内动脉狭窄：病变多发生在中等管径的颅内动脉及其主要分支，可无临床表现，可表现前循环TIA或脑梗死症状。参照华法林-阿司匹林治疗症状性颅内动脉狭窄（WASID）计算法：狭窄程度（％）＝（1－狭窄最重处血管直径/狭窄近端正常血管直径）×100％。介入治疗包括颅内球囊成形术或支架置入术，但不作为首选，而是作为优化内科药物治疗失败的备选，适用于症状性颅内动脉粥样硬化性重度狭窄（70％～99％），规范药物治疗无效的患者。

（三）其他脑供血动脉狭窄与介入治疗

颅外段椎动脉狭窄：好发于椎动脉起始段，采用椎动脉支架试验（VAST）的方法，狭窄率（％）＝（1－椎动脉最窄处管径/狭窄病变远端正常椎动脉管径）×100％。首选药物治疗，手术包括椎动脉内膜切除术；因球囊血管成形术后容易因弹性回缩而导致再狭窄，故介入治疗多采用支架置入术，但术后再狭窄及支架断裂发生率较颈动脉支架更高。

锁骨下动脉狭窄：多无症状，少数发生锁骨下动脉盗血综合征，介入治疗主要指锁骨下动脉支架置入术。

二、急性脑梗死的介入治疗

常用的介入治疗方法包括动脉溶栓和机械取栓。禁忌证：①活动性出血或已知有出血倾向者；②CT或MRI显示大面积脑梗死（梗死体积超过1/3）；③血小板计数低于$100×10^9$/L；④严重心、肝、肾功能不全或严重糖尿病患者；⑤近2周内进行过大型外科手术；⑥近3周内有胃肠或泌尿系统出血；⑦血糖＜2.7mmol/L或＞22.2mmol/L；⑧药物无法控制的严重高血压；⑨预期生存期＜90天；⑩妊娠。

动脉溶栓：是指在DSA的监视下，通过血管内介入技术，将溶栓药物经微导管直接注入责任血管闭塞处，以达到血管再通的目的。与静脉溶栓相比，这种方法能提高血栓部位的溶栓药物浓度，增大溶栓药物与血栓的接触面，并且能实时控制给药并评价循环情况，从而在减少溶栓药物用量的同时提高血管再通率。

机械取栓适应证：急性缺血性脑卒中，无创影像学检查证实为大动脉闭塞，静脉溶栓效果不佳的患者；目前认为，前循环大动脉闭塞发病时间在6h以内，后循环大动脉闭塞发病时间在24h内可采取机械取栓。

第五节　出血性脑血管病的介入治疗

一、脑动脉瘤的介入治疗

颅内动脉瘤80％～90％位于前循环，10％～20％位于后循环；根据动脉瘤大小分为小型

（直径＜5mm）、中型（5～10mm）、大型（11～25mm）和巨大（＞25mm）动脉瘤。治疗主要包括显微手术夹闭和介入治疗；其中介入治疗以颅内动脉瘤弹簧圈栓塞术为首选。在单纯弹簧圈栓塞技术的基础上，根据动脉瘤大小、部位、瘤颈宽度等不同又发展出球囊辅助栓塞、支架辅助栓塞、弹簧圈联合液体栓塞剂栓塞等技术。近年来应用血流导向装置（如密网支架等）治疗内大型宽颈动脉瘤取得了满意的效果，但长期疗效仍需进一步观察。

二、脑血管畸形的介入治疗

脑血管畸形是指脑管的先天性非肿性发育异常，包括动静脉畸形（最常见）、海绵状血管瘤、毛细血管扩张症和静脉畸形。治疗包括显微手术切除、介入治疗、放射治疗及联合治疗。

第六节　静脉性脑血管病的介入治疗

一、静脉窦血栓的介入治疗

1. 溶栓治疗术

（1）经导管接触性静脉溶栓术　适用于经足量抗凝治疗无效，且无颅内严重出血、病程＜1周的不伴静脉窦狭窄的重症患者。

（2）经导管动脉溶栓术　适用于脑部深静脉、脑皮质静脉血栓及静脉窦溶栓不能接触到的颅内静脉窦血栓患者；而且必须建立在静脉部分开通的基础上，是对静脉途径溶栓的有效补充。

2. 经导管机械碎栓或取栓术　对抗凝治疗开始后症状持续加重或经溶栓治疗出现新发症状性出血或入院时有意识障碍或严重颅内出血的急性及亚急性 CVST 患者，在有神经介入条件的医院，可作为一种选择性的治疗。但安全性和有效性尚需大样本进一步研究证实。

3. 球囊扩张及支架置入术　对慢性静脉窦血栓、经过正规药物治疗＞6 个月，而症状无改善，影像学检查发现有静脉窦局部狭窄的患者，若逆行静脉造影测得狭窄两端的压力差＞10～12mmHg 可考虑，但长期疗效及安全性仍需进一步评估。

二、静脉窦狭窄的介入治疗

90％的特发性颅内高压综合征患者合并有静脉窦狭窄，可以选择静脉窦球囊扩张及支架置入术。

第七节　脑血管病介入诊疗并发症及其处理

并发症包括围手术期（术后 30 天内发生的神经功能缺失症状和其他血管病）及远期并发症（手术 30 天后和手术有直接联系，导致神经功能缺失症状的并发症，主要为手术血管的再狭窄）。

一、围手术期并发症及其防治措施

1. 造影剂相关并发症　速发和迟发造影剂过敏（对高危患者，可预防性用抗组胺类药物及皮质类固醇激素，一旦确诊过敏性休克，尽快首选肾上腺素 0.3～0.5mg/次肌内注射或静脉注射）；造影剂肾病（使用造影剂后 72h 内血肌酐增加 25％或 0.5mg/dl，排除其他原因，发生率 5％～14％，尽可能选低渗或等渗造影剂并限制用量）；造影剂脑病（以皮质盲伴意识模糊最常见，发生率 0.3％～2.9％，主要补液及对症处理，可应用类固醇激素）；其他（如碘源性涎腺炎、血管源性水肿）。

2. 与操作相关的并发症　穿刺部位及邻近组织损伤（包括穿刺局部血肿、动脉夹层、假性动脉瘤、动静脉瘘及后腹膜血肿，以局部血肿最多见，规范穿刺，适度加压包扎）；脑缺血事件发作（包括 TIA 及急性脑梗死，发生率 3%～15%）；血管迷走反射；脑过度灌注综合征（发生率 1.2%，其中 0.3%～1.8% 发生脑出血，死亡率高，术后可用乌拉地尔、拉贝地尔等适度控制血压，主要对症处理）；颅内出血（最主要的致死原因，包括脑出血及蛛网膜下腔出血）。

二、远期再狭窄及其防治策略

再狭窄是指支架术后血管内膜增生出现大于 50% 的支架再狭窄，术中可适度预扩。药物涂层支架或生物可降解支架有望用于再狭窄。

同步练习

1. DSA 的适应证和禁忌证有哪些？
2. 全脑血管造影应包括哪些血管？
3. 脑血管介入治疗术前评估包括哪些方面？为何要对病变部位进行详细评估？
4. 阐述脑血管介入治疗术前术后的抗血小板治疗。
5. 颈动脉狭窄、颅内动脉狭窄、颅外段椎动脉狭窄各自采用哪种测量方法？各自计算方法如何？
6. 颈动脉支架置入术手术的适应证和禁忌证有哪些？
7. 常见颈动脉支架置入术围手术期并发症有哪些？
8. 急性脑梗死机械取栓适应证有哪些？
9. 何为动脉溶栓？与静脉溶栓相比有何获益？
10. 目前常用的脑动脉瘤介入治疗技术有哪几种？
11. 简述脑血管畸形的定义及分类。
12. 简述静脉窦血栓的介入治疗方法及适应证。

参考答案

1. 答：适应证：①脑血管病的诊断和疗效随访；②了解肿瘤的血供情况；③颈、面、眼部和颅骨、头皮及脊髓的血管性病变。

禁忌证：①对造影剂和麻醉剂严重过敏者；②严重出血倾向或出血性疾病者；③未能控制的严重高血压患者；④严重心、肝、肾、肺功能障碍者；⑤全身感染未控制或穿刺部位局部感染者；⑥患者一般情况极差，生命体征不稳定、休克或濒死状态。

2. 答：全脑血管造影应包括双侧颈动脉颅外段、双侧颈动脉颅内段、双侧锁骨下动脉及双侧椎动脉内段。

3. 答：术前评估分三大部分：①基础状况：从一般状况、心肺功能、肾功能、出血风险评估四方面进行评价；②病变血管的评估：狭窄程度的测量、病变的性质、形态及与周围血管的关系，手术路径的评估；③脑血管储备力的评估：侧支循环代偿的评估、CVR 及脑代谢储备的评估。

介入诊疗已经成为脑血管病不可或缺的检查和治疗手段，如果术前评估不全面，有可能给患者带来灾难性伤害。

4. 答：临床常用方案：①择期手术至少术前 3～5 天阿司匹林 100～300mg＋氯吡格雷 75mg；②急诊介入手术，口服负荷剂量阿司匹林 300mg＋氯吡格雷 300mg；③术后继续口服阿司匹林 300mg＋氯吡格雷 75mg 至少 3 个月，后改为阿司匹林/氯吡格雷单药治疗终生。

5. 答：①颈动脉狭窄：北美症状性颈动脉内膜切除实验（NASECT）所采取的计算方法，计算公式：狭窄程度(%)=(1−最窄处管径/狭窄病变远端正常颈内动脉管径)×100%。②颅内动脉狭窄：参照华法林-阿司匹林治疗症状性颅内动脉狭窄（WASID）计算法，计算公式：狭窄程度(%)=(1−狭窄最重处血管直径/狭窄近端正常血管直径)×100%。③颅外段椎动脉狭窄：采用椎动脉支架试验（VAST）的方法，狭窄率(%)=(1−椎动脉最窄处管径/狭窄病变远端正常椎动脉管径)×100%。

6.答：适应证：①症状性患者：6个月内有过病变血管责任供血区非致残性缺血性卒中或 TIA，血管造影证实病变颈动脉狭窄超过 50%，或无创性血管成像证实病变颈动脉狭窄超过 70%；②无症状性患者：虽然没有神经系统定位症状，血管造影证实病变颈内动脉狭窄超过 60%；或无创性血管成像证实病变颈动脉狭窄超过 70%。

禁忌证：①3 个月内颅内出血；②3 周内曾发生心肌梗死或大面积脑梗死；③伴有颅内动脉瘤或血管畸形等病变，不能提前处理或同时处理者；④胃肠道疾病伴有活动性出血者；⑤难以控制的高血压；⑥对肝素以及抗血小板类药物有禁忌证者；⑦对造影剂过敏者；⑧重要脏器如心、肺、肝和肾等严重功能不全；⑨动脉走行迂曲，导管、球囊、支架等器械到位困难者；⑩预期生存期不足 2 年者。

7.答：常见并发症包括：蛛网膜下腔出血、脑内血肿、脑栓塞、穿支动脉闭塞、动脉夹层、支架内血栓形成、血管痉挛、支架后再狭窄。

8.答：机械取栓适应证：急性缺血性脑卒中，无创影像学检查证实为大动脉闭塞，静脉溶栓效果不佳的患者；目前认为，前循环大动脉闭塞发病时间在 6h 以内，后循环大动脉闭塞发病时间在 24h 可采用机械取栓。

9.答：动脉溶栓是指在 DSA 的监视下，通过血管内介入技术，将溶栓药物经微导管直接注入责任血管闭塞处，以达到血管再通的目的。与静脉溶栓相比，这种方法能提高血栓部位的溶栓药物浓度，增大溶栓药物与血栓的接触面，并且能实时控制给药并评价循环情况，从而在减少溶栓药物用量的同时提高血管再通率。

10.答：颅内动脉瘤弹簧圈栓塞术是目前首选的介入治疗方式。在单纯弹簧圈栓塞技术的基础上，根据动脉瘤大小、部位、瘤颈宽度等不同又发展出球囊辅助栓塞、支架辅助栓塞、弹簧圈联合液体栓塞剂栓塞等技术。近年来应用血流导向装置（如密网支架等）治疗内大型宽颈动脉瘤取得了满意的效果，但长期疗效仍需进一步观察。

11.答：脑血管畸形是指脑管的先天性非肿性发育异常，包括动静脉畸形、海绵状血管瘤、毛细血管扩张症和静脉畸形，以动静脉畸形最为常见。

12.答：介入治疗方法主要有以下三种：①溶栓治疗术：a.经导管接触性静脉溶栓术：适用于经足量抗凝治疗无效，且无颅内严重出血、病程<1周的不伴静脉窦狭窄的重症患者；b.经导管动脉溶栓术：适用于脑部深静脉、脑皮质静脉血栓及静脉窦溶栓不能接触到的颅内静脉窦血栓患者；而且必须建立在静脉部分开通的基础上，是对静脉途径溶栓的有效补充。②经导管机械碎栓或取栓术：对抗凝治疗开始后症状持续加重或经溶栓治疗出现新发症状性出血或入院时有意识障碍或严重颅内出血的急性及亚急性 CVST 患者，在有神经介入条件的医院，可作为一种选择性的治疗。但其安全性及有效性尚需大样本进一步研究证实。③球囊扩张及支架置入术：对慢性静脉窦血栓、经过正规药物治疗>6个月，而症状无改善，影像学检查发现有静脉窦局部狭窄的患者，若逆行静脉造影测得狭窄两端的压力差>10~12mmHg 可考虑，但长期疗效及安全性仍需进一步评估。

（黄 樱）

第十一章 神经系统变性疾病

学习目的

1. 掌握 运动神经元病、阿尔茨海默病、额颞叶痴呆、路易体痴呆、多系统萎缩的临床表现、诊断。

2. 熟悉 运动神经元病、阿尔茨海默病、额颞叶痴呆、路易体痴呆、多系统萎缩的辅助检查、鉴别诊断及治疗。

3. 了解 运动神经元病、阿尔茨海默病、额颞叶痴呆、路易体痴呆、多系统萎缩的病因、发病机制、病理。

内容精讲

第一节 运动神经元病

运动神经元病（motor neuron disease，MND）是一系列累及上、下运动神经元的慢性进行性神经变性疾病。

一、病因和发病机制

多种假说：遗传机制、病毒感染、免疫因素、金属元素、营养障碍、兴奋性氨基酸等。

★二、临床分型与表现

1. 肌萎缩侧索硬化（amyotrophic lateral sclerosis，ALS） 最常见。上、下运动神经元均受累。上肢远端先笨拙无力，肌萎缩→前臂→上臂→肩胛带肌群→躯干→颈部→面肌、咽喉肌。常有肌束颤动。四肢瘫痪特点：双上肢肌萎缩、肌张力低，但腱反射亢进，Hoffmann 征阳性；双下肢痉挛性瘫痪，肌张力高，腱反射亢进，Babinski 征阳性。多于 3～5 年内死亡。

2. 进行性肌萎缩（progressive muscular atrophy，PMA） 下运动神经元受累。先单手或双手无力、肌萎缩→前臂→上臂→肩胛带肌群→全身肌萎缩、无力。可有肌束颤动。瘫痪特点：受累肌萎缩明显，肌张力低，腱反射减弱，病理反射阴性。进展稍慢。

3. 进行性延髓麻痹（progressive bulbar palsy，PBP） 少见。延髓受累。真性球麻痹，即声嘶、构音不清、饮水反呛、咀嚼无力，舌肌萎缩明显，咽反射消失。多于 1～2 年死亡。

4. 原发性侧索硬化（primary lateral sclerosis，PLS） 罕见。锥体束受累。中年以后发病，隐袭起病。缓慢加重，先双下肢，后双上肢，无肌束颤动。四肢肌张力高，腱反射亢进，病理征阳性。进展慢，存活时间长。

各型共同特点：无客观的感觉障碍，括约肌功能保持良好，神志清楚。所有的类型最后均演变为 ALS，死因为呼吸肌麻痹或肺部感染。

不典型 MND：少数，伴痴呆、锥体外系症状、感觉异常、括约肌功能障碍、眼外肌麻痹。

三、辅助检查

（1）肌电图 必行，诊断价值高。典型的神经源性损害。

（2）CT 和 MRI 检查　主要为排除其他疾病。可见脊髓变细。

（3）脑脊液检查　无特殊改变。

（4）血液检查　无特殊改变。

★四、诊断

中年（少数青年）以后隐匿起病，缓慢进行性加重，上、下运动神经元损害症状，无感觉障碍，肌电图为神经源性损害，影像学及脑脊液无异常。

五、鉴别诊断

1.颈椎病　可有颈肩臂疼痛，客观上常有感觉障碍，无球麻痹症状，颈椎 MRI 检查见椎间孔变窄，椎间盘膨出，脊髓受压、变性。胸锁乳突肌、斜方肌、胸椎椎旁肌肌电图检查正常。

2.颈段脊髓占位　MRI 显示椎管内占位病变。

3.延髓和脊髓空洞症　临床进展缓慢，常合并其他畸形。MRI 示空洞。

4.上肢周围神经病　一侧上肢麻木、肌肉萎缩、无力，符合周围神经的分布特点，肌电图检查显示某周围神经损害。

5.良性肌束颤动　正常人可有粗大肌束颤动，部位不固定，无肌无力、肌萎缩。

六、治疗

无特效治疗。病因治疗（利鲁唑）；对症治疗（鼻饲饮食，气管切开并机械通气，改善营养，防治肺部感染、压疮）；非药物治疗。

治疗方向：联合应用抗兴奋性氨基酸毒性、神经营养因子、抗氧化、抗自由基清除、抗细胞凋亡、新型钙通道阻滞剂、基因治疗、神经干细胞移植。

第二节　阿尔茨海默病

痴呆是由于脑功能障碍而产生的获得性、持续性智能障碍综合征，有以下精神活动领域中至少三项受损：语言、记忆、视空间技能、情感、人格和认知（概括、计算、判断等）。获得性这一规定是为了区别于先天性精神迟滞综合征。持续性这一规定是为了排除急性外伤、代谢障碍、中毒引起的意识错乱。

阿尔茨海默病（Alzheimer disease，AD）是老年期及老年前期以进行性认知功能障碍和行为损害为特征的中枢神经系统退行性病变，是老年期最常见的痴呆类型。根据国际疾病分类诊断标准第 10 次修订（ICD-10），AD 的诊断要点是：①存在痴呆。②隐匿起病，缓慢进展，通常难以指明起病的时间，但他人会突然觉察到疾病的存在。疾病进展过程中会出现明显的高台期。③无临床依据或特殊检查的结果能够提示精神障碍是由其他可引起痴呆的全身性疾病或脑的疾病所致（如甲状腺功能减退、高血钙、维生素 B_{12} 缺乏、神经梅毒、正常压力脑积水、硬膜下血肿）。④缺乏突然性、卒中样发作，在疾病早期无局灶性神经系统损害的体征，如轻瘫、感觉丧失、视野缺损或运动协调不良（但这些症状会在疾病晚期出现）。

一、流行病学

随年龄增长，AD 的发病率逐渐上升。其他危险因素有：低教育程度、膳食、吸烟、女性、高血糖、高胆固醇、高同型半胱氨酸等。

二、病因和发病机制

1.病因　①家庭性 AD：常染色体显性遗传。②散发性 AD：占 90% 以上。

2. 发病机制　主要学说：β淀粉样蛋白学说、tau蛋白学说。

三、病理

大体病理：脑体积缩小，脑沟变宽变深，脑回萎缩，特别是颞叶海马区萎缩。

组织病理：神经炎性斑，神经原纤维缠结，神经元缺失，胶质增生。

★四、临床表现

隐匿起病，持续进行性发展。

两大类症状：认知功能减退和精神症状。

两个阶段：痴呆前阶段（MCI）和痴呆阶段。

1. 痴呆前阶段　两个时期：①轻度认知功能障碍发生前期（pre-MCI）：无明显症状。②认知功能障碍期：记忆力轻度受损，其他认知也轻度受损，但达不到痴呆的程度。

2. 痴呆阶段

① 轻度：近事遗忘（常将日常所做的事和常用的一些物品遗忘）→远事遗忘、视空间障碍（迷路，不能准确临摹立体图）、心理障碍（焦虑、抑郁、疲乏、消极）、人格障碍（暴躁、易怒、自私、多疑、生活懒散、不爱清洁、不修边幅）。

② 中度：继续出现逻辑思维及综合分析能力减退，计算力下降，言语重复，原来的知识和技能明显衰退，失语、失认、失用，性格改变，明显人格改变（随地大小便）。

③ 重度：各症状加重，情感淡漠，生活不能自理，失语，卧床状态，逐渐丧失与外界接触能力，四肢强直或屈曲瘫痪，二便障碍。最后进入植物状态，因肺部感染、尿路感染、压疮、全身衰竭死亡。

五、辅助检查

（1）实验室检查　脑脊液检查显示 Aβ42 水平降低，tau 蛋白增高。

（2）脑电图　波幅降低，慢波增多。

（3）影像学　MRI 显示双侧颞叶、海马萎缩明显。SPECT 及 PET 显示颞叶、顶叶、额叶，尤其是双侧海马血流量及代谢低。PIB-PET 可见 Aβ 沉积。

（4）神经心理学检查。

（5）基因检查。

★六、痴呆阶段的诊断标准

1. 很可能的 AD 痴呆

（1）核心标准　①符合痴呆诊断标准；②起病隐袭，症状在数月至数年内逐渐出现；③有明确的认知损害病史；④表现为遗忘综合征（学习或近记忆下降，伴1个或1个以上其他认知域损害）或非遗忘综合征（语言、视空间或执行功能三者之一损害，伴1个或1个以上其他认知域损害）。

（2）排除标准　①伴有与认知障碍发生或恶化相关的卒中史，或存在多发、广泛的脑梗死，或存在严重的白质病变；②有路易体痴呆的核心症状；③有额颞叶痴呆的显著特征；④有原发进行性失语的显著特征；⑤有其他引起进行性记忆和认知功能损害的神经系统疾病，或非神经系统疾病，或药物滥用、过量证据。

（3）支持标准　①在以知情人提供和正规神经心理测验得到的信息为基础的评估中，发现进行性认知下降的证据；②找到致病基因（APPP、PSI 或 PS2）突变的证据。

2. 可能的 AD 痴呆　有以下任一情况时，即可诊断。

（1）非典型过程　符合很可能的 AD 痴呆诊断标准的第 1 条和第 4 条，但认知障碍突然发生或病史不详，或认知进行性下降的客观证据不足。

（2）满足 AD 痴呆的所有临床核心标准，但具有以下证据　①伴有与认知障碍发生或恶化相关的卒中史，或存在多发、广泛的脑梗死，或存在严重的白质变性；②有其他疾病引起的痴呆特征，或痴呆症状可用其他疾病和原因解释。

七、治疗

（1）生活护理。

（2）非药物治疗。

（3）药物治疗　胆碱能制剂（多奈哌齐、利斯的明、石杉碱甲）；NMDA 受体拮抗剂（美金刚，能调节谷氨酸活性）；抗抑郁药物；不典型抗精神病药物。

（4）支持治疗　AD 病程一般 5～10 年，患者常死于肺部感染、压疮、泌尿系统感染等并发症，应加强支持治疗和对症治疗。

第三节　额颞叶痴呆

额颞叶痴呆（frontotemporal dementia，FTD）是一组与额颞叶变性有关的非阿尔茨海默病痴呆综合征，其临床表现及病理学特征具有明显异质性。

一、病理

特征：额颞叶变性（FTLD）。

大体病理：双侧不对称性额颞叶萎缩。

组织学病理：萎缩脑叶神经元数目减少、变性、萎缩。胶质细胞弥漫性增生伴海绵状改变，异常蛋白质沉积。

★二、临床表现

发病年龄 45～70 岁，绝大多数在 65 岁之前发病，起病隐匿，进展缓慢。特征是显著的人格、行为改变、语言障碍，可合并帕金森综合征和运动神经元病症状。

1. 行为异常型 FTD（bvFTD）　最常见。人格改变（固执、易怒），情感改变（淡漠），行为异常（刻板、举止不当、冲动、易饥、饮食过度等），语言、判断、思考能力下降，缺乏自知力。早期记忆力及空间定向力尚好。

2. 原发性进行性失语（PPA）　包括 PNFA 和 SD 两型。进行性语言表达障碍或单词含义理解困难，视空间、记忆力障碍轻。

三、辅助检查

（1）影像学检查　CT 或 MRI 于早期可见特征性不对称性额叶和（或）颞叶萎缩。SPECT 表现为不对称性额颞叶血流减少。PET 显示不对称性额颞叶代谢减低。

（2）神经心理学检查。

★四、诊断标准

参见《神经病学》第 9 版教材第十一章表 11-3～表 11-5。

五、治疗及预后

无有效治疗方法。

预后差，病程 5～12 年，多死于肺部感染、压疮、泌尿系感染。

第四节　路易体痴呆

路易体痴呆（dementia with Lewy bodies，DLB）是主要表现为波动性认知障碍、帕金森综合征、视幻觉的一种神经变性疾病。

一、发病机制及病理

发病机制主要为 α-突触核蛋白基因突变和 Parkin 基因突变。病理提示路易体中的物质为 α-突触核蛋白和泛素。

★二、临床表现

发病年龄在 50 岁以上，有三个核心症状：

（1）波动性认知障碍　视空间障碍突出，易迷路；近事记忆早期受损轻；突发而短暂的认知障碍（持续数分钟、数小时、数天）。

（2）视幻觉　早期就有视幻觉。也可有听幻觉、嗅幻觉。

（3）帕金森综合征　运动迟缓、肌张力增高和静止性震颤，左旋多巴制剂无效。

三、辅助检查

（1）实验室检查　无特异改变。

（2）影像学检查　无特殊表现。

（3）神经心理学检查　主要是空间障碍，不能正确画钟，不会画立体图。

四、诊断标准

1. 诊断 DLB 必须具备的症状

（1）进行性认知功能下降，以致明显影响社会或职业功能。

（2）认知功能以注意、执行功能和视空间损害最明显。

（3）疾病早期可以没有记忆损害，随着病程发展，记忆损害越来越明显。

2. 三个核心症状　同时具备两个则为很可能 DLB，只具备一个则为可能 DLB。

（1）波动性认知功能障碍，患者的警觉性和注意变化明显。

（2）反复发作的详细成形的视幻觉。

（3）自发的帕金森综合征症状。

3. 提示症状　具备一个或一个以上的核心症状，同时具备一个或一个以上的提示症状，则为很可能的 DLB；无核心症状，但具备一个或一个以上的提示症状，则为可能的 DLB。

（1）REM 期睡眠障碍。

（2）对精神病类药物过度敏感。

（3）SPECT 或 PET 提示基底核多巴胺能活性降低。

五、治疗及预后

目前仅能对症处理。改善认知方面，胆碱酯酶抑制剂疗效较肯定。控制精神症状选用新型抗精神病药物相对安全。左旋多巴无效。

预后不良，病程 5～7 年。死因为营养不良、肺部感染、摔伤、压疮。

第五节 痴呆的鉴别诊断

一、血管性痴呆（vascular dementia，VD）

常突然或急性起病，数小时或数天达到高峰。多发性脑梗死性痴呆呈现波动性病程，即经过一段时间（数周或数月），痴呆程度缓解，随卒中发生痴呆程度进一步加重。皮质下小血管病性痴呆起病隐袭，进展缓慢。临床上常用 Hachinski 缺血评分量表来鉴别 AD 与 VD，评分≥7 分提示 VD，≤4 分提示 AD，5~6 分提示混合型痴呆。AD 与 VD 的区别见表 11-1。

★表 11-1　阿尔茨海默病与血管性痴呆的鉴别要点

鉴别要点	阿尔茨海默病	血管性痴呆
性别	女性多见	男性多见
病程	进展性，持续进行性发展	波动性病程
自觉症状	少	常见，头痛、眩晕、肢体麻木等
认知功能	全面性痴呆，人格崩溃	斑片状损害，人格相对保留
伴随症状	精神行为异常	局灶性神经系统症状体征
CT/MRI	脑萎缩	脑梗死或脑出血
PET/SPECT	颞顶叶对称性血流下降	局灶性、非对称性血流下降

二、额颞叶痴呆

早期记忆受损不明显，非认知行为障碍明显，如无自知力、人际交往失范、反社会行为、意志缺失等。额颞叶痴呆与阿尔茨海默病的区别见表 11-2。

表 11-2　额颞叶痴呆与阿尔茨海默病的鉴别要点

鉴别要点	额颞叶痴呆	阿尔茨海默病
自知力丧失	常见，早期出现	常见，疾病晚期才出现
摄食改变	食欲旺盛，酷爱碳水化合物类食物	厌食、体重减轻多见
刻板行为	常见	罕见
言语减少	常见	疾病晚期才出现
失抑制	常见	可有，程度轻
欣快	常见	罕见
情感淡漠	常见，严重	常见，不严重
自我忽视	常见	较少，疾病晚期出现
记忆损害	疾病晚期才出现	早期出现，严重
执行功能障碍	早期出现，进行性加重	大部分患者晚期才出现
视空间能力	相对保留	早期受累
计算能力	相对保留	早期受累

三、路易体痴呆

与 AD 相比，记忆功能相对保留，失认较轻，但运动及神经精神障碍更重，生活自理能力更差。

四、帕金森病痴呆

与路易体痴呆在临床与病理上有许多重叠，视幻觉及视空间障碍均突出。但帕金森病痴呆通常在运动症状 10 年甚或更长时间才出现，路易体痴呆的诊断中则有个"1 年原则"。

五、其他

1. 正常颅压型脑积水 为常见的可治性痴呆，起病隐袭，CT/MRI 临床表现为进行性智能下降、共济失调、尿失禁三联征，联合 CT、MRI、脑室脑池扫描还能确定脑积水的类型。

2. 感染、中毒、代谢性疾病 可隐袭起病、亚急性起病或急性起病，均有相关的临床表现、影像学改变、实验室检查及病理学特征。普通感染如单纯疱疹病毒性脑炎、特殊感染如梅毒、艾滋病等，根据其临床表现、脑脊液、血液及影像学方面的改变作出诊断。

3. 亨廷顿病 有家族史，最初表现为全身不自主运动、手足徐动。

4. 进行性核上性麻痹 主要特点为核上性眼肌麻痹、轴性肌强直、帕金森综合征、假性球麻痹。

第六节 多系统萎缩

多系统萎缩（multiple system atrophy，MSA）是一组成年期发病、散发性神经系统变性疾病，主要表现为不同程度的自主神经功能障碍、对左旋多巴反应不良的帕金森综合征、小脑性共济失调和锥体束征。

一、病理

神经胶质细胞内嗜酸性包涵体（其核心成分为 α-突触核蛋白）、神经元丢失、胶质细胞增生。

★二、临床表现

平均发病年龄 31～78 岁，50～60 岁多见，隐袭起病，缓慢进展，多先出现一个亚系统受损（如自主神经系统、锥体外系或小脑），随着病情进展，最终累及两个或多个系统。表现为：

（1）自主神经功能障碍 首发、常见，如排尿异常、性功能障碍、直立性低血压、瞳孔改变、呼吸障碍等。

（2）帕金森综合征 双侧对称型肌强直、运动迟缓和震颤，左旋多巴疗效差。

（3）小脑性共济失调 从下肢开始，进行性步态及肢体共济失调、构音障碍、眼球震颤等。

（4）其他。

目前将 MSA 分为两种临床类型：①MSA-P 型：突出表现帕金森综合征。②MSA-C 型：突出表现小脑性共济失调。

三、辅助检查

（1）立卧位血压 测立卧位血压和心率，站立 3min 内血压较卧位下降≥30/15mmHg（即直立性低血压），且心率无明显变化者为阳性。

（2）膀胱功能检测 尿动力学试验、B 超查残余尿。

（3）肛门括约肌肌电图 失神经改变。

（4）[123]I-间碘苄胍心肌显像 鉴别帕金森病与帕金森综合征。

（5）影像学检查 MRI 显示壳核、脑桥、小脑中脚和小脑萎缩，T_2 加权像见脑桥基底部"十字征"。

★四、诊断

成年缓慢起病（>30 岁）、散发、进行性加重、自主神经功能障碍、帕金森综合征、小脑性共济失调，应考虑多系统萎缩。临床诊断参照 2008 年 Gilman 诊断标准，脑组织病理学确诊（少突胶质细胞内 α-突触核蛋白、橄榄脑桥小脑萎缩、黑质纹状体变性）。

五、鉴别诊断

血管性帕金森综合征、进行性核上性麻痹、皮质基底节变性、路易体痴呆、遗传性或非遗传性小脑性共济失调。

六、治疗及预后

目前仅能对症处理；多数预后不良。

同步练习

1. 除运动系统表现外，不典型运动神经元病还可有何临床特点？
2. 简述阿尔茨海默病的诊断标准。
3. 简述额颞叶痴呆的临床特点及分型。
4. 简述路易体痴呆的临床表现。
5. 简述各型痴呆的鉴别诊断。
6. 简述多系统萎缩的分型。

参考答案

1. 答：还可出现痴呆、锥体外系症状、感觉异常和括约肌功能障碍，少部分患者还可出现眼外肌麻痹。

2. 答：根据国际疾病分类诊断标准第 10 次修订（ICD-10），阿尔茨海默病的诊断要点是：①存在痴呆。②隐匿起病，缓慢进展，通常难以指明起病的时间，但他人会突然觉察到疾病的存在。疾病进展过程中会出现明显的高台期。③无临床依据或特殊检查的结果能够提示精神障碍是由其他可引起痴呆的全身性疾病或脑的疾病所致（如甲状腺功能减退、高血钙、维生素 B_{12} 缺乏、神经梅毒、正常压力脑积水、硬膜下血肿）。④缺乏突然性、卒中样发作，在疾病早期无局灶性神经系统损害的体征，如轻瘫、感觉丧失、视野缺损或运动协调不良（但这些症状会在疾病晚期出现）。

3. 答：发病年龄在 45～70 岁，绝大部分在 65 岁前发病，起病隐匿，进展缓慢，以人格、行为改变、语言障碍为特征，可以合并帕金森综合征和运动神经元病症状。

分为两种临床类型：行为异常型、原发性进行性失语。

4. 答：发病年龄在 50 岁以上，有三个核心症状：波动性认知障碍、视幻觉、帕金森综合征。

5. 答：①阿尔茨海默病：首先出现近事遗忘，随病情进展逐渐出现远事遗忘、视空间障碍、人格障碍、逻辑思维分析能力下降、失语、失用、失认等。脑脊液检查显示 Aβ42 水平降低，tau 蛋白增高。MRI 显示双侧颞叶、海马萎缩明显。SPECT 及 PET 显示颞叶、顶叶、额叶，尤其是双侧海马血流量及代谢低。PIB-PET 可见 Aβ 沉积。

②血管性痴呆：常突然、急性起病，多发梗死性痴呆呈现波动性病程，常有头痛、头晕、有局灶性神经系统症状体征，人格相对保留，CT/MRI 见脑梗死或脑出血；皮质下小血管性痴呆起病隐匿，进展较缓慢。Hachinski 缺血评分量表，评分≥7 分提示血管性痴呆，≤4 分提示阿尔茨海默病，5～6 分提示混合型痴呆。

③额颞叶痴呆：绝大部分发病在老年前期，明显的人格、行为改变和语言障碍，多缺乏自知力，记忆障碍较轻，空间定向力保存较好。CT 或 MRI 于早期可见特征性不对称性额叶和（或）颞叶萎缩。SPECT 表现为不对称性额颞叶血流减少。PET 显示不对称性额颞叶代谢减低。

④路易体痴呆：认知障碍以注意、执行功能、视空间损害最明显，早期没有记忆损害，具有波动性认知功能障碍，反复发作详细成形的视幻觉，自

发的帕金森综合征症状。这类痴呆患者的生活自理能力更差。

⑤ 帕金森病痴呆：执行功能受损更重、视空间功能受损常见，痴呆通常在运动症状 10 年甚或更长时间才出现。

⑥ 正常颅压型脑积水：进行性智能障碍、共济失调步态、尿失禁三联征。结合 CT、MRI 检查可确诊。

⑦ 亨廷顿病：有家族史，最初表现为全身不自主运动、手足徐动。

⑧ 进行性核上性麻痹：主要特点为核上性眼肌麻痹、轴性肌强直、帕金森综合征、假性球麻痹。

⑨ 感染、中毒、代谢性疾病：均有相关的临床表现、影像学改变、实验室检查及病理学特征。

6.答：分为两种临床亚型：以帕金森综合征为突出表现的 MSA-P 型；以小脑性共济失调为突出表现的 MSA-C 型。

（赖燕蔚）

第十二章 中枢神经系统感染性疾病

📖 学习目的

1. 掌握 单纯疱疹病毒性脑炎、化脓性脑膜炎、结核性脑膜炎、新型隐球菌性、Creutzfeldt-Jakob 病、神经梅毒、脑囊虫病、艾滋病的临床表现、辅助检查、诊断及治疗。

2. 熟悉 单纯疱疹病毒性脑炎、化脓性脑膜炎、结核性脑膜炎、新型隐球菌性、Creutzfeldt-Jakob 病、神经梅毒、脑囊虫病、艾滋病的病因及发病机制、病理、鉴别诊断。

3. 了解 病毒性脑膜炎、进行性多灶性白质脑病、亚急性硬化性全脑炎、进行性风疹全脑炎、其他人类朊蛋白病、神经莱姆病、神经系统钩端螺旋体病、脑型血吸虫病、脑棘球蚴病、脑型肺吸虫病。

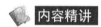 内容精讲

第一节 病毒感染性疾病

DNA 病毒：单纯疱疹病毒、水痘-带状疱疹病毒、巨细胞病毒；

RNA 病毒：脊髓灰质炎病毒、柯萨奇病毒。

一、单纯疱疹病毒性脑炎

（一）病理

大体病理：双侧大脑半球弥漫性水肿、软化、坏死、出血，颞叶、边缘系统、额叶眶面最明显。

重要的病理特征：脑实质出血性坏死。

最特征的病理改变：神经细胞及神经胶质细胞内见嗜酸性包涵体，包涵体内含有疱疹病毒颗粒及抗原。

★（二）临床表现

（1）前驱期有发热、头痛、肌痛、全身不适等。

（2）多急性起病。

（3）多见精神行为异常（可为唯一或首发症状）。

（4）1/3 的患者出现癫痫发作。

（5）还可有轻微意识和人格改变、记忆力减退、偏瘫、失语、共济失调、多动、脑膜刺激征等。

（6）进展快，重者因脑疝死亡。

（7）病程数日至 1～2 个月。

★（三）辅助检查

（1）外周血 白细胞轻度增多。

（2）脑电图检查 见颞、额区高波幅慢波或尖波、棘波。

（3）头 CT 见 50% 患者单或双侧颞、额叶低密度灶。

（4）头 MRI 见颞叶内侧、额叶眶面、岛叶皮质、扣带回局灶性水肿。

（5）脑脊液 淋巴细胞增多，糖和氯化物正常，蛋白轻至中度升高。

（6）脑脊液病原学检查 ①特异性 IgM、IgG 检测：滴度 1∶80 以上，病程中 2 次抗体滴度呈 4 倍以上增加；②PCR 检测 DNA 病毒颗粒。

（7）金标准 脑活检。

★ **（四）诊断**

临床诊断：①口唇或生殖道疱疹史，或本次发病有皮肤、黏膜疱疹；②起病急，病情重，有发热、咳嗽等上呼吸道感染的前驱症状；③明显精神行为异常、抽搐、意识障碍及早期出现的局灶性神经系统损害体征；④脑脊液淋巴细胞增多，糖和氯化物正常；⑤脑电图见以颞、额区损害为主的脑弥漫性异常；⑥头颅 CT 或 MRI 发现颞区局灶性出血性脑软化；⑦特异性抗病毒药物治疗有效支持诊断。

确诊还需以下检查：①双份血清和检查发现 HSV 特异性抗体有显著变化趋势；②脑组织活检或病理发现组织细胞核内包涵体，或原位杂交发现 HSV 病毒核酸；③脑脊液的 PCR 检测发现该病毒 DNA；④脑组织或脑脊液标本 HSV 分离、培养和测定。

（五）鉴别诊断

（1）急性播散性脑脊髓炎 多于感染或疫苗接种后急性起病，实质、脑干、脑膜、脊髓受累，症状体征多样，癫痫发作少见。影像显示皮质下脑白质多发病灶，脑室周围多见，病毒学及相关抗体检查阴性。单纯疱疹病毒性脑炎一般不出现脊髓损害，精神及智能症状突出。

（2）肠道病毒性脑炎 夏秋季发病，病初有肠道症状，恢复快，脑脊液 PCR 可帮助诊断。

（3）巨细胞病毒性脑炎 少见。见于免疫缺陷患者，亚急性或慢性起病，体液检查见典型的巨细胞，脑脊液 PCR 可帮助诊断。

★ **（六）治疗**

原则：早期诊断、早期治疗。

（1）抗病毒 阿昔洛韦：15～30mg/（kg·d），分 3 次静脉滴注，连用 14～21 天，可用于诊断性治疗。更昔洛韦：5～10mg/（kg·d），每 12h 一次，静脉滴注，连用 14～21 天。

（2）对症处理 维持水、电解质平衡，降颅压，抗惊厥，降体温，防治呼吸道感染等。

（3）增强免疫 转移因子、干扰素。

（4）肾上腺皮质激素 病情危重、脑水肿明显者可考虑使用。

（七）预后

不治疗或不及时，死亡率高，10% 患者有不同的后遗症。

二、病毒性脑膜炎

夏秋季高发，儿童多见，多肠道病毒感染，急性起病，有发热、头痛、恶心、呕吐等及脑膜刺激征，良性病程，对症处理即可。

三、其他病毒感染性疾病

（一）进行性多灶性白质脑病

乳头多瘤空泡病毒感染，常见于免疫功能低下者；亚急性或慢性致死性脱髓鞘脑病，常以人格改变及智能障碍起病，无有效治疗。

（二）亚急性硬化性全脑炎

2岁前麻疹缺陷病毒感染，多见于12岁以下儿童，隐袭起病，进展缓慢，表现为认知行为障碍→运动障碍→强直，血清和脑脊液麻疹病毒抗体增高，CT显示皮质萎缩、局灶性白质低密度灶，脑电图慢波同步爆发，无有效治疗。

（三）进行性风疹全脑炎

先天性风疹病毒感染，儿童及青少年起病，病程与亚急性硬化性全脑炎相似，血清及脑脊液风疹病毒抗体增高，CT显示脑室扩大，脑电图弥漫性慢波，无有效治疗。

第二节　细菌感染性疾病

一、化脓性脑膜炎

（一）病因及发病机制

细菌：肺炎双球菌、脑膜炎双球菌、流感嗜血杆菌、金黄色葡萄球菌、链球菌、大肠杆菌、变性杆菌、厌氧杆菌、沙门菌、铜绿假单胞菌等。

来源：血行播散、直接蔓延。

（二）病理

（1）大体病理　脓性分泌物覆盖脑表面，血管充血。

（2）脑膜、室管膜、脉络膜炎性细胞浸润，早期中性粒细胞为主，后期淋巴细胞为主。

（3）蛛网膜下腔有大量多形核细胞、纤维蛋白渗出物。

★（三）临床表现

（1）急性或暴发性起病。

（2）感染症状　发热、寒战。

（3）脑膜刺激征。

（4）颅内压增高　头痛、呕吐、意识障碍。

（5）局灶症状　偏瘫、失语。

（6）其他　特殊的临床体征（脑膜炎双球菌脑膜炎有弥散性红色斑丘疹）。

★（四）辅助检查

（1）血常规　白细胞计数增多，中性粒细胞为主。

（2）脑脊液检查　压力升高，外观浑浊，白细胞数明显升高，中性粒细胞为主（1000～10000）×10^6/L，蛋白升高，糖及氯化物显著降低，革兰氏染色培养阳性率及细菌培养阳性率较高。

（3）影像学检查　MRI可见脑膜、蛛网膜下腔不规则强化。

（4）其他　血液培养。

★（五）诊断

急性发病，发热、头痛、脑膜刺激征、脑脊液白细胞数及中性粒细胞升高，可考虑本病，脑脊液及血液培养阳性。

（六）鉴别诊断

（1）病毒性脑膜炎　脑脊液白细胞数常低于1000×10^6/L，淋巴细胞为主，糖及氯化物正常，细菌涂片及培养阴性。

（2）结核性脑膜炎　常亚急性起病，颅神经损害，脑脊液白细胞数常在（500～1000）×10⁶/L，淋巴细胞为主。

（3）隐球菌性脑膜炎　隐匿起病，病程迁延，视神经损害常见，脑脊液白细胞数低于500×10⁶/L，淋巴细胞为主，墨汁染色见隐球菌。

★（七）治疗

（1）抗菌治疗　原则：尽早，病原菌不明先广谱，明确病原菌则选敏感抗生素。

（2）激素治疗　病情重、无禁忌证可短期应用。

（3）对症处理。

（八）预后

病死率及致残率高，与病原体、机体情况、是否及时用抗生素相关。

二、结核性脑膜炎

（一）病因及发病机制

血行播散→软脑膜种植→结核结节→结节破溃→结核性脑膜炎。

（二）病理

（1）颅底、基底池、外侧裂见结核渗出物，渗出物由纤维蛋白、多形核细胞、巨噬细胞、淋巴细胞、红细胞组成。中晚期主要为淋巴细胞、结缔组织。

（2）结核性血管炎。

（3）脑积水。

（4）基底池、第四脑室流出通路阻塞，脑积水。

★（三）临床表现

（1）隐匿、急性或亚急性起病。

（2）有或无结核接触史。

（3）结核中毒症状　发热、食欲减退、倦怠、盗汗。

（4）颅高压　轻、中度增高，头痛、呕吐。

（5）脑膜刺激征。

（6）脑实质征　如未治疗，发病4～8周出现脑实质征，精神障碍、意识障碍、肢体瘫痪等，癫痫发作。

（7）颅神经损害　常见。动眼神经、外展神经、面神经、视神经最易受累。

（8）梗阻性脑积水　晚期蛛网膜、脉络丛粘连，出现完全或部分梗阻性脑积水，颅压更高，视乳头水肿。

★（四）辅助检查

（1）血液检查　血常规多正常，部分患者血沉快。

（2）脑脊液　压力高≥400mmH₂O，无色透明或微黄，静置后可有薄膜形成，淋巴细胞增多，常（50～500）×10⁶/L，蛋白显著增高，糖及氯化物下降。少数患者抗酸染色或结核分枝杆菌培养阳性。

（3）CT、MRT脑膜、基底池、脑实质病灶强化，脑积水。

（4）胸部X线　半数见结核感染证据。

（5）皮肤结核菌素试验　半数阳性。

★（五）诊断

（1）结核病史及接触史；

（2）发热、头痛、呕吐、脑膜刺激征；

（3）脑脊液淋巴细胞增多，蛋白显著增高，糖及氯化物下降，抗酸染色或结核分枝杆菌培养、PCR检查阳性可确诊。

（六）鉴别诊断

（1）隐球菌性脑膜炎　临床过程及脑脊液改变与结核性脑膜炎极为相似，墨汁染色阳性即确诊为隐球菌性脑膜炎。

（2）脑膜癌　全面体检可见颅外癌性病灶。

★（七）治疗

原则：早期、合理、联合（至少3种）、系统。

如症状、体征、实验室检查提示本病，可抗结核治疗。

（1）抗结核治疗

①异烟肼：细胞内外杀菌，易透过炎性或正常脑膜，单用易耐药。

②利福平：细胞内外杀菌，部分通过炎性脑膜，单用易耐药。

③吡嗪酰胺：酸性环境下杀菌，易透过炎性或正常脑膜。

④乙胺丁醇：儿童不宜。抑制生长繁殖期的结核菌。

⑤链霉素：孕妇不宜。细胞外杀菌，部分通过炎性脑膜，早期用药。

（2）糖皮质激素　重症患者，口服泼尼松60mg/d×（3～4）周，1～2周渐停药。

（3）药物鞘内注射。

（4）降颅压。

（5）对症。

（八）预后

约1/3的患者死亡。

第三节　新型隐球菌性脑膜炎

一、发病机制

新型隐球菌广泛分布自然界中，当宿主免疫力低下时致病。

二、病理

大体：脑膜广泛增厚，血管充血，脑组织水肿，脑沟及脑池见肉芽肿、结节及脓肿。

镜下：淋巴细胞及单核细胞浸润脑膜，脑室、脑池、脑实质见大量隐球菌，脑实质炎症反应轻。

★三、临床表现

（1）起病隐匿，进展缓慢。

（2）早期全部规则发热及头痛，进行性加重。

（3）颅内压增高症状和体征明显，脑膜刺激征明显。

（4）颅底部渗出明显，因蛛网膜粘连引起听神经、面神经、动眼神经损害。

（5）其临床表现与结核性脑膜炎极为相似。

★四、辅助检查

（1）脑脊液　压力增高明显，淋巴细胞一般为（10～500）×10^6^/L，蛋白增高，糖下降，墨汁染色及真菌培养检出隐球菌。

（2）影像学　CT 及 MRI 见脑积水。

★五、诊断与鉴别诊断

（1）诊断　根据慢性隐匿病程、脑膜炎的症状及体征，脑脊液墨汁染色阳性即可确诊。

（2）鉴别诊断　通过脑脊液病原体检测与其他颅内感染相鉴别。

★六、治疗

（1）抗真菌治疗

① 两性霉素 B：药效最强，一般首选，但不良反应多而重。静脉滴注，也可椎管内、侧脑室、小脑延髓池给药，疗程 12～13 周。不良反应：高热、寒战、头痛、恶心、呕吐、氮质血症、血栓性静脉炎、低钾等。

② 氟康唑：广谱抗真菌药，血及脑脊液浓度高，有特效，疗程 6～12 个月。不良反应：恶心、腹痛、腹胀气、腹泻，也有肝肾损害。

③ 5-氟胞嘧啶：单用疗效差，与两性霉素 B 合用可增加疗效。疗程数周至数月。不良反应：恶心、肝肾损害、白细胞及血小板下降。

（2）对症及支持治疗　降颅压、注意水电解质平衡、加强营养及护理等。

七、预后

进行性加重，病死率高。常见并发症及后遗症，数年内病情易反复。

第四节　自身免疫性脑炎

自身免疫性脑炎是一类由自身免疫机制介导、针对中枢神经系统抗原、因免疫反应导致的脑炎。

一、病理

分三型：灰质受累为主型、白质受累为主型、血管炎型。

二、临床表现

主要表现为精神行为异常、认知功能障碍、癫痫。

三、辅助检查

（1）脑脊液　有核细胞正常或增多，自身免疫性脑炎相关抗体阳性。

（2）影像学检查　头 MRI T_2 或 FLAIR 可见边缘系统异常信号。

（3）脑电图　癫痫样放电、弥漫性或多灶性分布的慢波节律。

四、诊断及鉴别诊断

（1）诊断　主要依据临床表现＋脑脊液＋影像学＋脑电图检查，确诊主要根据脑脊液中发现自身免疫性脑炎相关抗体阳性。

（2）鉴别诊断　主要需与病毒性脑炎、代谢性脑病相鉴别。

五、治疗

（1）免疫治疗　糖皮质激素冲击治疗和（或）大剂量免疫球蛋白静脉点滴。

（2）对症支持治疗　抗癫痫、抗精神症状。

六、预后

大部分预后良好。

第五节　朊蛋白病

朊蛋白病是一类由具传染性的朊蛋白所致的中枢神经系统疾病，由于这类疾病的特征性病理学改变是脑的海绵状变性，故又称为海绵状脑病。它是一种人畜共患、中枢神经系统慢性非炎症性致死性疾病。

目前已知的人类朊蛋白病主要有克-雅病（Creutzfeldt-Jakob disease，CJD）、格斯曼综合征、致死性家族性失眠症等，本书仅介绍克-雅病。

一、病因

克-雅的病因为外源性朊蛋白感染及内源性朊蛋白基因突变。

二、病理

大体：脑海绵状改变，皮质、基底核、脊髓萎缩变性。

镜下：神经元丢失、星形胶质细胞增生、海绵样变性。

★三、临床表现

80%～90%的 CJD 为散发型，发病年龄 25～78 岁，无性别差异。隐匿起病，缓慢进展。

（1）初期　神经衰弱综合征表现（易疲劳、注意力不集中、失眠、记忆力减退头痛、头晕等）。

（2）中期　大脑皮质、锥体外系、锥体束及小脑受损相继出现（进行性痴呆，进展迅速，人格改变，失语；震颤、动作缓慢、肌张力增高；共济失调、步态不稳；肌萎缩、腱反射亢进、Babinski 征阳性）。特征：2/3 患者出现肌阵挛。

（3）晚期　无动性缄默、昏迷、去皮质状态。

死因：压疮、肺部感染。

★四、辅助检查

（1）脑脊液　14-3-3 蛋白阳性。

（2）血液　血清 S100 持续性增高。

（3）影像学　早期无异常，中晚期见脑萎缩。MRI 显示双侧尾状核、壳核 T_1 加权像对称性均质高信号，无增强效应，苍白球少受累。T_2 加权像正常。

★五、诊断

（1）2 年内发生的进行性痴呆。

（2）肌阵挛、视力障碍、小脑症状、无动性缄默中具备两项。

（3）脑电图周期性同步放电或脑脊液 14-3-3 蛋白阳性。

（1）＋（2）＋（3）＝很可能 CJD；

（1）＋（2）＝可能 CJD。

确诊：脑活检见海绵状改变及 PrP[SC]。

六、鉴别诊断

（1）与阿尔茨海默病、路易体痴呆、进行性核上性麻痹、遗传性进行性舞蹈病、多系统萎缩、肝豆状核变性、帕金森病相鉴别，但以上疾病进展缓慢，脑电图无典型周期性三相波，影像学、生化、电生理改变。

（2）多灶性白质脑病　免疫功能低下者，白质内广泛多灶性脱髓鞘病变。

（3）亚急性硬化性全脑炎　见于儿童，血清和脑脊液麻疹病毒抗体升高，CT见皮质萎缩及白质低密度灶。

（4）进行性风疹性全脑炎　约20岁发病，血清和脑脊液风疹病毒抗体升高，CT见脑室扩大，脑电图为非周期性弥漫性慢波。

七、治疗及预后

无有效治疗，90%患者于1年内死亡。

第六节　螺旋体感染性疾病

一、神经梅毒

（一）病因

病因：苍白密螺旋体感染。

感染途径：性传播、母婴经胎盘传播。

（二）病理

间质型：脑膜炎、增生性动脉内膜炎、梅毒样树胶肿。

主质型：神经细胞弥漫性变性、坏死、脱失，胶质细胞增生、神经纤维斑块状脱髓鞘。

★（三）临床表现

（1）无症状型神经梅毒　瞳孔异常，血清学试验及脑脊液白细胞数 $>5 \times 10^6/L$。

（2）脑膜神经梅毒　梅毒感染1年内，类似急性病毒性脑膜炎。

（3）脑膜、脊髓膜血管梅毒　感染后5～30年，表现为脑梗死、横贯型脊髓炎。

（4）脊髓痨　梅毒感染后15～20年，起病隐匿，脊髓症状（下肢痛、进行性感觉性共济失调、括约肌功能障碍）、阿-罗瞳孔、内脏危象、咽喉危象。

（5）麻痹性神经梅毒　梅毒感染后10～30年，进行性痴呆、精神行为改变、四肢瘫、癫痫。

（6）先天性神经梅毒　表现为除脊髓痨以外的所有临床类型，多表现为哈钦森三联征（间质性角膜炎、畸形齿、听力丧失）。

（四）辅助检查

脑脊液淋巴细胞显著增多（100～300）$\times 10^6/L$，VDRL、RRR、TPHA实验阳性，则可能为神经梅毒。TPI、FTA-ABS检查为神经梅毒确诊实验，不能用来评价疗效。

★（五）诊断

（1）性混乱，或艾滋病史，或先天性梅毒感染史。

（2）神经受损的临床表现。

（3）脑脊液淋巴细胞显著增多。

（4）血清及脑脊液梅毒实验阳性。

（六）鉴别诊断

与其他各种病变鉴别点在于：血清密螺旋体抗体效价增高，脑脊液梅毒实验阳性。

★（七）治疗

（1）病因治疗　应早期治疗。

① 青霉素 G：安全有效，首选，1200 万～2400 万 U/d，每 4h 一次，静脉滴注，10～14 天为 1 个疗程。

② 头孢曲松钠：1g，肌内注射，每天 1 次，14 天为 1 个疗程。

③ 多西环素：200mg，每天 2 次，连用 30 天。

治疗后第 3、6、12 个月、第 2、3 年复查临床表现、血清及脑脊液梅毒实验，如第 6 个月脑脊液白细胞仍高、血清 VDRL4 倍增加，则重复大剂量青霉素治疗。

（2）对症治疗。

（八）预后

与类型有关。35％～40％麻痹性神经梅毒患者不能独立生活，未治疗者 3～4 年死亡。

二、神经莱姆病

（一）临床表现

夏季发生，病程分Ⅲ期：①Ⅰ期：慢性游走性红斑、头痛、肌痛、颈强直。②Ⅱ期：慢性游走性红斑后数周，无菌性脑膜炎或脑膜脑炎；双侧面神经麻痹，关节或肌肉痛、咽痛、眼球活动性痛；疲劳，情绪不稳，记忆和睡眠障碍；单神经病或多神经病；心脏病变。③Ⅲ期：感染后数月，慢性关节炎。

★（二）辅助检查

（1）血液检查　红细胞沉降率快，GOT、GPT、LDH 增高，检出伯氏疏螺旋体抗体。

（2）脑脊液　淋巴细胞增多（100～200）×10^6/L，蛋白质轻度升高或正常，氯化物正常，检出伯氏疏螺旋体抗体。

（3）脑电图、影像学　多为正常。

★（三）诊断

流行病学、蜱咬史；慢性游走性红斑、脑膜炎、神经根炎、脑病、脊髓病；特异性血清学检查。

（四）鉴别诊断

与特发性面神经麻痹、无菌性脑膜炎、脑血管病等鉴别，特异性血清学检查有帮助。

★（五）治疗

可用四环素、氨苄西林、头孢曲松、多西环素、克拉霉素。

三、神经系统钩端螺旋体病

钩端螺旋体感染后 1～2 周突然起病，分三个阶段：

① 早期（钩体血症期）：发热、头痛、乏力、眼结膜充血、腓肠肌压痛、浅表淋巴结肿大。

② 中期（钩体血症极期和后期）：脑膜炎期，表现为脑膜炎的症状和体征。

③ 后期（恢复期）：部分患者出现变态反应性脑膜炎、钩体脑动脉炎、脊髓损害、周围神经病。

早期应青霉素治疗。变态反应性脑（膜）炎可用糖皮质激素。

第七节　脑寄生虫病

一、脑囊虫病

（一）病理

包囊为 5～10mm，寄生在脑部，产生异体蛋白和异物反应，病灶周围炎性细胞浸润、水肿血管增生、成纤维细胞增生，幼虫周围脑组织肿胀、坏死、脱髓鞘改变。慢性期脑萎缩、视神经萎缩、囊虫机化、钙化并使慢性炎症继续。

★（二）临床表现

（1）脑实质型　与包囊位置有关。痫性发作、偏瘫、偏身感觉障碍、失语、偏盲、卒中、精神及智能障碍等。

（2）蛛网膜型　脑膜炎症状、阻塞性脑积水、脊髓蛛网膜炎及蛛网膜下腔梗阻。

（3）脑室型　布龙征：包囊在脑室内移动，可产生球状活瓣作用，突然阻塞第四脑室正中孔，导致颅压急骤升高，引起眩晕、呕吐、意识障碍、跌倒，少数患者可无先兆猝死。

（4）脊髓型　罕见。为颈胸段硬膜外损害。

★（三）辅助检查

（1）血检查　嗜酸性粒细胞增多。囊虫抗体阳性。

（2）脑脊液　正常，或淋巴细胞增多，压力升高，蛋白轻度增多或正常，糖及氯化物正常。囊虫抗体阳性。

（3）头 CT　显示囊虫的位置、数量大小、是否钙化及脑积水等脑形态方面的改变，增强扫描见头节钙化。

（4）头 MRI　能见到囊壁一侧有一点状影为头节，不增强或轻度增强。

★（四）诊断

居住在流行区，有癫痫、脑膜炎、颅高压者，血清囊虫抗体、皮下结节活检及影像学检查可助诊断。

（五）鉴别诊断

需与巨大单发的蛛网膜囊肿、脑脓肿、多发性脑转移瘤、多发性腔隙性梗死鉴别。

★（六）治疗

（1）吡喹酮　从 100mg/次，每日 2 次开始，逐渐加量，不超过 1g/d，成人总剂量为 300mg/kg；病轻加量快，病重加量慢；共 3～4 个疗程，间隔 2～3 个月。

（2）阿苯达唑　小量开始，逐渐加量，成人总剂量为 300mg/kg；共 3～4 个疗程，间隔 1 个月。用药中应监测，以防颅压急骤升高引起脑疝。

（3）手术摘除。

（4）脑脊液分流术。

（5）抗癫痫。

二、脑型血吸虫病

（一）病理

脑实质细胞坏死、钙沉积，大脑皮质见肉芽肿，内含嗜酸性粒细胞和巨大细胞。

（二）临床表现

（1）急性型　暴发起病，主要表现为脑膜炎或急性脊髓炎。

（2）慢性型　肉芽肿形成，可为炎性假瘤表现（颅压高症状）、癫痫、脊髓压迫症改变。

（三）辅助检查

（1）血液检查　嗜酸性粒细胞增多、淋巴细胞增多，特异性抗原阳性。

（2）大便检查　见虫卵。

（3）脑脊液　淋巴细胞轻中度增多，蛋白增多。特异性抗原阳性。

（4）影像学　头 CT、MRI 见脑或脊髓病灶。

（四）诊断

血吸虫疫区、疫水接触史，胃肠道不适史，颅压增高，癫痫发作，血嗜酸性粒细胞增多，粪便、尿液检出虫卵。血清学检查及直肠活检有助诊断。

（五）治疗

（1）首选吡喹酮，二日疗法。

（2）硝硫氰胺。

（3）抗癫痫。

（4）手术切除巨大肉芽肿。

治疗后预后良好。

三、脑棘球蚴病

（一）病理

包虫囊肿多见于大脑中动脉供血区，单发。数年后包虫死亡，囊壁钙化。少数囊肿继续生长为巨大囊肿。

（二）临床表现

临床表现颅高压症状、癫痫、局灶性体征。

（三）辅助检查

影像学检查　可发现单一、非增强、与脑脊液密度/信号相当的类圆形囊肿。60%～90%包体补体结合试验阳性。

（四）诊断

根据畜牧区居住史、颅高压症状或局灶性神经系统症状与体征、包体补体结合试验阳性、血和脑脊液嗜酸性粒细胞增多、影像学检查发现脑包虫囊肿，即可诊断。

（五）治疗

手术摘除囊肿，阿苯达唑缩小囊肿。

四、脑型肺吸虫病

（一）病理

脑实质内多房性小囊肿相互沟通，呈隧道式破坏，邻近的脑膜炎性粘连增厚。

病灶内组织坏死、出血，内有虫体及虫卵。

（二）临床表现

发热、头痛、呕吐、视乳头水肿；癫痫、偏瘫、失语、共济失调、精神及智能障碍。

分型：急性及慢性脑膜炎型、急性化脓性脑膜脑炎型、脑梗死型、癫痫型、亚急性进展性脑病型、肿瘤型、慢性脑综合征。

（三）辅助检查

（1）血液检查　贫血、嗜酸性粒细胞增多、红细胞沉降率快、球蛋白升高。肺吸虫补体结合试验阳性。

（2）脑脊液　急性期多形核增多，慢性期淋巴细胞增多，蛋白及球蛋白增多，糖降低。

（3）影像学　脑室扩大、肿块钙化。

（4）其他　粪便及痰液查到虫卵、皮肤试验阳性。

（四）诊断

主要依据：在疫区食用河蟹或饮用生水；有颅内压增高的症状和体征；肺吸虫补体结合试验阳性或皮肤试验阳性；血嗜酸性粒细胞增多，脑脊液中检出嗜酸性粒细胞；影像学见肺吸虫囊肿及钙化灶。

（五）治疗

脑膜脑炎患者可用吡喹酮或硫氯酚治疗；肿瘤型外科手术治疗。

（六）预后

病死率达 5％～10％。

第八节　艾滋病所致神经系统障碍

人类免疫缺陷病毒-1（HIV-1）引起艾滋病，10％～27％患者出现神经系统损害综合征。

一、病因及发病机制

HIV 感染后细胞免疫系统缺陷：机会感染及某些肿瘤。

中枢神经系统的直接感染：嗜神经病毒、非直接感染。

高危人群：同性恋、混乱性交、异性性接触、药瘾、血友病、多次输血、HIV 感染者的婴儿。

★二、临床表现

1. HIV 原发性神经系统感染

（1）急性感染　急性可逆性脑病、急性化脓性脑膜炎、单发脑神经炎、急性上升性或横贯性脊髓炎、炎性神经病。

（2）慢性感染　AIDS 痴呆综合征、复发性或慢性脑膜炎、慢性进展性脊髓病、周围神经病、肌病。

2. 机会感染　脑弓形体病（常见）、真菌感染（新型隐球菌常见）、病毒感染、细菌感染（结核性脑膜炎较常见）、寄生虫感染。

3. 继发性中枢神经系统肿瘤　原发性淋巴瘤最常见。

4. 继发性脑卒中

★三、辅助检查

（1）血液检查　病毒及真菌培养。

（2）脑脊液　异常。

（3）影像学　见脑弥漫性病灶，MRS、SPECT 可鉴别肿瘤与感染。

（4）脑活检、HIV 抗体及抗原测定　可行立体定向进行脑活检，ELISA 法测定 P24 核心抗原具有使用价值。

(5) 其他　皮肤、淋巴结、骨髓、胸膜活检。

四、诊断及鉴别诊断

根据流行病学资料、患者临床表现、免疫学和病毒学检查综合判定。CT 显示进行性脑萎缩有助于艾滋病合并痴呆的诊断；确诊依靠脑活检、HIV 抗原及抗体的测定。

需与皮质激素应用、组织细胞恶性肿瘤、腮腺炎、IgA 增多症等疾病相鉴别。

★五、治疗

原则：积极抗 HIV、增强免疫功能、处理机会感染和肿瘤并发症。

(1) 抗 HIV 治疗

① 核苷反转录酶抑制剂　齐多夫定、拉米夫定。

② 非核苷反转录酶抑制剂　奈韦拉平。

③ 蛋白酶抑制剂　印地那韦。

(2) 增强免疫功能。

(3) 治疗机会感染。

(4) 中医中药。

六、预后

半数患者于 1～3 年内死亡。

同步练习

1. 临床如何确诊单纯疱疹病毒性脑炎？如何进行病因治疗？

2. 结核性脑膜炎的诊断标准是什么？

3. 结核性脑膜炎与新型隐球菌性脑膜炎如何鉴别诊断和治疗？

4. 何为朊蛋白病？CJD 的诊断标准是什么？

5. 神经梅毒的临床表现是什么？如何治疗？

6. 脑囊虫病有哪些临床表现？如何治疗？

7. 临床上如何诊断艾滋病神经综合征？

参考答案

1. 答：临床根据以下表现诊断：① 口唇或生殖道疱疹史，或本次发病有皮肤、黏膜疱疹；② 起病急，病情重，有发热、咳嗽等上呼吸道感染的前驱症状；③ 明显精神行为异常、抽搐、意识障碍及早期出现的局灶性神经系统损害体征；④ 脑脊液淋巴细胞增多，糖和氯化物正常；⑤ 脑电图见以颞、额区损害为主的脑弥漫性异常；⑥ 头颅 CT 或 MRI 发现颞区局灶性出血性脑软化；⑦ 特异性抗病毒药物治疗有效支持诊断。

确诊还需选择以下检查：① 双份血清和检查发现 HSV 特异性抗体有显著变化趋势；② 脑组织活检

或病理发现组织细胞核内包涵体，或原位杂交发现 HSV 病毒核酸；③ 脑脊液的 PCR 检测发现该病毒 DNA；④ 脑组织或脑脊液标本 HSV 分离、培养和测定。

治疗原则：早期诊断、早期治疗。

具体为：

① 抗病毒 阿昔洛韦：15～30mg/(kg·d)，分 3 次静脉滴注，连用 14～21 天，可用于诊断性治疗；更昔洛韦：5～10mg/(kg·d)，每 12h 一次，静脉滴注，连用 14～21 天。

② 对症处理：维持水、电解质平衡，降颅压，

抗惊厥，降体温，防治呼吸道感染等。

③ 增强免疫：转移因子、干扰素。

④ 肾上腺皮质激素：病情危重、脑水肿明显者可考虑使用。

2. 答：结核病史及接触史；发热、头痛、呕吐、脑膜刺激征；脑脊液淋巴细胞增多，蛋白显著增高，糖及氯化物下降，抗酸染色或结核分枝杆菌培养、PCR 检查阳性可确诊。

3. 答：脑脊液病原体检查可鉴别。

结核性脑膜炎治疗原则是早期、合理、联合（至少3种）、系统。如症状、体征、实验室检查提示本病，可抗结核治疗。

① 抗结核治疗

a.异烟肼：细胞内外杀菌，易透过炎性或正常脑膜，单用易耐药。

b.利福平：细胞内外杀菌，部分通过炎性脑膜，单用易耐药。

c.吡嗪酰胺：酸性环境下杀菌，易透过炎性或正常脑膜。

d.乙胺丁醇：儿童不宜。抑制生长繁殖期的结核菌。

e.链霉素：孕妇不宜。细胞外杀菌，部分通过炎性脑膜，早期用药。

② 糖皮质激素　重症患者，口服泼尼松 60mg/d×（3～4）周，1～2 周渐停药。

③ 药物鞘内注射。

④ 降颅压。

⑤ 对症。

新型隐球菌性脑膜炎的治疗为两方面：

① 抗真菌治疗

a.两性霉素 B：药效最强，一般首选，但不良反应多而重。静脉滴注，也可椎管内、侧脑室、小脑延髓池给药，疗程 12～13 周。不良反应：高热、寒战、头痛、恶心、呕吐、氮质血症、血栓性静脉炎、低钾等。

b.氟康唑：广谱抗真菌药，血及脑脊液浓度高，有特效，疗程 6～12 个月。不良反应：恶心、腹痛、腹胀气、腹泻，也有肝肾损害。

c.5-氟胞嘧啶：单用疗效差，与两性霉素 B 合用可增加疗效。疗程数周至数月。不良反应：恶心、肝肾损害、白细胞及血小板下降。

②对症及支持治疗：如降颅压、注意水电解质平衡、加强营养及护理等。

4. 答：朊蛋白病是一类由具传染性的朊蛋白所致的中枢神经系统疾病，由于这类疾病的特征性病理学改变是脑的海绵状变性，故又称为海绵状脑病。它是一种人畜共患、中枢神经系统慢性非炎症性致死性疾病。

CJD 的诊断标准：①2 年内发生的进行性痴呆；②肌阵挛、视力障碍、小脑症状、无动性缄默中具备两项；③脑电图周期性同步放电或脑脊液 14-3-3 蛋白阳性。

①＋②＋③＝很可能 CJD。

①＋②＝可能 CJD。

确诊：脑活检见海绵状改变及 PrP^{SC}。

5. 答：神经梅毒的临床表现是：

① 无症状型神经梅毒：瞳孔异常，血清学试验及脑脊液白细胞数 $>5×10^6$/L。

② 脑膜神经梅毒：梅毒感染 1 年内，类似急性病毒性脑膜炎。

③ 脑膜、脊髓膜血管梅毒：感染后 5～30 年，表现为脑梗死、横贯型脊髓炎。

④ 脊髓痨：梅毒感染后 15～20 年，起病隐匿，脊髓症状（下肢痛、进行性感觉性共济失调、括约肌功能障碍）、阿-罗瞳孔、内脏危象、咽喉危象。

⑤ 麻痹性神经梅毒：梅毒感染后 10～30 年，进行性痴呆、精神行为改变、四肢瘫、癫痫。

⑥ 先天性神经梅毒：表现为除脊髓痨以外的所有临床类型，多表现为哈钦森三联征（间质性角膜炎、畸形齿、听力丧失）。

治疗包括：

① 病因治疗：应早期治疗。

a.青霉素 G：安全有效，首选，1200 万～2400 万 U/d，每 4h 一次，静脉滴注，10～14 天为 1 个疗程。

b.头孢曲松钠：1g，肌内注射，每天 1 次，14 天为 1 个疗程。

c.多西环素：200mg，每天 2 次，连用 30 天。

治疗后第 3、6、12 个月、第 2、3 年复查临床表现、血清及脑脊液梅毒实验，如第 6 个月脑脊液白细胞仍高、血清 VDRL4 倍增加，则重复大剂量青霉素治疗。

② 对症治疗。

6. 答：脑囊虫病的临床表现为以下类型：

① 脑实质型：与包囊位置有关。痫性发作、偏瘫、偏身感觉障碍、失语、偏盲、卒中、精神及智能障碍等。

② 蛛网膜型：脑膜炎症状、阻塞性脑积水、脊髓蛛网膜炎及蛛网膜下腔梗阻。

③脑室型：布龙征：包囊在脑室内移动，可产生球状活瓣作用，突然阻塞第四脑室正中孔，导致颅压急骤升高，引起眩晕、呕吐、意识障碍、跌倒，少数患者可无先兆猝死。

④脊髓型：罕见。为颈胸段硬膜外损害。

治疗：

①吡喹酮：从100mg/次，每日2次开始，逐渐加量，不超过1g/d，成人总剂量为300mg/kg；病轻加量快，病重加量慢；共3～4个疗程，间隔2～3个月。

②阿苯达唑：小量开始，逐渐加量，成人总剂量为300mg/kg；共3～4个疗程，间隔1个月。用药中应监测，以防颅压急骤升高引起脑疝。

③手术摘除。

④脑脊液分流术。

⑤抗癫痫。

7. 答：需根据流行病学资料、患者临床表现、免疫学和病毒学检查综合判定 CT 显示进行性脑萎缩有助于艾滋病合并痴呆的诊断。确诊需靠脑活检、HIV 抗体及抗原测定，可行立体定向进行脑活检，ELISA 法测定 P24 核心抗原具有使用价值。

（赖燕蔚）

第十三章 中枢神经系统脱髓鞘疾病

学习目的

1. **掌握** 多发性硬化、视神经脊髓炎、急性播散性脑脊髓炎的临床表现、诊断和治疗原则。
2. **熟悉** 多发性硬化的病因和病理。
3. **了解** 脱髓鞘疾病的概念和分类；多发性硬化与视神经脊髓炎的关系及多发性硬化预后；同心圆性硬化、脑白质营养不良、脑桥中央髓鞘溶解症的临床表现。

概　　述

中枢神经系统脱髓鞘疾病是一组脑和脊髓以髓鞘破坏或脱髓鞘病变为主要特征的疾病，脱髓鞘是其病理过程中具有特征性的突出表现，包括遗传性和获得性两大类。

获得性中枢神经系统脱髓鞘疾病主要病理特点是：①神经纤维髓鞘破坏，呈多发性小的播散性病灶，或由一个或多个病灶融合而成的较大病灶；②脱髓鞘病损分布于中枢神经系统白质，沿小静脉周围的炎症细胞浸润；③神经细胞、轴突及支持组织保持相对完整，无沃勒变性或继发传导束变性。

临床孤立综合征为因首次发生的中枢神经系统脱髓鞘事件所导致的一组临床综合征，临床上既可表现为孤立的视神经炎、脑干脑炎、脊髓炎或某个解剖部位受累后症状体征，亦可出现多部位同时受累的复合临床表现。

第一节　多发性硬化

多发性硬化（multiple sclerosis，MS）是一种免疫介导的中枢神经系统（CNS）慢性炎性脱髓鞘性疾病。最常累及的部位为脑室周围白质、视神经、脊髓、脑干和小脑。临床特点为病灶的空间多发性和时间多发性。

一、病因学及发病机制

病因可能为：病毒感染与自身免疫反应、遗传因素、环境因素。

发病机制为：分子模拟和细胞免疫损伤。

二、病理

MS复发阶段病理特点为炎性脱髓鞘，进展阶段为神经变性。可累及大脑半球、视神经、脊髓、脑干和小脑，以白质受累为主，病灶位于脑室周围是其特征性病理表现。

大体标本：脑和脊髓的冠状切面可见较多分散的脱髓鞘病灶，以半卵圆中心、脑室周围，尤其侧脑室前角最多见。

镜下所见：急性期髓鞘崩解和脱失，轴突相对完好，轻度少突胶质细胞变性和增生，血管周围可见炎性细胞浸润；病变晚期可有轴突崩解，神经细胞减少，代之以神经胶质形成的硬化斑。

★三、临床表现

（1）年龄和性别　多为20～40岁，男女比约为1∶2。

（2）起病形式　多为急性/亚急性起病，少数为隐匿起病。

（3）临床特征　绝大多数患者的病变表现为在空间上的多发性（即散在分布于CNS的多数病灶），及其在时间上的多发性（即病程中的缓解复发）。

（4）临床症状和体征　多发性硬化多部位可同时或相继受累，故其临床症状和体征多样，特点如下：

① 肢体瘫痪：最多见，不对称性痉挛性轻截瘫可能是MS最常见的表现。

② 感觉异常：多为浅感觉障碍，亦可有深感觉障碍。

③ 视力障碍：多为急性起病的单眼视力下降，或双眼受累。

④ 共济失调：见于30％～40％患者，Charcot三主征（眼球震颤、意向震颤和吟诗样断续语言）仅见于部分晚期MS患者。

⑤ 发作性症状：持续时间短暂、可被特殊因素诱发的感觉或运动异常。

⑥ 精神症状：患者可表现欣快、兴奋、抑郁和认知功能障碍。

⑦ 膀胱直肠功能障碍。

★四、临床分型

美国多发性硬化学会1996年根据病程将MS分为四型（表13-1）。该分型与MS的治疗决策有关。

★表13-1　MS临床分型

临床分型	临床表现
复发缓解型MS（RR-MS）	最常见，80％～85％的MS患者最初表现为复发缓解病程，以神经系统症状急性加重，伴完全或不完全缓解为特征
继发进展型MS（SP-MS）	大约50％RR-MS患者在发病约10年后，残疾持续进展，伴或不伴复发，不完全缓解
原发进展型MS（PP-MS）	约占10％，发病时残疾持续进展，且持续至少1年，无复发
进展复发型MS（PR-MS）	约占5％，发病时残疾持续进展，伴有复发和不完全缓解

注：复发型MS包括RR-MS、PR-MS及伴有复发的SP-MS。

五、辅助检查

脑脊液检查、诱发电位和磁共振成像三项检查对MS的诊断具有重要意义。

1.脑脊液（CSF）检查　为MS临床诊断提供的重要证据。

（1）CSF单个核细胞数（mononuclear cell，MNC）数　正常或轻度增高，一般$15×10^6/L$以内；通常不超过$50×10^6/L$，如超过此值则应考虑为其他疾病。

（2）检测IgG鞘内合成　MS的CSF-IgG增高主要为CNS内合成，是CSF重要的免疫学检查。

2.诱发电位 包括 VEP、BAEP、SEP 等，大多数患者有一项或多项异常。

3.MRI 检查 可识别临床不明显病损。主要表现：①侧脑室周围类圆形或融合性斑块；②半卵圆中心、胼胝体的类圆形斑块，脑干、小脑和脊髓的斑点状不规则斑块；③病程长的可伴有脑白质萎缩征象。

★六、诊断

诊断的本质是时间和空间的多发性。国内外多采用的诊断标准是 Poser 诊断标准（表 13-2）和 McDonald 诊断标准（表 13-3）。

表 13-2　Poser（1983 年）诊断标准

诊断分类	诊断标准（符合其中一条）
1.临床确诊 MS	①病程中两次发作和两个分离病灶临床证据；②病程中两次发作，一处病变临床证据和另一部位亚临床证据
2.实验室检查支持确诊 MS	①病程中两次发作，一处病变临床证据，CSF OB/IgG（＋）；②病程中一次发作，两个分离病灶临床证据，CSF OB/IgG（＋）；③病程中一次发作，一处病变临床证据和另一病变亚临床证据，CSF OB/IgG（＋）
3.临床可能 MS	①病程中两次发作，一处病变临床证据；②病程中一次发作，两个不同部位病变临床证据；③病程中一次发作，一处病变临床证据和另一部位病变亚临床证据
4.实验室检查支持可能 MS	病程中两次发作，CSF OB/IgG（＋），两次发作需累及 CNS 不同部位，须间隔至少 1 个月，每次发作需持续 24h

表 13-3　2010 年修订的 McDonald 诊断标准

临床表现	附加证据
≥2 次临床发作[①]；≥2 个病灶的客观临床证据或 1 个病灶的客观临床证据并有 1 次先前发作的合理证据[②]	无[③]
≥2 次临床发作[①]；1 个病灶的客观临床证据	空间的多发性需具备下列 2 项中的任何一项： ①MS 4 个 CNS 典型病灶区域（脑室旁、近皮质、幕下和脊髓）[④]中至少 2 个区域有 ≥1 个 T_2 病灶 ②等待累及 CNS 不同部位的再次临床发作[①]
1 次临床发作[①]；≥2 个病灶的客观临床证据	时间的多发性需具备下列 3 项中的任何一项： ①任何时间 MRI 检查同时存在无症状的钆增强和非增强病灶 ②随访 MRI 检查有新发 T_2 病灶和/或钆增强病灶，不管与基线 MRI 扫描的间隔时间长短 ③等待再次临床发作[①]
1 次临床发作[①]；1 个病灶的客观临床证据（临床孤立综合征）	空间的多发性需具备下列 2 项中的任何一项： ①MS 4 个 CNS 典型病灶区域（脑室旁、近皮质、幕下和脊髓）[④]中至少 2 个区域有 ≥1 个 T_2 病灶 ②等待累及 CNS 不同部位的再次临床发作[①] 时间的多发性需具备以下 3 项中的任何一项： ①任何时间 MRI 检查同时存在无症状的钆增强和非增强病灶 ②随访 MRI 检查有新发 T_2 病灶和/或钆增强病灶，不管与基线 MRI 扫描的间隔时间长短 ③等待再次临床发作[①]

续表

临床表现	附加证据
提示 MS 的隐袭进展性神经功能障碍（PPMS）	回顾或前瞻研究证明疾病进展 1 年并具备下列 3 项中的 2 项④： ①MS 典型病灶区域（脑室旁、近皮质或幕下）有 ≥1 个 T_2 病灶以证明脑内病灶的空间多发性 ②脊髓内有 ≥2 个 T_2 病灶以证明脊髓病灶的空间多发性 ③CSF 阳性结果（等电聚焦电泳证据有寡克隆区带和/或 IgG 指数增高）

注：临床表现符合上述诊断标准且无其他更合理的解释时，可明确诊断为 MS；疑似 MS，但不完全符合上述诊断标准时，诊断为"可能的 MS"；用其他诊断能更合理地解释临床表现时，诊断为"非 MS"。

①一次发作（复发、恶化）定义为：由患者主观叙述或客观检查发现的具有 CNS 急性炎性脱髓鞘病变特征的当前或既往事件，持续至少 24h，无发热或感染征象。临床发作需由同期的神经系统检查证实，在缺乏神经系统检查证据时，某些具有 MS 典型症状和进展特点的既往事件亦可为先前的脱髓鞘事件提供合理证据。患者主观叙述的发作性症状（既往或当前）应是持续至少 24h 的多次发作。确诊 MS 前需确定：a. 至少有 1 次发作必须由神经系统检查证实；b. 既往有视觉障碍的患者视觉诱发电位阳性；或 c. MRI 检查发现与既往神经系统症状相符的 CNS 区域有脱髓鞘改变。

②根据 2 次发作的客观证据所做出的临床诊断最为可靠。在缺乏神经系统检查证实的客观证据时，对 1 次既往发作的合理证据包括：a. 具有炎性脱髓鞘病变典型症状和进展特点的既往事件；b. 至少有 1 次被客观证据支持的临床发作。

③不需要附加证据。但做出 MS 相关诊断仍需满足诊断标准的影像学要求。当影像学或其他检查（如 CSF）结果为阴性时，应慎下 MS 诊断，需考虑其他诊断。诊断 MS 前必须满足：临床表现无其他更合理的解释，且必须有支持 MS 的客观证据。

④不需要钆增强病灶。对有脑干或脊髓综合征的患者，其责任病灶不在 MS 病灶数统计之列。

七、鉴别诊断

MS 需与以下各类白质病变相鉴别。

（1）感染 包括 HIV、结核、梅毒、Whipple 病、热带痉挛性截瘫等，可结合病史、其他系统伴随表现、脑脊液实验室检验结果等进行鉴别。

（2）非特异性炎症 急性播散性脑脊髓炎（ADEM）、视神经脊髓炎（NMO）、桥本脑病、白塞氏病、神经系统结节病。

（3）代谢性/中毒性 Wernicke 脑病、亚急性联合变性、脑白质营养不良、CO 中毒、药物中毒等。

（4）线粒体病 MELAS、Leigh 病、Leber 病可通过线粒体基因检查以鉴别。

（5）血管病 血管炎、脊髓动静脉瘘和畸形，可通过活检、血管造影等明确诊断。

（6）肿瘤相关 原发中枢神经系统淋巴瘤、副肿瘤综合征；此类疾病临床及影像表现可与 MS 相似，需通过肿瘤相关检查进一步鉴别。

（7）其他 可逆性脑病、颈椎病脊髓型等。

★八、治疗

目前 MS 治疗的主要目的是抑制炎性脱髓鞘病变进展，防止急性期病变恶化及缓解期复发；晚期采取对症和支持疗法，减轻神经功能障碍带来的痛苦。

1. 急性发作期治疗

（1）皮质类固醇 大剂量甲泼尼龙（methylprednisolone，MPL）是多发性硬化急性发作和复发的首选治疗药物，短期内应用促进神经功能恢复。治疗的原则大剂量短疗程。

（2）静脉注射免疫球蛋白（intravenous immunoglobulin，IVIG） 0.4g/(kg·d)，连续 3~5 天，疗效不确定。

（3）血浆置换（plasma exchange，PE） 对既往无残疾的急性重症 MS 患者有一定治疗效果。

2. 疾病调节治疗

对复发型 MS，目标在于抑制和调节免疫，控制炎症，减少复发；对进展型 MS，既要控制复发，又要神经保护和神经修复。

（1）复发型 MS　干扰素、醋酸格拉默为一线疾病调节药物，那他珠单抗、米托蒽醌为二线疾病调节药物。芬戈莫德和特立氟胺是目前美国 FDA 批准的两种口服疾病调节药物。

（2）继发进展型 MS　米托蒽醌为目前被美国 FDA 批准用于治疗继发进展型 MS 的唯一药物，能延缓残疾进展。其他药物如环孢素 A、甲氨蝶呤、环磷酰胺可能有效。对不伴复发的继发进展型 MS，目前治疗手段较少。

（3）原发进展型 MS　目前无有效的治疗药物，主要是对症治疗和康复治疗。β-干扰素及血浆置换治疗无效。环孢素 A、甲氨蝶呤、环磷酰胺可能有效。

（4）复发缓解型 MS 治疗　①促皮质素及皮质类固醇：是治疗 MS 急性发作和复发的主要药物，具有抗炎及免疫调节作用，缩短急性期和复发期病程。多主张大剂量短程疗法，近期有效率可达 74.8%。临床常用药物是：甲基泼尼龙、ACTH、泼尼松、地塞米松。②β-干扰素疗法：IFN-β 有较强的抗病毒作用，可增强 MS 患者免疫细胞的抑制功能。③硫唑嘌呤：$2\sim3mg/(kg \cdot d)$口服可降低 MS 复发率，但不能影响残疾的进展。④免疫球蛋白。

3. 对症治疗

（1）疲劳症状　药物治疗常用金刚烷胺或莫达非尼。

（2）行走困难　达方吡啶是 2010 年被美国 FDA 批准用来改善各种类型 MS 患者的行走能力。

（3）膀胱功能障碍　可使用抗胆碱药物解除尿道痉挛、改善储尿功能。尿液排空功能障碍的患者，可间断导尿，$3\sim4$ 次/d。混合性膀胱功能障碍的患者，除间断导尿外，可联合抗胆碱药物或抗痉挛药物。

（4）疼痛　对急性疼痛卡马西平或苯妥英钠可能有效。度洛西丁和普瑞巴林对神经病理性疼痛可能有效。对慢性疼痛可选用巴氯芬或替扎尼定。加巴喷丁和阿米替林对感觉异常可能有效。

（5）认知障碍　可应用胆碱酯酶抑制剂和认知康复治疗。

（6）抑郁　可应用选择性 5-羟色胺再摄取抑制剂（SSRI）类药物。心理治疗也有一定效果。

九、预后

急性发作后患者至少可部分恢复，但复发的频率和严重程度难于预测。

第二节　视神经脊髓炎

视神经脊髓炎（neuromyelitis optica，NMO）是免疫介导的主要累及视神经与脊髓的原发性中枢神经系统炎性脱髓鞘病。

一、病因及发病机制

NMO 病因及发病机制还不清楚。关于 NMO 是独立的疾病实体，还是 MS 的亚型一直存在争议。近年研究发现 CNS 水通道蛋白 4（aquaporin-4，AQP4）的抗体，是 NMO 较为特异的免疫标志物，被称为 NMO-IgG。故大部分学者认为 NMO 是不同于 MS 的疾病实体。

二、病理

NMO 的病灶主要位于视神经和脊髓，部分患者有脑部非特异性病灶。病理改变是皮质与白质脱髓鞘、坏死甚至囊性变，脊髓病灶长于 3 个椎体节段，病灶位于脊髓中央，脱髓鞘及急性轴索损伤程度较重。

三、临床表现

（1）以 5～50 岁多见，平均年龄 39 岁，女：男比例为（5～10）：1。

（2）单侧或双侧视神经炎以及急性脊髓炎是本病主要表现。

（3）视神经炎可单眼、双眼间隔或同时发病。

（4）脊髓炎为横贯性，症状常在几天内加重或达到高峰。

（5）部分 NMO 患者可伴有其他自身免疫性疾病，如系统性红斑狼疮、甲状腺功能亢进症等。

（6）经典的 Devic 病为单时相病程，在西方多见。临床上有一些发病机制与 NMO 相类似的非特异性脱髓鞘疾病，可伴随或不伴随 AQP4-IgG 阳性，2007 年 Wingerchuk 等把上述疾病统一命名为视神经脊髓炎谱系疾病（neuromyelitis optica spectrum disorders，NMOSDs）。

四、辅助检查

1. 脑脊液　细胞数增多显著，约 1/3 的单相病程及复发型患者 MNC 大于 50×10^6 L。

2. 血清 NMO-IgG（AQP4 抗体）　NMO-IgG 是 NMO 的免疫标志物，是鉴别 NMO 与 MS 的重要参考依据之一，如其血清中强阳性复发可能性较大。

3. MRI 检查

（1）脊髓 MRI　NMO 患者脊髓 MRI 病变常累及 3 个或 3 个以上椎体节段，为 NMO 最具有特异性的影像表现。NMO 以颈段或颈胸段同时受累最为多见，病变可向上延伸至延髓下部。病变多位于脊髓中部，累及大部分灰质和部分白质。急性期多伴有脊髓肿胀并可见强化。疾病后期部分病例脊髓变细、萎缩、中心空洞形成。

（2）视神经 MRI　急性期可见视神经增粗、肿胀，呈长 T_1、长 T_2 信号，可见"轨道样"高信号。增强扫描可见视神经小条状强化表现。

（3）头颅 MRI　许多 NMO 患者有脑部病灶，但不符合 MS 的影像诊断标准。特征性病灶位于下丘脑、丘脑、第三脑室、导水管、脑桥被盖及第四脑室周围。

4. 视觉诱发电位　P100 潜伏期延长、波幅降低或 P100 引不出。可发现亚临床病灶。

5. 血清自身免疫抗体　NMO 患者可伴有其他自身免疫疾病抗体阳性。

★五、诊断及鉴别诊断

1. 诊断　目前国内外普遍使用 2006 年 Wingerchuk 修订的 NMO 诊断标准（表 13-4）和 2015 年国际 NMO 诊断小组（IPND）制定的 NMOSD 诊断标准（表 13-5）。

表 13-4　2006 年 Wingerchuk 修订的 NMO 诊断标准

必备条件：	（1）视神经炎
	（2）急性脊髓炎
支持条件：	（1）脊髓 MRI 异常病灶≥3 个脊椎节段
	（2）头颅 MRI 不符合 MS 影像学诊断标准
	（3）血清 NMO-IgG 阳性
诊断：	全部必备条件＋支持条件中的 2 条

表 13-5　成人 NMOSD 诊断标准（IPND，2015）

AQP4 抗体阳性的 NMOSDs 诊断标准：
（1）至少出现一项核心临床症状
（2）AQP4 抗体检测呈阳性结果（强烈推荐基于 AQP4 转染细胞的检测方法）
（3）除外其他可能的诊断

续表

AQP4 抗体阴性的 NMOSDs 诊断标准：

(1) 在一次或多次临床发作中，至少两项核心临床症状并满足下述所有条件

① 至少一项核心临床症状必须是视神经炎、急性长节段横贯性脊髓炎 LETM、延髓最后区综合征

② 空间多发性（两个或以上不同核心临床症状）

③ 满足 MRI 附加要求

(2) AQP4 抗体阴性，或无条件检测 AQP4 抗体

(3) 除外其他诊断

核心临床特征：

(1) 视神经炎

(2) 急性脊髓炎

(3) 最后区综合征：发作性呃逆，恶心或呕吐，无法用其他原因解释

(4) 急性脑干综合征

(5) 症状性发作性睡病或间脑综合征，同时 MRI 伴有 NMOSDs 典型的间脑病灶

(6) 大脑综合征伴 NMOSDs 典型的大脑病灶

附加的 MRI 要求（针对 AQP4 抗体阴性或无法检测 AQP4 抗体的 NMOSDs 患者）：

(1) 急性视神经炎：需脑 MRI 满足下列条件之一：

① 脑 MRI 正常或仅有非特异性白质病灶

② 视神经 MRI 有 T_2 高信号病灶或 T_1 增强病灶＞视神经总长的 1/2，或病灶累及视交叉

(2) 急性脊髓炎：长节段脊髓髓病灶≥3 个连续脊椎节段，或有脊髓炎病史患者相应脊髓萎缩≥3 个连续脊椎节段

(3) 极后区综合征：延髓背侧/最后区病灶

(4) 急性脑干综合征：室管膜周围的脑干病灶

注：NMOSDs：视神经脊髓炎谱系病；AQP4 抗体：水通道蛋白 4 抗体。

2. 鉴别诊断 主要与多发性硬化相鉴别，见表 13-6。

★表 13-6 视神经脊髓炎与多发性硬化的鉴别要点

临床特点	视神经脊髓炎	多发性硬化
种族	亚洲人多发	西方人多发
前驱感染或预防接种史	多无	可诱发
发病年龄	任何年龄，中位数 39 岁	儿童和 50 岁以上少见，中位数 29 岁
男：女比例	1:(5~10)	1:2
发病严重程度	中重度多见	轻、中度多见
发病遗留障碍	可致盲或严重视力障碍	不致盲
临床病程	＞85% 为复发型，较少发展为继发进展型，少数为单时相型	85% 复发缓解型，最后大多发展为继发进展型，10% 为原发进展型，5% 为进展复发型
血清 NMO-IgG	大多阳性	大多阴性
脑脊液细胞	多数患者白细胞＞$5×10^6$/L，少数大于 $50×10^6$/L、中性粒细胞为主，甚至可见嗜酸细胞	多数正常，白细胞小于 $50×10^6$/L，单核细胞为主
脑脊液寡克隆区带阳性	较少见（约 20%）	常见（国外约 85%）
IgG 指数	多正常	多增高
脊髓 MRI	超过 3 个或更多脊髓阶段，轴位像多位于脊髓，可强化	少于 2 个脊髓阶段，多位于白质，可强化
脑部 MRI	无，或点片状、皮质下、下丘脑、丘脑、导水管周围，无明显强化	侧脑室旁白质、皮质下白质、小脑及脑干，可强化

六、治疗

视神经脊髓炎的治疗包括急性发作期治疗、缓解期治疗和对症治疗。

1. 急性发作期治疗

（1）糖皮质激素　首选大剂量甲泼尼龙冲击疗法，能加速 NMO 病情缓解。应用原则是：大剂量，短疗程，减药为先快后慢，后期减至小剂量长时间维持。

（2）血浆置换　用于激素冲击治疗无效的 NMO 患者。

（3）静脉注射大剂量免疫球蛋白（IVIG）　无血浆置换条件者，使用 IVIG 可能有效。

（4）激素联合其他免疫抑制剂　合并其他自身免疫疾病的患者，可选择激素联合其他免疫抑制剂治疗方案。

2. 缓解期治疗　主要通过抑制免疫达到降低复发率，延缓残疾累积的目的，需长期治疗。一线药物方案包括硫唑嘌呤、利妥昔单抗、吗替麦考酚酯和甲氨蝶呤。二线药物可选用环磷酰胺、米托蒽醌和那他珠单抗等。

3. 对症治疗　见本章第一节多发性硬化。

七、预后

NMO 的临床表现较 MS 严重，复发型 NMO 预后差。

第三节　急性播散性脑脊髓炎

急性播散性脑脊髓炎（acute disseminated encephalomyelitis，ADEM）是广泛累及脑和脊髓白质的急性炎症性脱髓鞘疾病，通常发生于感染后、出疹后或疫苗接种后。其病理特征为多灶性、弥散性髓鞘脱失。

一、病因及发病机制

ADEM 的发病机制不清。可能的机制是机体在病毒感染、疫苗接种或服用某些药物产生的免疫反应损伤所致。

二、病理

ADEM 的主要病理改变为静脉周围炎性脱髓鞘，病变散布于大脑、脑干、小脑、脊髓的灰质和白质，以白质为主。

★三、临床表现

多数病例在感染或接种疫苗后 1～2 周急性起病，多散发，四季均可发病，患者均为儿童和青壮年，病情较严重，有些病例病情险恶。疹病后脑脊髓炎通常出现于皮疹后 2～4 天，常是疹斑正在消退、症状正在改善时患者突然再次出现高热、抽搐、昏睡和深昏迷等；并可累及脊髓、锥体外系和小脑系统。

急性坏死性出血性脑脊髓炎是 ADEM 暴发型，见于青壮年，病前 1～2 周有感染史，起病急骤，病情凶险，2～4 日内达高峰，死亡率高。

四、辅助检查

1. 血常规及脑脊液检查　血白细胞增多，血沉加快；脑脊液压力增高或正常，CSF 单核细胞增多，急性坏死性出血性脑脊髓炎以多核细胞为主，红细胞常见，蛋白轻度至中度增高，以 IgG 增高为主，可发现寡克隆区带。

2. EEG 检查　常见弥漫 θ 和 δ 波，亦可见棘波和棘慢复合波。

3. CT　可显示白质内弥散性多灶性大片状或斑片状低密度区，急性期明显的增强效应；MRI 可发现脑和脊髓白质内有散在多发的长 T_1、长 T_2 信号病灶。

★五、诊断及鉴别诊断

1. 诊断　发生于感染或接种疫苗后急性起病的脑实质弥漫性损害、脑膜受累及脊髓炎症状常使 ADEM 诊断几乎无疑。CSF 单核细胞增多、EEG 广泛性中度以上异常、CT 和 MRI 发现脑和脊髓内多发散在病灶，则有助于诊断。

2. 鉴别诊断　需与乙型脑炎、单纯疱疹病毒性脑炎、MS 等鉴别，见表 13-7。

表 13-7　急性播散性脑脊髓炎与多发性硬化的鉴别要点

临床特点	ADEM	MS
发病年龄	较幼（<10 岁），无性别差异	较大（少年），女>男
"感冒样"前驱	很经常	不一定有
脑病症状	必备	疾病早期很少
惊厥	不一定有	很少
发作周期性	单次性，最长持续可达 12 周	分次发作，间隔至少 4 周
MRI 的灰白质大片病灶	经常见到	很少
MRI 影像增强图	经常见到	经常见到
MRI 追踪改变	病灶可消失或仅有少许后遗症	又复发和新病灶出现
CSF 白细胞增多	不同程度	很少见（若有，不多于 50 个）
寡克隆区带	不同程度阳性	经常阳性
对皮质激素反应	非常好	很好

六、治疗

急性期采取大剂量皮质类固醇冲击疗法，可抑制过度的自身免疫应答及炎性脱髓鞘病变；对糖皮质激素疗效不佳者可考虑用血浆置换疗法或免疫球蛋白。

七、预后

ADEM 为单相病程，历时数周，预后与发病诱因和病情严重程度有关，多数患者可获恢复。

第四节　弥漫性硬化和同心圆性硬化

一、弥漫性硬化

弥漫性硬化（diffuse sclerosis）是亚急性或慢性脑白质广泛脱髓鞘疾病。

（一）病因和病理

病因迄今未明确，一般认为属于自身免疫性疾病。

脱髓鞘病变可累及大脑半球和整个脑叶，常不对称，大多以一侧枕叶为主，也可对称性受累。偶见视神经、脑干与脊髓受损。

（二）临床表现

（1）幼儿或青少年期发病，男性较多。多呈亚急性、慢性进行性恶化病程，停顿或改善极为罕见，极少缓解-复发。

（2）视力障碍早期出现视野缺损、同向性偏盲及皮质盲等；常见痴呆或智能减退、精神障碍、皮质聋、不同程度的偏瘫或四肢瘫和假性球麻痹等，也可有痫性发作、共济失调、锥体束征、视乳头水肿、眼外肌麻痹、核间性眼肌麻痹、眼球震颤、面瘫、失语症和尿便失禁等。

（三）辅助检查

1. EEG 为高波幅慢波占优势的慢波出现；视觉诱发电位多有异常。

2. 影像学检查 CT 可显示脑白质大片状低密度区，以枕、顶和颞区为主，累及一侧或两侧半球，不对称；MRI 可见脑白质长 T_1、长 T_2 弥漫性病灶。

3. 脑脊液 细胞数正常或轻度增高，蛋白轻度增高，个别病例可检出寡克隆区带。

（四）诊断及鉴别诊断

1. 诊断 主要根据病史、病程经过、临床表现及辅助检查综合判定。

2. 鉴别诊断 弥漫性硬化临床上最易与肾上腺脑白质营养不良（adrenoleukodystrophy，ALD）混淆，但 ALD 呈特有的仅累及男性的性连锁遗传及肾上腺萎缩，多伴有周围神经受累及神经传导速度异常，血中极长链脂肪酸含量升高。

（五）治疗

本病目前尚无有效治疗方法，文献报告用肾上腺皮质激素和环磷酰胺可使部分病例的临床症状有所缓解。主要采取对症及支持疗法，加强护理。

（六）预后

本病预后不良。

二、同心圆性硬化

同心圆性硬化（concentric sclerosis）是较少见的而又具有特异性病理改变的大脑白质脱髓鞘病变，又称 Balo 病。

（一）病理

病理特点是脱髓鞘带与正常髓鞘保留区形成交互排列，状如树木的年轮，故名之。一般认为本病是 MS 的变异型。

（二）临床表现

（1）多为青壮年，急性起病。

（2）多以精神障碍为首发症状，再出现偏瘫、失语等。

（3）体征可有轻偏瘫、肌张力增高及病理征等。

（4）MRI 可显示额叶、顶叶、枕叶、颞叶白质区洋葱头样或树木年轮样黑白相间的类圆形病灶。

（三）治疗

治疗可试用肾上腺皮质激素治疗。

第五节　脑白质营养不良

脑白质营养不良是一组由于遗传因素导致髓鞘形成缺陷，不能完成正常发育的疾病。

一、异染性脑白质营养不良

异染性脑白质营养不良是一种神经鞘脂沉积病。本病是芳基硫酸酯酶 A 基因缺乏，引起硫脑苷脂沉积于体内，导致中枢神经系统广泛脱髓鞘。

（一）临床表现

（1）幼儿型（1～4岁）多见，男多于女。1～2岁发育正常，后出现双下肢无力、步态异常、痉挛和易跌倒，伴语言障碍及智能减退。

（2）少数为少年型，成人型极少。常以精神障碍、行为异常、记忆力减退为首发症状。晚期出现构音障碍、锥体束征、周围神经病等。

（3）尿液芳基硫酸酯酶A明显缺乏，活性消失，硫脑苷脂阳性支持本病诊断；头部CT可见脑白质或脑室旁对称的不规则低密度区，无占位效应，不强化；MRI为长T_1、长T_2信号。

（二）诊断

婴幼儿出现进行性运动障碍、视力减退和精神异常，CT和MRI证实两侧半球对称性白质病灶，尿液芳基硫酸酯酶A活性消失，即可临床诊断。

（三）治疗

本病主要是对症支持治疗。避免或限制进食富含维生素A的食物。

（四）预后

本病预后差。

二、肾上腺脑白质营养不良

肾上腺脑白质营养不良（adrenoleukodystrophy，ALD）是一种脂质代谢障碍病，是X连锁隐性遗传，基因定位于Xq28。由于体内过氧化物酶缺乏、长链脂肪酸代谢障碍，脂肪酸在体内尤其脑和肾上腺皮质沉积，导致脑白质脱髓鞘和肾上腺皮质病变。

（一）病理

枕叶、顶叶及颞叶白质可见对称的大片状脱髓鞘病灶，可累及脑干、视神经，偶累及脊髓，周围神经不受损。

（二）临床表现

（1）本病多在儿童期（5～14岁）发病，通常均为男孩，可有家族史。脑部损害或肾上腺皮质功能不全均可为首发症状，病程缓慢进展。

（2）神经系统早期表现为智能减退及情感障碍；晚期表现为瘫痪等；重症病例可见痴呆等。

（3）肾上腺皮质功能低下表现。

（4）CT或MRI所见酷似其他脑白质营养不良。

（三）诊断

男孩出现步态不稳、行为异常、偏瘫、皮质盲、耳聋等，缓慢进行性加重，应考虑本病，如伴肾上腺皮质功能减退表现，ACTH试验异常可临床诊断。

（四）治疗

（1）肾上腺皮质激素替代治疗可延长生命，但不能阻止髓鞘破坏。

（2）食用富含不饱和脂肪酸饮食，避免食用含长链脂肪酸食物。

（五）预后

本病预后差。

第六节　脑桥中央髓鞘溶解症

脑桥中央髓鞘溶解症（central pontine myelinolysis，CPM）是以脑桥基底部呈对称性脱髓鞘为病理特征的疾病。

一、病因及病理

本病病因未明，绝大多数患者存在酒精中毒晚期或 Wernicke 脑病，也可见于肾衰竭透析治疗后、肝功能衰竭或肝移植后、淋巴瘤及癌症晚期、营养不良、败血症、脱水及电解质紊乱、急性出血性胰腺炎和严重烧伤等。

病理特点是脑桥基底部对称分布的神经纤维脱髓鞘，病灶边界清楚，大小不定。

★二、临床表现

（1）为散发，任何年龄均可发生。

（2）其显著特点是常伴发于严重的疾病，常在原发病的基础上突然发生四肢弛缓性瘫，咀嚼、吞咽及言语障碍，眼震及眼球协同运动障碍；可呈缄默及完全或不完全性闭锁综合征。多数 CPM 患者预后极差，死亡率极高，可于数日或数周内死亡，少数存活者遗留痉挛性四肢瘫等严重神经功能障碍，偶有完全康复的患者。

（3）脑干听觉诱发电位（BAEP）有助于确定脑桥病变，但不能确定病灶范围。MRI 可发现脑桥基底部特征性蝙蝠翅膀样病灶，呈对称分布 T_1 低信号、T_2 高信号，无增强效应。

三、诊断及鉴别诊断

慢性酒精中毒、严重全身性疾病和低钠血症纠正过快的患者，临床上在数天之内突然发展为四肢瘫痪、假性延髓性麻痹和闭锁综合征，就应考虑脑桥中央髓鞘溶解症的诊断。

本病应与脑桥基底部梗死、肿瘤和多发性硬化等鉴别。

四、治疗

目前 CPM 仍以支持及对症治疗为主，积极处理原发病。

五、预后

本病预后极差，死亡率极高。

同步练习

1. 中枢神经系统脱髓鞘疾病的分类有哪些？什么是临床孤立综合征？
2. 多发性硬化依据病程怎样进行临床分型？分型的意义何在？
3. 多发性硬化的临床特征是什么？
4. 2010 年修订的 McDonald 多发性硬化诊断标准中，证实时间多发性和空间多发性的证据分别是什么？
5. 复发缓解型多发性硬化如何治疗？
6. 2006 年 Wingerchuk 修订的 NMO 诊断标准和 2015 年 IPND 制定的 NMOSD 诊断标准各是什么？
7. 视神经脊髓炎如何治疗？
8. 急性播散性脑脊髓炎的临床表现有哪些？
9. 肾上腺脑白质营养不良的临床表现有哪些？

10.哪些情况下容易发生脑桥中央髓鞘溶解症？

参考答案

1.答：包括遗传性（髓鞘形成障碍性疾病）和获得性（正常髓鞘为基础的脱髓鞘病）两大类。

临床孤立综合征为因首次发生的中枢神经系统脱髓鞘事件所导致的一组临床综合征，临床上既可表现为孤立的视神经炎、脑干脑炎、脊髓炎或某个解剖部位受累后症状体征，亦可出现多部位同时受累的复合临床表现。

2.答：分为：复发缓解型MS、继发进展型MS、原发进展型MS、进展复发型MS。该分型与治疗决策有关。

3.答：绝大多数患者的病变表现为在空间上的多发性（即散在分布于CNS的多数病灶），及其在时间上的多发性（即病程中的缓解复发）。

4.答：见文中表13-3。

5.答：复发缓解型MS治疗如下。

①促皮质素及皮质类固醇：是治疗MS急性发作和复发的主要药物，具有抗炎及免疫调节作用，缩短急性期和复发期病程。多主张大剂量短程疗法，近期有效率可达74.8%。临床常用药物是：甲基泼尼龙、ACTH、泼尼松、地塞米松。

②β-干扰素疗法：IFN-β有较强的抗病毒作用，可增强MS患者免疫细胞的抑制功能。

③硫唑嘌呤：2～3mg/（kg·d）口服可降低MS复发率，但不能影响残疾的进展。

④免疫球蛋白。

6.答：分别详见文中表13-4和表13-5。

7.答：（1）急性发作期治疗

①糖皮质激素：首选大剂量甲泼尼龙冲击疗法，能加速NMO病情缓解。应用原则是：大剂量，短疗程，减药为先快后慢，后期减至小剂量长时间维持。

②血浆置换：用激素冲击治疗无效的NMO患者。

③静脉注射大剂量免疫球蛋白（IVIG）：无血浆置换条件者，使用IVIG可能有效。

④激素联合其他免疫抑制剂：合并其他自身免疫疾病的患者，可选择激素联合其他免疫抑制剂治疗方案。

（2）缓解期治疗　主要通过抑制免疫达到降低复发率，延缓残疾累积的目的，需长期治疗。一线药物方案包括硫唑嘌呤、利妥昔单抗、吗替麦考酚酯和甲氨蝶呤。二级药物可选用环磷酰胺、米托蒽醌和那他珠单抗等。

8.答：①多数病例在感染或接种疫苗后1～2周急性起病，多散发，四季均可发病，患者均为儿童和青壮年，病情较严重，有些病例病情险恶。疹病后脑脊髓炎通常出现于皮疹后2～4天，常是疹斑正在消退、症状正在改善时患者突然再次出现高热、抽搐、昏睡和深昏迷等；并可累及脊髓、锥体外系和小脑系统。

②急性坏死性出血性脑脊髓炎是ADEM暴发型，见于青壮年，病前1～2周有感染史，起病急骤，病情凶险，2～4日内达高峰，死亡率高。

9.答：①本病多在儿童期（5～14岁）发病，通常均为男孩，可有家族史。脑部损害或肾上腺皮质功能不全均可为首发症状，病程缓慢进展。

②神经系统早期表现为智能减退及情感障碍；晚期表现为瘫痪等；重症病例可见痴呆等。

③肾上腺皮质功能低下表现。

④CT或MRI所见酷似其他脑白质营养不良。

10.答：酒精中毒晚期或Wernicke脑病，也可见于肾衰竭透析治疗后、肝功能衰竭或肝移植后、淋巴瘤及癌症晚期、营养不良、败血症、脱水及电解质紊乱、急性出血性胰腺炎和严重烧伤等。

（朱海兵）

第十四章　运动障碍性疾病

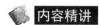学习目的

1. 掌握　帕金森病的临床表现及诊断标准；运动障碍性疾病的概念、分类。

2. 熟悉　肝豆状核变性、小舞蹈病和亨廷顿病的临床表现。

3. 了解　帕金森病、肝豆状核变性和小舞蹈病的主要治疗方法；肌张力障碍的概念，扭转性肌张力障碍的体征；特发性震颤的临床特征和治疗。

内容精讲

概　　述

★运动障碍性疾病（movement disorders），是一组以随意运动迟缓、不自主运动、肌张力异常、姿势步态障碍等运动症状为主要表现的神经系统疾病，大多与基底核病变有关。分为肌张力增高-运动减少和肌张力降低-运动过多两大症候群，前者以运动贫乏为特征，后者主要表现异常不自主运动。

第一节　帕金森病

帕金森病（Parkinson disease，PD）是一种常见于中老年的神经系统变性疾病，临床上以静止性震颤、运动迟缓、肌强直和姿势步态障碍为主要特征。

一、病因及发病机制

（1）神经系统老化　年龄老化只是 PD 发病的促发因素。

（2）环境因素　环境中的工业或农业毒物可能是 PD 的病因之一。

（3）遗传因素　约 10% PD 患者有家族史，绝大多数为散发性。

（4）多因素交互作用　PD 并非单一因素所致，可能有多种因素交互参与。

二、病理

1. 基本病变　两大病理特征：①黑质致密部多巴胺能神经元变性、缺失。②残留的神经元胞质内出现特征性嗜酸性包涵体即路易（Lewy）小体。

2. 生化改变　黑质多巴胺能神经元通过黑质-纹状体通路将多巴胺输送到纹状体，参与基底核的运动调节。PD 患者黑质纹状体多巴胺（DA）递质水平显著降低。

DA 和乙酰胆碱（ACh）作为纹状体中两种重要神经递质系统，功能相互拮抗，两者维持平衡对基底核环路活动起重要的调节作用。

★三、临床表现

发病年龄多为 60 岁以上，40 岁以前少，男多于女。隐匿起病，缓慢发展。

1. 运动症状 常始于一侧上肢，逐渐累及同侧下肢，再波及对侧上肢及下肢。主要有以下四主征。

（1）静止性震颤（static tremor） 常为首发症状，典型表现是拇指与食指呈"搓丸样"（pill-rolling）动作，节律为 4～6Hz，静止时出现或明显，随意运动时减轻或停止，紧张时加剧，入睡后消失。部分患者可合并姿势性震颤。

（2）肌强直（rigidity） 可表现"折刀样强直""铅管样强直"。

（3）运动迟缓（bradykinesia） 随意运动减少，动作缓慢、笨拙。包括始动困难和运动迟缓；呈现"面具脸"（masked face）；呈现"小字征"（micrographia）。

（4）姿势步态障碍（postural instability） 早期表现下肢拖曳，后期呈小步态，启动困难，行走时上肢摆动减少或完全消失。有时出现"冻结"现象或慌张步态。

2. 非运动症状 可先于运动症状而发生。

（1）感觉障碍 早期可出现嗅觉减退或睡眠障碍；中晚期常有肢体麻木、疼痛；部分患者可伴有不安腿综合征（restless leg syndrome，RLS）。

（2）自主神经功能障碍 临床常见便秘、多汗、脂溢性皮炎、流涎等；后期出现性功能减退、排尿障碍或直立性低血压。

（3）精神和认知障碍 近半数有抑郁，并常伴有焦虑。部分患者晚期可出现认知功能减退乃至痴呆，以及幻觉。

四、辅助检查

1. 血、唾液、脑脊液 常规化验均无异常，血 DNA 基因突变，唾液和脑脊液有 α-突触核蛋白、DJ-1 蛋白含量改变。

2. 分子影像学 CT、MRI 检查亦无特征性改变。PET 或 SPECT 检查有辅助诊断价值。

3. 嗅棒和经颅超声 嗅觉测试可发现早期患者嗅觉减退；经颅超声可发现大多数 PD 患者的黑质回声增强；研究提示早期 PD 患者心脏间碘苄胍（metaiodobenzylguanidine，MIBG）摄取量减少。

4. 病理 外周组织可检见 α-突触核蛋白异常聚集。

★五、诊断及鉴别诊断

（一）诊断

中国帕金森病诊断标准主要依据中老年发病，缓慢进展性病程，必备运动迟缓及至少具备静止性震颤、肌强直或姿势步态障碍中的一项，偏侧起病，对左旋多巴治疗敏感即可作出临床诊断（表 14-1）。

表 14-1 中国帕金森病诊断标准（2016 版）

诊断标准 （必备标准）	1. 运动迟缓：运动缓慢和在持续运动中运动幅度或速度的下降 2. 至少具有以下一个症状：肌肉强直或静止性震颤
支持标准 （支持条件）	1. 患者对多巴胺能药物的治疗明且显著有效。在初始治疗期间，患者的功能可恢复或接近至正常水平。在没有明确记录的情况下，初始治疗的显著应答可定义为以下两种情况： 　（1）药物剂量增加时症状显著改善，剂量减少时症状显著加重。以上改变可通过客观评分（治疗后 UPDRS-Ⅲ评分改善超过 30%）或主观描述（由患者或看护者提供的可靠而显著的病情改变）来确定 　（2）存在明确且显著的开/关期症状波动，并在某种程度上包括可预测的剂末现象 2. 出现左旋多巴诱导的异动症 3. 临床体检观察到单个肢体的静止性震颤（既往或本次检查） 4. 以下辅助检测阳性有助于鉴别帕金森病与非典型性帕金森综合征：存在嗅觉减退或丧失，或头颅超声显示黑质异常高回声（>20mm²），或心脏间碘苄胍闪烁显像法显示心脏去交感神经支配

续表

排除标准 （不应存在的情况）	1.存在明确的小脑性共济失调，或者小脑性眼动异常（持续的凝视诱发的眼震、巨大方波跳动、超节律扫视） 2.出现向下的垂直性核上性凝视麻痹，或者向下的垂直性扫视选择性减慢 3.在发病后5年内，患者被诊断为高度怀疑的行为变异型额颞叶痴呆或原发性进行性失语 4.发病3年后仍局限于下肢的帕金森样症状 5.多巴胺受体阻滞剂或多巴胺耗竭剂治疗诱导的帕金森综合征，其剂量和时程与药物性帕金森综合征相一致 6.尽管病情为中等严重程度（即根据MDS-UPDRS，评定肌强直或运动迟缓的计分大于2分），但患者对高剂量（不少于600mg/d）左旋多巴治疗缺乏显著的治疗应答 7.存在明确的皮质复合感觉丧失（如在主要感觉器官完整的情况下出现皮肤书写觉和实体辨别觉损害），以及存在明确的肢体观念运动性失用或进行性失语 8.分子神经影像学检查突触前多巴胺能系统功能正常
警示征象 （支持判断 其他疾病）	1.发病后5年内出现快速进展的步态障碍，以至于需要经常使用轮椅 2.运动症状或体征在发病后5年内或5年以上完全不进展，除非这种病情的稳定是与治疗相关 3.发病后5年内出现球麻痹症状，表现为严重的发音困难、构音障碍或吞咽困难（需进食较软的食物，或通过鼻胃管、胃造瘘进食） 4.发病后5年内出现吸气性呼吸功能障碍，即在白天或夜间出现吸气性喘鸣或者频繁的吸气性叹息 5.发病后5年内出现严重的自主神经功能障碍，包括： （1）直立性低血压，即在站起后3min内，收缩压下降至少30mmHg（1mmHg=0.133kPa）或舒张压下降至少20mmHg，并排除脱水、药物或其他可能解释自主神经功能障碍的疾病 （2）发病后5年内出现严重的尿潴留或尿失禁（不包括女性长期存在的低容量压力性尿失禁），且不是简单的功能性尿失禁（如不能及时如厕）。对于男性患者，尿潴留必须不是由前列腺疾病所致，且伴发勃起障碍 6.发病后3年内由于平衡障碍导致反复（>1次/年）跌倒 7.发病后10年内出现不成比例的颈部前倾或手足挛缩 8.发病后5年内不出现任何一种常见的非运动症状，包括嗅觉减退、睡眠障碍（睡眠维持性失眠、日间过度嗜睡、快动眼期睡眠行为障碍）、自主神经功能障碍（便秘、日间尿急、症状性直立性低血压）、精神障碍（抑郁、焦虑、幻觉） 9.出现其他原因不能解释的锥体束征 10.起病或病程中表现为双侧对称性的帕金森综合征症状，没有任何侧别优势，且客观体检亦未观察到明显的侧别性

1.临床确诊的帕金森病需要具备 ①不存在绝对排除标准；②至少存在2条支持标准；③没有警示征象。

2.临床很可能的帕金森病需要具备 ①不符合绝对排除标准；②如果出现警示征象则需要通过支持标准来抵消：如果出现1条警示征象，必须需要至少1条支持标准抵消；如果出现2条警示征象，必须需要至少2条支持标准抵消；如果出现2条以上警示征象，则诊断不能成立。

帕金森综合征是一个大的范畴，包括原发性帕金森病、帕金森叠加综合征、继发性帕金森综合征和遗传变性性帕金森综合征。症状体征不对称、静止性震颤、对左旋多巴制剂治疗敏感多提示原发性帕金森病。

（二）鉴别诊断

1.继发性帕金森综合征 此综合征是由药物、感染、中毒、脑卒中、外伤等明确的病因所致。

2.伴发于其他神经变性疾病的帕金森综合征 包括多系统萎缩（MSA）、进行性核上性麻痹（PSP）和皮质基底节变性（CBD）等。

3.其他 特发性震颤约1/3患者有家族史，各年龄段均可发病，姿势性或动作性震颤为唯一表现，无肌强直和运动迟缓，饮酒或服用普萘洛尔后震颤可显著减轻。

六、治疗

（一）治疗原则

1.综合治疗　应对 PD 的运动症状和非运动症状采取综合治疗，包括药物治疗、手术治疗、康复治疗、心理治疗和护理。目前仍以药物治疗为主。

2.用药原则　坚持"剂量滴定""以最小剂量达到满意效果"；治疗应遵循一般原则，也强调个体化。

（二）药物治疗

1.保护治疗　目的是延缓疾病发展，改善患者的症状。临床上作为保护治疗的药物主要是单胺氧化酶 B 型（MAO-B）抑制剂。

2.早期帕金森病的症状性治疗

（1）何时开始用药　疾病早期无需特殊治疗，应鼓励患者多做主动运动。若影响患者的日常生活和工作能力，则需采用药物治疗。

（2）首选药物原则

① 老年前（＜65 岁）患者，且不伴智能减退，可如下选择：a.非麦角类 DR 激动剂；b.MAO-B 抑制剂，或加用维生素 E；c.金刚烷胺：震颤明显而其他抗 PD 药物效果不佳则可选用抗胆碱能药；d.复方左旋多巴＋儿茶酚-氧位-甲基转移酶（COMT）抑制剂；e.复方左旋多巴：一般在 a、b、c 方案治疗效果不佳时加用。

② 老年（≥65 岁）患者，或伴智能减退：首选复方左旋多巴，必要时加用 DR 激动剂、MAO-B 抑制剂或 COMT 抑制剂。苯海索尽可能不用。

（3）治疗药物

① 抗胆碱能药物：对震颤明显且年轻患者，老年患者慎用，青光眼及前列腺肥大患者禁用。

② 金刚烷胺：对少动、强直、震颤均有改善作用，对伴异动症患者可能有帮助。

③ 复方左旋多巴：至今仍是治疗 PD 的最基本、最有效药物，对震颤、强直、运动迟缓等均有较好疗效。

④ DR 激动剂：目前大多推崇非麦角类 DR 激动剂为首选药物，尤其用于年轻患者病程初期。

⑤ MAO-B 抑制剂：其能阻止脑内多巴胺降解，增加多巴胺浓度。与复方左旋多巴合用可增强疗效，改善症状波动，单用有轻度改善症状作用。

⑥ COMT 抑制剂：通过抑制左旋多巴在外周的代谢，使血浆左旋多巴浓度保持稳定，并能增加其进脑量。

3.中期帕金森病的症状性治疗　此时应添加复方左旋多巴治疗；若在早期阶段首选低剂量复方左旋多巴治疗而症状改善不显著，此时应适当增加剂量，或添加 DR 激动剂、司来吉兰或金刚烷胺，或 COMT 抑制剂。

4.晚期帕金森病的症状性治疗　一方面继续力求改善运动症状，同时需处理伴发的运动并发症和非运动症。

（1）运动并发症的治疗　包括药物剂量、用法等治疗方案调整和手术治疗（主要是脑深部电刺激术）。

① 症状波动的治疗：主要两种形式：a.疗效减退（wearing-off）或剂末现象（end of dose deterioration）：可增加每日服药次数或增加每次服药剂量，或改用缓释剂，或加用雷沙吉兰或恩他卡朋，也可加用 DR 激动剂；b."开-关"现象（on-off phenomenon）：可应用长效 DR 激动剂，

或皮下持续输注左旋多巴甲酯或乙酯。

② 异动症的治疗：异动症又称为运动障碍。主要有三种形式：a.剂峰异动症：减少复方左旋多巴单次剂量可减轻异动症，晚期患者需同时加用 DR 激动剂；b.双相异动症：可尝试增加复方左旋多巴每次用药剂量及服药次数，或加用 DR 激动剂；c.肌张力障碍：发生清晨服药之前，可在睡前服用复方左旋多巴控释剂或长效 DR 激动剂，或起床前服用弥散型多巴丝肼或标准片；发生于"关"期或"开"期的肌张力障碍可适当增加或减少复方左旋多巴用量。

（2）非运动症的治疗　必须遵循一定的原则。

① 感觉症状：失眠若与夜间帕金森病运动症状相关，睡前需加用复方左旋多巴控释片。若伴有不安腿综合征者，睡前加用 DR 激动剂。

② 自主神经功能障碍：对于便秘，增加饮水量和高纤维含量的食物，停用抗胆碱能药，必要时加用通便药。泌尿障碍的患者减少晚餐后的摄水量，也可试用莨菪碱等外周抗胆碱能药。直立性低血压应适当增加盐和水的摄入量，睡眠时抬高床头位，穿弹力裤，不宜快速变换体位，米多君治疗有效。

③ 精神障碍：若与抗帕金森病药物有关，则依次逐减或停用抗胆碱能药、金刚烷胺、司来吉兰或 DR 激动剂，待症状明显缓解乃至消失为止。通过药物调整无效的严重幻觉、精神错乱、意识模糊可加用非经典抗精神病药物如氯氮平等。对于认知功能障碍和痴呆，可应用胆碱酯酶抑制剂。

（三）手术及干细胞治疗

早期药物治疗显效，而长期治疗疗效明显减退，同时出现异动症者可考虑手术治疗。

（四）中医、康复及心理治疗

中药或针灸和康复治疗作为辅助手段对改善症状也可起到一定作用。

七、预后

PD 是一种慢性进展性疾病，目前尚无根治方法。

第二节　肝豆状核变性

肝豆状核变性（hepatolenticular degeneration，HLD）亦称 Wilson 病（Wilson disease，WD），是一种遗传性铜代谢障碍所致的肝硬化和以基底核为主的脑部变性疾病。临床上表现为进行性加重的锥体外系症状、肝硬化、精神症状、肾功能损害及角膜色素环（Kayser-Fleischer ring，K-F 环）。

一、病因及发病机制

本病是常染色体隐性遗传铜代谢障碍疾病。致病基因 ATP7B 定位于染色体 13q14.3，编码一种 1411 个氨基酸组成的铜转运 P 型 ATP 酶。ATP7B 基因突变导致 ATP 酶功能减弱或消失，引致血清铜蓝蛋白（ceruloplasmin，CP）合成减少以及胆道排铜障碍，蓄积在体内的铜离子在肝、脑、肾、角膜等处沉积，引起进行性加重的肝硬化、锥体外系症状、精神症状、肾损害及角膜色素环等。

二、病理

病理改变主要累及肝、脑、肾、角膜等。

★三、临床表现

多在 5～35 岁，少数可迟至成年期，男性稍多于女性。以肝脏症状起病者平均年龄约 11 岁，以神经症状起病者平均年龄约 19 岁。

1. 神经症状 临床上突出表现是锥体外系病征。20 岁之前起病常以肌张力障碍、帕金森综合征为主，年龄更大者常表现震颤、舞蹈样或投掷样动作。

2. 精神症状 主要表现为情感障碍和行为异常。

3. 肝脏症状 约 80% 患者发生肝脏症状。

4. 眼部异常 K-F 环是本病最重要的体征，95%～98% 患者有 K-F 环。

5. 其他 大部分患者有皮肤色素沉着。出现肾性糖尿、蛋白尿等。少数患者可发生肾小管性酸中毒，并可产生骨质疏松、骨和软骨变性等。

四、辅助检查

1. 铜代谢相关的生化检查 ①血清铜蓝蛋白降低：正常为 $0.26～0.36g/L$，WD 患者显著降低，甚至为零，血清铜蓝蛋白降低是重要诊断依据之一。②血清铜降低：90% WD 的血清铜降低。③尿铜增加：24h 尿铜排泄量正常 $<100\mu g$，患者 $\geqslant100\mu g$。④肝铜量：是诊断 WD 金标准。正常 $50\mu g/g$（肝干重），患者 $>250\mu g/g$（肝干重）。

2. 肝肾功能 不同程度的肝功能改变，晚期发生肝硬化。以肾功能损害为主。

3. 影像学检查 CT 可显示双侧豆状核对称性低密度影。MRI 显示 T_1 低信号和 T_2 高信号。约 96% 患者 X 线片可见骨质疏松等，以手多见。

4. 离体皮肤成纤维细胞培养 经高浓度铜培养液传代孵育的患者皮肤成纤维细胞，其胞质内铜/蛋白比值远高于杂合子及对照组。

5. 基因诊断 尚不能取代常规筛查手段。常规手段不能确诊的病例，或对症状前期患者、基因携带者筛选时，可考虑基因检测。

五、诊断及鉴别诊断

1. 诊断 临床诊断主要根据 4 条标准：①肝病史、肝病征或锥体外系表现；②血清 CP 显著降低和（或）肝铜增高；③角膜 K-F 环；④阳性家族史。符合①②③或①②④可确诊 WD；符合①③④很可能为典型 WD；符合②③④很可能为症状前 WD；如符合 4 条中的 2 条则可能是 WD。

2. 鉴别诊断 本病临床表现复杂多样，鉴别应从肝脏及神经系统两个主要方面症状及体征考虑，须重点鉴别的疾病有急、慢性肝炎，肝硬化，小舞蹈病，亨廷顿病等。

六、治疗

治疗的基本原则是低铜饮食、用药物减少铜的吸收和增加铜的排出；治疗愈早愈好，对症状前期患者也需及早治疗。

1. 低铜饮食 应尽量避免食用含铜多的食物。此外，高氨基酸、高蛋白饮食能促进尿铜的排泄。

2. 阻止铜吸收

（1）锌剂 竞争性抑制铜在肠道吸收，促进粪铜排泄；尿铜排泄也有一定增加。

（2）四硫钼酸胺（tetrathiomolybdate，TM） 在肠黏膜中形成铜与白蛋白的复合物，后者不能被肠吸收而随粪便排出；并能限制肠黏膜对铜的吸收。但不能用作维持治疗。

3. 促进排铜 各种驱铜药物均为铜络合剂，通过与血液及组织中的铜形成无毒的复合物从尿排出。

（1）D-青霉胺（D-penicillamine，PCA） 是治疗 WD 的首选药物，药理作用不仅在于络合血液及组织中的过量游离铜从尿中排出，而且能与铜在肝中形成无毒的复合物而消除铜在游离状态下的毒性。首次使用应作青霉素皮试。

（2）三乙基四胺（trietyl tetramine） 也是一种络合剂，其疗效和药理作用与 D-青霉胺基本相同。

（3）二巯丁二酸钠（Na-DMS） 是含有双巯基的低毒高效重金属络合剂，能与血中游离铜、组织中已与酶系统结合的铜离子结合，形成解离及毒性低的硫醇化合物经尿排出。

（4）其他 如二巯丙醇（BAL）、二巯丙磺酸（DMPS）、依地酸钙钠（EDTA Na-Ca）也有治疗作用，但现较少用。

4. 中药治疗 大黄、黄连、姜黄等具有利尿及排铜作用而对 WD 有效。单用中药效果不满意，中西医结合治疗效果更好。

5. 对症治疗 如有肌强直及震颤者可用苯海索和（或）金刚烷胺，症状明显者可用复方左旋多巴；依据症状选用抗精神病药物、抗抑郁药、促智药。无论有无肝损害均需护肝治疗。

6. 手术治疗 手术治疗包括脾切除和肝移植。脾切除是对 WD 患者合并脾功能亢进的重要辅助治疗措施。经各种治疗无效的严重病例可考虑肝移植。

七、预后

本病早发现早诊断早治疗，一般较少影响生活质量和生存期，少数病情严重者预后不良。

第三节 小舞蹈病

小舞蹈病（chorea minor）多见于儿童和青少年，其临床特征为舞蹈样动作、肌张力降低、肌力减退和（或）精神症状。

一、病因及发病机制

本病被认为是由 A 组 β 溶血型链球菌感染引起的自身免疫反应所致。

二、病理

病理改变主要为黑质、纹状体、丘脑底核、小脑齿状核及大脑皮质充血、水肿、炎性细胞浸润及神经细胞弥漫性变性。

★三、临床表现

多见于 5～15 岁，男女之比约为 1∶3。无季节、种族差异。病前常有 A 组 β 溶血性链球菌感染史。大多数为亚急性起病，少数急性起病。

1. 舞蹈症 可以是全身性，也可以是一侧较重，主要累及面部和肢体远端。舞蹈症常在发病 2～4 周内加重，3～6 个月内自发缓解。约 20％的患儿会复发，通常在 2 年内。少数在初次发病十年后再次出现轻微的舞蹈症。

2. 肌张力低下和肌无力 可有明显的肌张力减低和肌无力。当患儿举臂过头时，手掌旋前（旋前肌征）。检查者请患儿紧握检查者的第二、三手指时能感到患儿手的紧握程度不恒定，时紧时松，称为挤奶妇手法或盈亏征。有时肌无力可以是本病的突出征象。

3. 精神障碍 患儿常伴某些精神症状。

4. 其他 约 1/3 患儿可伴其他急性风湿热表现。

四、辅助检查

1. 血清学检查 白细胞增多，红细胞沉降率加快，C 反应蛋白效价升高，抗链球菌溶血素"O"滴度增加。由于本病多发生在链球菌感染后，故不少患儿发生舞蹈样动作时链球菌检查常为阴性。

2. 咽拭子培养　可检出 A 组溶血性链球菌。

3. 脑电图及影像学检查　脑电图为轻度弥漫性慢活动，无特异性。多数患儿的头颅 CT 显示尾状核区低密度灶及水肿，MRI 显示尾状核、壳核、苍白球增大，T_2 加权像信号增强，随临床好转而消退。

五、诊断及鉴别诊断

1. 诊断　主要依据儿童或青少年起病、有风湿热或链球菌感染史、亚急性或急性起病的舞蹈症，伴肌张力低下、肌无力和（或）精神症状应考虑本病。合并其他风湿热表现及自限性病程可进一步支持诊断。

2. 鉴别诊断　对无风湿热或链球菌感染史、单独出现的风湿性舞蹈病（小舞蹈病）须与其他原因引起的舞蹈症鉴别。

六、治疗

1. 对症治疗　对舞蹈症状可选用多巴胺受体拮抗剂，也可选用多巴胺耗竭剂。加用苯二氮䓬类药可更有效控制舞蹈症。

2. 病因治疗　在确诊本病后，无论病症轻重，均需应用抗链球菌治疗。

3. 免疫疗法　可应用糖皮质激素。用血浆置换、免疫球蛋白静脉注射治疗本病，可缩短病程、减轻症状。

七、预后

本病为自限性疾病。约 1/4 患儿可复发。

第四节　亨廷顿病

亨廷顿病（Huntington disease，HD）又称亨廷顿舞蹈病（Huntington chorea），是一种常染色体显性遗传的基底核和大脑皮质变性疾病，临床上隐匿起病、缓慢进展的舞蹈症、精神异常和痴呆为特征。

一、病因及发病机制

该病致病基因也称为 Huntington 基因，其功能可能与神经系统发育、细胞内吞和分泌及抑制细胞凋亡有关。在 Huntington 内，三核苷酸（CAG）n 重复编码一段长的多聚谷氨酰胺功能区，故认为本病可能由于一种毒性的功能获得所致。

二、病理及生化改变

1. 病理变化　主要位于纹状体和大脑皮质，黑质、视丘、视丘下核、齿状核亦可轻度受累。神经元缺失主要见于基底核区，其中尾状核和壳核的神经元功能障碍与舞蹈样动作有关，皮质神经元缺失可能与痴呆有关。

2. 生化改变　纹状体传出神经元 γ-氨基丁酸、乙酰胆碱及其合成酶明显减少，多巴胺含量正常或轻度增高；与 γ-氨基丁酸共存的神经调质 P 物质、脑啡肽减少，促生长激素抑制素和神经肽 Y 增加。

★三、临床表现

多见于 30～50 岁，偶见于儿童和青少年，男女均可患病。发病隐匿，呈缓慢进行性加重。

1. 锥体外系症状　舞蹈样不自主运动是本病最常见、最突出特征。

2. 精神障碍及痴呆　精神障碍可表现为情感、性格、人格改变及行为异常。智能改变表现为注意力减退、记忆力降低、认知障碍及智能减退，呈进行性加重。

3.其他 快速眼球运动（扫视）常受损。晚期出现构音障碍和吞咽困难。

四、辅助检查

1.基因检测 CAG 重复序列拷贝数增加，大于 40 具有诊断价值。

2.电生理及影像学检查 脑电图可有弥漫性异常，无特异性。CT 及 MRI 显示大脑皮质和尾状核萎缩，脑室扩大。MRI T_2 加权信号增强。MR 波谱示大脑皮质及基底核乳酸水平增高。PET 显示尾状核、壳核区葡萄糖代谢明显降低。

五、诊断及鉴别诊断

1.诊断 临床根据发病年龄、阳性家族史、典型的舞蹈样运动、精神症状和进行性痴呆，基因检测可确诊，并可发现临床前期患者。

2.鉴别诊断 本病应与小舞蹈病、良性遗传性舞蹈病、迟发性运动障碍鉴别。

六、治疗

缺乏特异性的治疗方法，目前主要采用对症治疗。对舞蹈症可选用：①多巴胺受体阻滞剂；②中枢多巴胺耗竭剂；③补充中枢 γ-氨基丁酸或乙酰胆碱药物，一般疗效不佳。

七、预后及预防

本病病程约 10~25 年，平均 19 年。对确诊的患者的家族给予必要的遗传咨询，注意发掘临床前期病例。

第五节　肌张力障碍

肌张力障碍（dystonia）是一种不自主、持续性的肌肉收缩引起的扭曲、异常重复运动或异常姿势的运动障碍性疾病。依据病因可分为原发性和继发性；依据肌张力障碍的发生部位可分为局灶型、节段型、多灶型、偏身型和全身型。

一、病因及发病机制

原发性肌张力障碍多为散发，少数有家族史，呈常染色体显性或隐性遗传，或 X 染色体连锁遗传，最多见于 7~15 岁儿童或少年。

继发性（症状性）肌张力障碍是指有明确病因的肌张力障碍，累及纹状体、丘脑、蓝斑、脑干网状结构等病变引起，见于变性、中毒、脑血管病变、脑外伤、脑炎、药物诱发等。

发病机制不详，曾报告脑内一些区域的递质浓度异常。可能存在额叶运动皮质的兴奋抑制通路异常，而导致皮质感觉运动整合功能障碍。

二、病理

原发性扭转痉挛可见非特异性病理改变，包括壳核、丘脑及尾状核的小神经元变性死亡，基底核的脂质及脂色素增多。继发性扭转痉挛的病理学特征随发病不同而异。

三、临床表现

1.扭转痉挛（torsion spasm） 是指全身性扭转性肌张力障碍（torsion dystonia），临床上以四肢、躯干甚至全身的剧烈而不随意的扭转运动和姿势异常为特征。最具特征性的是以躯干为轴的扭转或螺旋样运动。按病因分为原发性和继发性两型。

各种年龄均可发病。儿童期起病者多有阳性家族史，症状常从一侧或两侧下肢开始，逐渐进展至广泛的不自主的扭转运动和姿势异常，导致严重的功能障碍。成年起病者多为散发，症状常从上肢或躯干开始，大约 20% 的患者最终可发展为全身性肌张力障碍，一般不会严重致残。常染色体显性遗传者的家族成员中，可有多个同病成员或有多种顿挫型局限性症状。

2. Meige 综合征　主要表现为眼睑痉挛（blepharospasm）和口-下颌肌张力障碍（oromandibular dystonia），可分为三型：①眼睑痉挛；②眼睑痉挛合并口-下颌肌张力障碍；③口-下颌肌张力障碍。第Ⅱ型为 Meige 综合征的完全型；第Ⅰ、Ⅲ型为不完全型。临床上主要累及眼肌和口、下颌部肌肉。

3. 痉挛性斜颈（spasmodic torticollis）　指以胸锁乳突肌、斜方肌为主的颈部肌群阵发性不自主收缩，引起头向一侧扭转或阵挛性倾斜。可发生于任何年龄，以中年人多见，女性多于男性。起病缓慢，早期表现为周期性头向一侧转动或前倾、后屈，后期头常固定于某一异常姿势。

4. 手足徐动症（athetosis）　也称指痉症或易变性痉挛（mobile spasm），是以肢体远端为主的缓慢弯曲的蠕动样不自主运动。极缓慢的手足徐动导致姿势异常颇与扭转痉挛相似，后者主要侵犯肢体近端、颈肌和躯干肌，典型表现以躯干为轴扭转。

5. 书写痉挛（writer cramp）和其他职业性痉挛　指在执行书写、弹钢琴、打字等职业动作时手和前臂出现的肌张力障碍和异常姿势。患者常不得不用另一只手替代，而做与此无关的其他动作时则为正常。

6. 多巴反应性肌张力障碍　又称 Segawas 病，是一种好发于儿童或青少年，以肌张力障碍或步态异常为首发症状的少见的遗传性疾病。其临床特点为症状的昼间波动性，以及小剂量多巴制剂对其有快速、明显的疗效。

7. 发作性运动障碍（paroxysmal dyskinesia）　表现为突然出现且反复发作的运动障碍，发作间期正常。根据病因、诱发因素、临床症状、发作时间分成 4 类：①发作性运动诱发性运动障碍；②发作性过度运动诱发性运动障碍；③发作性非运动诱发性运动障碍；④睡眠诱发性发作性运动障碍。

四、辅助检查

继发性肌张力障碍的筛查手段包括：头颅 CT 或 MRI（排除脑部器质性损害）、颈部 MRI（排除脊髓病变所致颈部肌张力障碍）、血细胞涂片（排除神经-棘红细胞增多症）、代谢筛查（排除遗传性代谢疾病）、铜代谢测定及裂隙灯检查（排除 Wilson 病）。对儿童期起病的扭转痉挛还可进行 DYT1 基因突变筛查。

五、诊断及鉴别诊断

根据病史、不自主运动和（或）异常姿势的特征性表现和部位等，通常诊断不难。在明确肌张力障碍诊断后要尽量寻找病因。

需注意与以下疾病鉴别：

（1）扭转痉挛应与舞蹈症、僵人综合征（stiff-person syndrome）鉴别。

（2）痉挛性斜颈需与先天性斜颈相鉴别。

（3）Meige 综合征应与颞下关节综合征、下颌错位咬合、面肌痉挛、神经症相鉴别。

六、治疗

治疗措施有药物治疗、局部注射 A 型肉毒毒素（botulinum toxin A）和外科治疗。

1. 药物治疗

（1）抗胆碱能药　苯海索可给予最大耐受剂量为 20～30mg/d，可能控制症状。

（2）对抗多巴胺功能的药物　氟哌啶醇、吩噻嗪类或丁苯那嗪可能有效，但在达到有效剂量时可能诱发帕金森综合征。

（3）苯二氮䓬类　部分病例有效。

（4）巴氯芬和卡马西平也可能有效。

（5）左旋多巴　对多巴反应性肌张力障碍有戏剧性效果。

2. A 型肉毒毒素　局部注射疗效较佳。

3. 手术　对严重痉挛性斜颈可行副神经和上颈段神经根切断术，部分病例可缓解症状，但可复发。丘脑毁损术或脑深部电刺激术对某些偏身及全身性肌张力障碍可能有效。

第六节　其他运动障碍性疾病

一、特发性震颤

特发性震颤（essential tremor，ET）又称原发性震颤，是以震颤为唯一表现的常见的运动障碍性疾病，1/3 以上患者有阳性家族史，呈常染色体显性遗传。病理变化和发病机制均未明了，目前已发现五个致病基因位点，定位于 3q13、31（ETM1）、2p22-p25（ETM2）、6p23（ETM3）、16p11.2（ETM4）和 11q14.1（ETM5）。

起病隐袭，疾病缓慢进展，但亦可长期缓解。多见 40 岁以上，也可少年、青年期发病。震颤是唯一的临床症状，主要表现为姿势性震颤和动作性震颤，往往见于一侧手或双手，头面部也常累及，腿部较少受累。部分患者饮酒后暂时减轻，情绪激动、寒冷等可使震颤加重。

患者如果经常出现姿势性和（或）动作性震颤，饮酒后震颤减轻，有阳性家族史，不伴其他神经系统症状和体征应考虑 ET 可能性。

国际上一线用药为普萘洛尔、扑痫酮；二线用药为苯二氮䓬类、加巴喷丁、托吡酯、A 型肉毒毒素。

对药物无反应，可选择立体定位丘脑毁损术或者丘脑深部刺激术。

二、抽动秽语综合征

抽动秽语综合征（tics-coprolalia syndrome）又称为 Tourette 综合征（Tourette syndrome，TS），多在 2～15 岁间起病，男孩多见。

本病临床特征是，由表情肌、颈肌或上肢肌肉迅速、反复、不规则抽动起病，表现为挤眼、噘嘴、皱眉、摇头、仰颈、提肩等；以后症状加重，出现肢体及躯干的暴发性不自主运动，如躯干扭转、投掷运动、踢腿等。30％～40％患儿因喉部肌肉抽搐而发出重复暴发性无意义的单调怪声，如犬吠声、喉鸣声和咳嗽声等，半数有秽亵言语。85％患儿有轻、中度行为异常，表现注意力不集中、焦躁不安、强迫行为、秽亵行为或破坏行为。约半数患儿可同时伴有注意力缺陷多动症（attention deficit hyperactivity，ADHD）。抽动在精神紧张时加重，入睡后消失。患儿智力不受影响。神经系统检查除不自主运动外一般无其他阳性体征。

脑电图检查可有异常，但无特异性诊断价值。PET 和 SPECT 检查可显示颞、额、基底核区糖代谢及脑灌注降低。

本病诊断依据 DSM-Ⅳ 的诊断标准：①18 岁前发病；②在疾病期间有时存在多发性的运动和一种或多种发声抽动；③抽动一天内发作许多次（通常是一阵阵），几乎是每天或一年多期间间歇性地发作，在此期间从未有连续超过 3 个月的无抽动发作；④疾病造成患者很大的痛苦或严重影响患者的社交、学习和其他重要功能；⑤疾病不是由于兴奋剂或其他疾病（如亨廷顿病或病毒性脑炎）的直接生理性反应所致。需注意与小舞蹈病和习惯性痉挛鉴别。

药物治疗联合心理疏导是治疗本病的有效措施。

三、迟发性运动障碍

迟发性运动障碍（tardive dyskinesia，TD）又称迟发性多动症，是抗精神病药物诱发持久的刻板重复的不自主运动，主要见于长期（1年以上）服用大剂量抗精神病药的患者，减量或停服后最易发生。一般认为在长期阻断纹状体多巴胺能受体后，后者反应超敏所致。也可能与基底核γ-氨基丁酸功能受损有关。

本病多发于老年患者，尤其女性。本病临床特征是节律性刻板重复的舞蹈-手足徐动样不自主运动，可见于口、面部、躯干或四肢。也可有颈或腰部肌张力障碍，或动作不宁。老年人口部运动具有特征性，年轻患者肢体症状较常见，儿童以口面部症状较突出。无用药史时与亨廷顿病不易区别。

本病重在预防，使用抗精神病药物应有明确指征，精神病患者亦宜更换药物。

同步练习

1. 运动障碍性疾病临床上分为哪两种类型？举例阐述各自的临床特征？
2. 帕金森病的生化病理基础是什么？有哪些主要的临床特征？
3. 帕金森病的治疗原则是什么？常用药物治疗有哪些？
4. 肝豆状核变性主要的临床特征是什么？常用的药物治疗有哪些？
5. 什么是肌张力障碍？临床上有哪几种类型？扭转性肌张力障碍有哪些主要的临床表现？
6. 阐述原发性震颤的临床表现及治疗。

参考答案

1. 答：分为肌张力增高-运动减少和肌张力降低-运动过多两大症候群。前者以运动贫乏为特征，如帕金森病表现为静止性震颤、运动迟缓、肌强直和姿势步态障碍；后者主要表现异常不自主运动，如亨廷顿病表现为舞蹈样不自主运动。

2. 答：突出的病理特征：①黑质致密部多巴胺能神经元变性、缺失；②残留的神经元胞质内出现特征性嗜酸性包涵体即路易（Lewy）小体。

突出的生化改变：黑质多巴胺能神经元通过黑质-纹状体通路将多巴胺输送到纹状体，参与基底核的运动调节。PD患者黑质纹状体多巴胺（DA）递质水平显著降低。

DA和乙酰胆碱（ACh）作为纹状体中两种重要神经递质系统，功能相互拮抗，两者维持平衡对基底核环路活动起重要的调节作用。

主要临床特征是静止性震颤、运动迟缓、肌强直和姿势步态障碍。

3. 答：综合治疗：应对PD的运动症状和非运动症状采取综合治疗，包括药物治疗、手术治疗、康复治疗、心理治疗和护理。目前仍以药物治疗为主。

用药原则：坚持"剂量滴定""以最小剂量达到满意效果"；治疗应遵循一般原则，也强调个体化。

常用的药物有：①抗胆碱能药物：对震颤明显且年轻患者，老年患者慎用，青光眼及前列腺肥大患者禁用。②金刚烷胺：对少动、强直、震颤均有改善作用，对伴异动症患者可能有帮助。③复方左旋多巴：至今仍是治疗PD的最基本、最有效药物，对震颤、强直、运动迟缓等均有较好疗效。④DR激动剂：目前大多推崇非麦角类DR激动剂为首选药物，尤其用于年轻患者病程初期。⑤MAO-B抑制剂：其能阻止脑内多巴胺降解，增加多巴胺浓度。与复方左旋多巴合用可增强疗效，改善症状波动，单用有轻度改善症状作用。⑥COMT抑制剂：通过抑制左旋多巴在外周的代谢，使血浆左旋多巴浓度保持稳定，并能增加其进脑量。

4. 答：临床上表现为进行性加重的锥体外系症状、肝硬化、精神症状、肾功能损害及角膜色素环（K-F环）。

常用的治疗药物：①阻止铜吸收的药物，如锌剂、四巯钼酸胺（TM）；②促进排铜的药物，如D-

青霉胺（PCA）、三乙基四胺、二巯丁二酸钠（Na-DMS）、二巯丙醇（BAL）、二巯丙磺酸（DMPS）、依地酸钙钠（EDTA Na-Ca）。

5.答：肌张力障碍是一种不自主、持续性的肌肉收缩引起的扭曲、异常重复运动或异常姿势的运动障碍性疾病。依据病因可分为原发性和继发性；依据肌张力障碍的发生部位可分为局灶型、节段型、多灶型、偏身型和全身型。

扭转性肌张力障碍主要的临床表现：以四肢、躯干甚至全身的剧烈而不随意的扭转运动和姿势异常为特征。最具特征性的是以躯干为轴的扭转或螺旋样运动。按病因可分为原发性和继发性两型。各种年龄均可发病。儿童期起病者多有阳性家族史，症状常从一侧或两侧下肢开始，逐渐进展至广泛的不自主的扭转运动和姿势异常，导致严重的功能障碍。成年起病者多为散发，症状常从上肢或躯干开始，大约20%的患者最终可发展为全身性肌张力障碍，一般不会严重致残。常染色体显性遗传者的家族成员中，可有多个同病成员或有多种顿挫型局限性症状。

6.答：原发性震颤起病隐袭，疾病缓慢进展，但亦可长期缓解。多见40岁以上，也可少年、青年期发病。震颤是唯一的临床症状，主要表现为姿势性震颤和动作性震颤，往往见于一侧手或双手，头面部也常累及，腿部较少受累。部分患者饮酒后暂时减轻，情绪激动、寒冷等可使震颤加重。

国际上一线用药为普萘洛尔、扑痫酮；二线用药为苯二氮䓬类、加巴喷丁、托吡酯、A型肉毒毒素。

对药物无反应，可选择立体定位丘脑毁损术或者丘脑深部刺激术。

（朱海兵）

第十五章 癫 痫

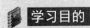

学习目的

1. **掌握** 癫痫的临床表现、分类、诊断、治疗；癫痫持续状态的分类、治疗。
2. **熟悉** 癫痫的病因、影响发作的因素、发病机制。
3. **了解** 癫痫的病理。

★ 概 述

癫痫（epilepsy）是多种原因导致的大脑神经元高度同步化异常放电所致的临床综合征，临床表现具有发作性、短暂性、重复性和刻板性的特点。异常放电神经元的位置不同及异常放电波及的范围差异，导致患者的发作形式不一，可表现为运动、感觉、意识、精神、行为和自主神经等的障碍或兼有之。

痫性发作（seizure）是指每次发作或每种发作的过程，一个患者可同时有一种或几种痫性发作。在癫痫发作中，一组具有相似症状和体征所组成的特定癫痫现象为癫痫综合征。

一、流行病学

癫痫是神经系统常见疾病，年发病率为（50～70)/10 万，患病率为 5‰，死亡率为（1.36～3.6)/10 万。我国目前约有 900 万以上癫痫患者，其中 30％左右为难治性癫痫。

★二、病因

癫痫不是一个独立的疾病，而是一组疾病或综合征，引起癫痫的病因非常复杂，根据病因学不同，癫痫可分为三大类：①特发性癫痫是指病因尚未清楚，暂时未能确定脑内有器质性病变者；②症状性癫痫是脑内已有明确的神经系统结构损伤或功能异常所致，如脑外伤、脑肿瘤、脑血管病、中枢神经系统感染等；③隐源性癫痫是临床表现为症状性癫痫，但现有的检查手段不能发现明确的病因，约占全部癫痫的 60％～70％。

三、影响发作的因素

影响发作的因素包括：年龄、遗传因素、睡眠、内分泌及内环境改变。

四、发病机制

癫痫的发病机制非常复杂，迄今尚未完全阐明。但不管是何种原因引起，其电生理改变是一致的，神经元异常放电是癫痫发病的电生理基础，异常的过度性同步放电反复通过突触联系和强直后的易化作用诱发周边及远处的神经元同步放电，从而引起异常电位的连续传播，导致不同类型的癫痫发作，但最终可能通过脑内的各层结构的主动抑制作用，抑制异常放电扩散，减少癫痫灶的传入性冲动，促使发作放电的终止。

五、病理

癫痫的病理改变呈现出多样化，通常将癫痫病理改变分为两类：引起癫痫发作的病理改变和癫痫发作引起的病理改变。如海马硬化既可以是癫痫反复发作的结果，又可能是导致癫痫反复发作的原因，这种组织肉眼观察表现为海马萎缩、坚硬；苔藓纤维出芽是海马硬化患者的另一重要的病理表现。

★ 第一节　癫痫的分类

目前应用最广泛的是国际抗癫痫联盟（ILAE）1981年癫痫发作分类和1989年癫痫综合征分类，见表15-1和表15-2。

表 15-1　国际抗癫痫联盟（ILAE，1981 年）癫痫发作分类

1. 部分性发作
　1.1　单纯部分性发作
　　　运动性发作：局灶性运动性、旋转性、Jackson、姿势性、发音性
　　　感觉性发作：特殊感觉（嗅觉、视觉、味觉、听觉）
　　　　　　　　　躯体感觉（痛、温、触、运动、位置觉）
　　　　　　　　　眩晕
　　　自主神经性发作（心慌、烦渴、排尿感等）
　　　精神症状性发作：言语障碍、记忆障碍、认知障碍、情感变化、错觉、结构性幻觉
　1.2　复杂部分性发作
　　　单纯部分性发作后出现意识障碍：从单纯部分性发作开始继之以意识障碍或自动症
　　　开始即有意识障碍：包括仅有意识障碍或自动症
　1.3　部分性发作继发全面性发作
　　　单纯部分性发作继发全面发作
　　　复杂部分性发作继发全面发作
　　　单纯部分性发作继发复杂部分发作再继发全面性发作
2. 全面性发作
　2.1　失神性发作
　　　典型失神发作
　　　不典型失神发作：有短暂强直、阵挛或自主神经症状等一种或数种成分
　2.2　强直性发作
　2.3　阵挛性发作
　2.4　强直阵挛性发作
　2.5　肌阵挛发作
　2.6　失张力发作
3. 不能分类的发作

表 15-2　国际抗癫痫联盟（ILAE，1989 年）癫痫和癫痫综合征的分类

1. 与部位相关的（局灶性、局限性和部分性）癫痫和癫痫综合征	枕叶癫痫 　　儿童慢性进行性部分性癫痫症状
1.1　特发性癫痫（与年龄有关） 　　　伴中央-颞部棘波的良性儿童癫痫 　　　伴枕叶阵发性放电的良性儿童癫痫 　　　原发性阅读性癫痫 　1.2　症状性癫痫 　　　颞叶癫痫 　　　额叶癫痫 　　　顶叶癫痫	1.3　隐源性癫痫 　　　推测癫痫是症状性的，但病因尚未找到 2. 全面性癫痫和癫痫综合征 　2.1　特发性癫痫（与年龄有关） 　　　良性家族性新生儿惊厥 　　　良性新生儿惊厥 　　　慢波睡眠中持续棘慢复合波癫痫 　　　良性婴儿肌阵挛癫痫

续表

儿童失神癫痫 　　青少年失神癫痫 　　青少年肌阵挛癫痫 　　觉醒时全面强直阵挛发作性癫痫 　　其他全面性特发性癫痫 　　特殊活动诱发的癫痫 　2.2　隐源性和（或）症状性癫痫 　　West 综合征 　　Lennox-Gastaut 综合征 　　肌阵挛-站立不能性癫痫 　　肌阵挛失神发作性癫痫 　2.3　症状性或继发性癫痫及癫痫综合征 　　无特殊原因 　　早发性肌阵挛性脑病 　　伴暴发抑制的早发性婴儿癫痫性脑病（Ohtahara 　　综合征） 　　其他疾病症状下的特异性癫痫综合征	3.不能确定为部分性或全面性癫痫或癫痫综合征 　3.1　兼有全面性或部分性发作 　　新生儿发作 　　婴儿期严重肌阵挛癫痫 　　发生于慢波睡眠期有持续性棘慢波的癫痫 　　获得性癫痫闲失语（Landau-Kleffner 综合征） 　　其他不能确定的癫痫 　3.2　未能确定为全面性或部分性癫痫 　　包括所有临床及脑电图不能归入全身或局限型明 　　确诊断的全面强直阵挛发作的病例，如许多睡眠 　　大发作的病例不能明确为全身或局灶类型 4.特殊综合征 　4.1　热性惊厥、其他全面性特发性癫痫 　4.2　孤立发作或孤立性癫痫状态、特殊活动诱发的 　　癫痫 　4.3　仅出现于急性代谢或中毒情况的发作

★一、癫痫发作的分类

癫痫临床表现丰富多彩，但有以下共同特征：①发作性；②短暂性；③重复性；④刻板性。2001 年 ILAE 提出了新的癫痫发作和癫痫综合征的分类，见表 15-3 和表 15-4。

表 15-3　2001 年 ILAE 癫痫发作分类

1.自限性发作 　1.1　全面性发作 　　强直-阵挛性发作 　　强直性发作 　　阵挛性发作 　　典型失神发作 　　不典型失神发作 　　肌阵挛性失神发作 　　肌阵挛性发作 　　眼睑肌阵挛发作 　　肌阵挛失张力发作 　　负性肌阵挛发作 　　失张力发作 　　痉挛（指婴儿痉挛） 　　全面性典型综合征中的反射性发作 　1.2　部分性发作 　　伴有初级感觉症状的发作 　　伴有经验性感觉症状的发作 　　局灶阵挛性发作 　　伴有非对称性强直性发作（辅助运动区发作） 　　伴典型自动症的发作 　　伴有运动过多自动症的发作 　　伴有局灶负性肌阵挛 　　伴抑制性运动发作 　　发笑性发作 　　偏侧肌阵挛发作 　　部分继发全身性发作	局灶性癫痫反射性发作综合征 2.持续性癫痫发作 　2.1　全面性癫痫持续状态 　　全面性强直-阵挛性持续状态 　　全面性强直发作持续状态 　　全面性阵挛发作持续状态 　　全面性肌阵挛发作持续状态 　　失神性癫痫持续状态 　2.2　部分性癫痫持续状态 　　Kojewnikow 部分性持续性癫痫状态 　　持续性先兆 　　边缘系统性癫痫持续状态 　　伴有轻偏瘫的偏侧抽搐状态 3.反射性癫痫 　3.1　视觉刺激诱发的反射性癫痫痉挛 　　闪光刺激诱发的反射性癫痫 　　其他视觉刺激诱发的反射性癫痫 　3.2　思考诱发的反射性癫痫部分性感觉发作 　3.3　音乐诱发的反射性癫痫部分性感觉发作 　3.4　进食诱发的反射性癫痫部分性癫痫综合征中的反射 　　运动 　3.5　躯体感觉诱发的反射性癫痫痴笑发作 　3.6　本体感觉诱发的反射性癫痫偏侧阵挛发作 　3.7　阅读诱发的反射性癫痫部分性继发全面性发作 　3.8　热水刺激诱发的反射性癫痫 　3.9　惊吓诱发的反射性癫痫

表 15-4　2001 年 ILAE 癫痫和癫痫综合征的分类

1.特发性婴儿和儿童局灶性癫痫	5.1　早发性肌阵挛性脑病
1.1　良性婴儿癫痫发作（非家族性）	5.2　大田原（Ohtahara）综合征
1.2　伴中央颞区棘波的良性儿童癫痫	5.3　West 综合征
1.3　良性早发性儿童枕叶癫痫（Panayiotopoulos 型）	5.4　Dravet 综合征（婴儿严重肌阵挛癫痫）
1.4　迟发性儿童枕叶癫痫（Gastaut 型）	5.5　非进行性脑病的肌阵挛持续状态
2.家族性（常染色体显性遗传）局灶性癫痫	5.6　Lennox-Gastaut 综合征
2.1　良性家族性新生儿癫痫	5.7　Landau-Kleffner 综合征
2.2　良性家族性婴儿癫痫	5.8　慢波睡眠中持续棘—慢复合波的癫痫
2.3　常染色体显性夜发生性额叶癫痫	6.进行性肌阵挛癫痫
2.4　家族性颞叶癫痫	蜡样脂褐质沉积症
2.5　不同病灶的家族性部分性癫痫	神经氨酸沉积症
3.症状性（或可能为症状性）局灶性癫痫	Lafora 病
3.1　边缘叶癫痫	Univerricht-Lundborg 病
伴海马硬化的内侧颞叶癫痫	神经轴性营养不良
根据特定病因确定的内侧颞叶癫痫	肌阵挛癫痫伴破碎肌红纤维（MERRF）
根据部位和病因确定的其他类型	齿状核-红核-苍白球-路易体萎缩
3.2　新皮质癫痫	7.反射性癫痫
Rasmussen 综合征	7.1　特发性光敏性枕叶癫痫
表现根据部位和病因确定的其他类型	7.2　其他视觉敏感性癫痫青少年失神癫痫
婴儿早期游走性部分性发作	7.3　原发性阅读性癫痫青少年肌阵挛癫痫
4.特发性全面性癫痫	7.4　惊吓性癫痫仅有全面性强直阵挛性发作的癫痫
4.1　良性婴儿肌阵挛性癫痫	8.可不诊断为癫痫的癫痫发作
4.2　肌阵挛-猝倒发作的癫痫	8.1　良性新生儿癫痫发作
4.3　儿童失神癫痫	8.2　高热癫痫（癫痫发作可能导致进行性功能障碍）
4.4　肌阵挛失神癫痫	8.3　反射性发作
4.5　不同表型的特发性全面性癫痫	8.4　乙醇戒断性发作
青少年失神癫痫	8.5　药物或其他化学物质诱发的发作
青少年肌阵挛癫痫	8.6　外伤后即刻或早发性发作
仅全身性强直-阵挛性发作的癫痫	8.7　单次发作或单次簇性发作
4.6　伴热性惊厥的全面性癫痫	8.8　极少反复的发作（oligo-epilepsy）
5.癫痫性脑病	

1. 部分性发作（partial seizures）　痫性放电源于一侧大脑半球，向周围正常脑区扩散可扩展为全身性发作。根据发作期间是否伴有意识障碍可分为三型：①单纯部分性发作；②复杂部分性发作；③部分性继发全面性发作。

（1）单纯部分性发作（simple partial seizures）　发作时程较短，一般不超过 1min，无意识障碍。可分为以下四型：

① 部分运动性发作：指局部肢体抽动，多见于一侧口角、眼睑、手指或足趾，也可涉及整个一侧面部或一个肢体远端，有时表现言语中断。常见以下形式：a. 杰克逊（Jackson）发作：发作自一处开始后沿大脑皮质运动区分布顺序缓慢移动，如自一侧拇指沿腕部、肘部、肩部扩展，病灶在对侧运动区。部分运动性发作后如遗留暂时性（数分至数日）局部肢体瘫痪或无力，称 Todd 瘫痪；b. 旋转性发作：双眼向一侧偏斜，继之头部不自主同向转动，伴有身体的扭转；c. 姿势性发作：表现为一侧上肢外展，肘部屈曲，头向同侧扭转，眼睛注视同侧；d. 发音性发作：表现为不自主重复发作前的单音或单词，偶可有言语抑制。

② 部分感觉性发作或特殊感觉性发作：前者为一侧肢体麻木感和针刺感，多发生在口角、舌、手指或足趾，病灶在中央后回体感觉区，偶有缓慢扩散犹如杰克逊癫痫；后者可表现为：a. 视觉性；b. 听觉性；c. 嗅觉性；d. 眩晕性。

③ 自主神经发作：如烦渴、欲排尿感、出汗、面部及全身皮肤发红、呕吐、腹痛等。

④ 精神性发作：表现为：①各种类型遗忘症；②情感异常；③错觉。它常为复杂部分性发作的先兆，有时为继发的全面性强直-阵挛发作的先兆。

（2）复杂部分性发作发作（complex partial seizures，CPS） 占成人痫性发作50％以上，常称为精神运动性发作。病灶多在颞叶，故又称颞叶癫痫，也可见于额叶、嗅皮质等部位。主要分为以下各种类型：

① 仅表现为意识障碍：一般表现为意识模糊，意识丧失较少见。

② 表现为意识障碍和自动症：复杂部分性发作是在先兆之后，患者呈部分性或完全性对环境接触不良，作出一些表面上似有目的的动作，即自动症（automatisms）；

③ 表现为意识障碍与运动症状。

（3）单纯或复杂部分性发作继发为全面性强直。

2. 全面性发作（generalized seizure） 神经元痫性放电起源于双侧大脑半球，多于发作初有意识丧失。

（1）全面强直-阵挛发作（generalized tonic-clonic seizure，GTCS） 是最常见的发作类型之一，以意识丧失和全身对称性阵挛为特征。发作可分三期：

① 强直期：患者突然意识丧失，跌倒在地，全身骨骼肌呈持续性收缩；上睑抬起，眼球上窜，喉部痉挛，发出叫声；口先强张，而后突闭，可能咬破舌尖；颈部和躯干先屈曲而后反张，上肢先上举后旋再变为内收前旋，下肢自屈曲转变为强烈伸直，强直期持续10～20s后，肢端出现细微的震颤。

② 阵挛期：震颤幅度增大并延及全身成为间歇性痉挛，即进入阵挛期；每次痉挛都继有短促的肌张力松弛，阵挛频率由快变慢，松弛期逐渐延长。本期持续约30～60s；最后一次强烈阵挛后，抽搐突然终止，所有肌肉松弛；在以上两期中可见心率加快，血压升高，汗液、唾液和支气管分泌物增多，瞳孔扩大等自主神经征象；呼吸暂时中断，皮肤自苍白转为发绀，瞳孔散大，对光及深、浅反射消失，病理反射阳性。

③ 惊厥后期：阵挛期以后尚有短暂的强直痉挛，造成牙关紧闭和大小便失禁；呼吸首先恢复，心率、血压、瞳孔等恢复正常，肌张力松弛，意识逐渐苏醒，自发作开始至意识恢复约历时5～15min。清醒后常感到头昏、头痛、全身酸痛和疲乏无力，对抽搐全无记忆；不少患者发作后进入昏睡，个别患者在完全清醒前有自动症或暴怒、惊恐等情感反应。强直期EEG为逐渐增强的弥漫性10次/秒棘波；阵挛期为逐渐变慢的弥漫性慢波，附有间歇发作的成群棘波；惊厥后期呈低平记录。

（2）强直性发作（tonic seizure） 多见于弥漫性脑损害的儿童及少年期，睡眠中发作较多，表现为全身肌肉强烈的强直性肌痉挛，使头、眼和肢体固定在特殊位置，伴有颜面青紫、呼吸暂停和瞳孔散大；躯干强直性发作可造成角弓反张，伴短暂意识丧失，一般不跌倒，持续数秒至数十秒，发作后立即清醒；常伴有面色苍白、潮红、瞳孔扩大等自主神经症状。EEG可见暴发性多棘波。

（3）阵挛性发作（clonic seizure） 仅见于婴幼儿，表现全身重复性阵挛性抽搐伴意识丧失；EEG可见快活动、慢波及不规则棘-慢波。

（4）失神发作（absence seizure） 分为典型失神发作和不典型失神发作。

① 典型失神发作：通常称为小发作，表现意识短暂中断，病人停止当时的活动，呼之不应，两眼瞪视不动，状如"愣神"，约3～15s，无先兆和局部症状；可伴有简单的自动性动作，如擦鼻、咀嚼、吞咽等，一般不会跌倒，手中持物可能坠落，事后对发作全无记忆，每日可发作数次

至数百次；发作 EEG 呈双侧对称 3 次/秒棘-慢波或多棘-慢波。发作间期也可有同样的或较短的阵发活动，背景波形正常。

② 不典型失神发作：意识障碍发生及休止较典型者缓慢，肌张力改变则较明显，EEG 示较慢而不规则的棘-慢波或尖-慢波，背景活动异常。

（5）肌阵挛发作（myoclonic seizure）　呈突然短暂的快速的某一肌肉或肌群收缩，表现颜面或肢体肌肉突然的短暂跳动，可单个出现，亦可有规律地反复发生。发作时间短，间隔时间长，一般不伴有意识障碍，清晨欲觉醒或刚入睡时发作较频繁。EEG 显示多棘-慢波、棘-慢波或尖-慢波。

（6）失张力性发作（atonic seizure）　部分或全身肌肉张力突然降低，造成垂颈、张口、肢体下垂或躯干失张力而跌倒，持续 1～3s 至 1min，可有短暂意识丧失或不明显的意识障碍，发作后立即清醒和站起。EEG 示多棘-慢波或低电位快活动。

2001 年 ILAE 新提出了几种经过临床验证的癫痫发作类型：痴笑发作、持续性先兆。

★二、癫痫或癫痫综合征的分类

1. 与部位有关的癫痫

（1）与年龄有关的特发性癫痫

① 伴中央-颞部棘波的良性儿童癫痫（benign childhood epilepsy with centrotemporal spike）：发作表现为一侧面部或口角短暂的运动性发作，常伴躯体感觉症状，多在夜间发病，发作有泛化倾向。发作频率稀疏，每月或数月 1 次，少有短期内发作频繁者。

② 伴有枕区阵发性放电的良性儿童癫痫（childhood epilepsy with occipital paroxysms）：好发年龄 1～14 岁，发作开始表现为视觉症状、呕吐，随之出现眼肌阵挛，也可合并全面强直-阵挛性发作及自动症。

③ 原发性阅读性癫痫：由阅读诱发，无自发性发作，临床表现为阅读时出现下颌阵挛，常伴有手臂的痉挛，如继续阅读则会出现全面强直-阵挛性发作。

（2）症状性癫痫

① 颞叶癫痫（temporal lobe epilepsy）：表现为单纯部分性发作、复杂部分性发作、继发全面性发作或这些发作形式组合。高度提示为颞叶癫痫的发作类型有：表现自主神经和（或）精神症状、嗅觉、听觉性（包括错觉）症状的单纯部分性发作（如上腹部胃气上升感）；以消化系统自动症为突出表现的复杂部分性发作（如吞咽、咂嘴等）。EEG 常见单侧或双侧颞叶棘波。

② 额叶癫痫（frontal lobe epilepsy）：常表现为单纯或复杂部分性发作，常有继发性全面发作。发作持续时间短，易出现癫痫持续状态。可仅有夜间入睡中发作。发作期 EEG 表现为暴发快节律、慢节律，暴发性棘波，或棘-慢复合波。

③ 顶叶癫痫（parietal lobe epilepsy）：常以单纯部分性感觉发作开始，而后继发全面性发作。发作期 EEG 表现为局限性或广泛性棘波。

④ 枕叶癫痫（occipital lobe epilepsy）：主要表现为伴有视觉症状的单纯部分性发作，可有或无继发性全面性发作。

⑤ 儿童慢性进行性部分持续性癫痫状态（Kojewnikow syndrome）：可发生于任何年龄段，通常表现为部位固定的单纯运动性部分性发作，后期出现发作同侧的肌阵挛。EEG 背景活动正常，有局限性阵发异常（棘波或慢波）。

⑥ 特殊促发方式的癫痫综合征：促发发作是指发作前始终存在环境或内在因素所促发的癫痫。发作可由非特殊因素（不眠、戒酒或过度换气）促发，也可由特殊感觉或知觉促发（反射性癫痫），突然呼唤促发（惊吓性癫痫）。

（3）隐源性 从癫痫发作类型、临床特征、常见部位推测其是继发性癫痫，但病因不明。

2. 全面性癫痫和癫痫综合征

（1）与年龄有关的特发性癫痫

① 良性家族性新生儿惊厥（benign neonatal familial convulsions）：常染色体显性遗传。出生后 2～3 天发病，表现为阵挛或呼吸暂停，EEC 无特征性改变，约 14％患者以后发展为癫痫。

② 良性新生儿惊厥（benign neonatal convulsions）：生后 5 天左右起病，表现为频繁而短暂的阵挛或呼吸暂停性发作，EEC 有尖波和 δ 波交替出现。发作不反复，精神运动发育不受影响。

③ 良性婴儿肌阵挛癫痫（benign myoclonic epilepsy in infancy）：1～2 岁发病，男性居多，特征为短暂暴发的全面性肌阵挛，EEC 可见阵发性棘-慢复合波。

④ 儿童失神性癫痫（childhood absence epilepsy）：发病高峰 6～7 岁，女孩多见，有明显的遗传倾向。表现为频繁的失神发作，可伴轻微的其他症状，但无肌阵挛性失神。EEC 示双侧同步对称的 3Hz 棘-慢波，背景活动正常，过度换气易诱发痫性放电甚至发作。

⑤ 青少年失神癫痫（juvenile absence epilepsy）：青春期发病，男女间无差异，80％以上出现全面强直-阵挛发作。EEC 示广泛性棘-慢复合波，预后良好。

⑥ 青少年肌阵挛癫痫（juvenile myoclonic epilepsy）：好发于 8～18 岁，表现为肢体的阵挛抽动，多合并全面强直-阵挛发作和失神发作，常为光敏性，对抗癫痫药物反应良好，但停药后常有复发。

⑦ 觉醒时全面强直-阵挛性癫痫（epilepsy with generalized tonic-clonic seizure on awaking）：好发于 10～20 岁，清晨醒来或傍晚休息时发病，表现为全面强直-阵挛性发作，可伴有失神或肌阵挛发作。

（2）隐源性或症状性（cryptogenic or symptomatic） 推测其是症状性，但病史及现有的检测手段未能发现病因。

① West 综合征：又称婴儿痉挛征，出生后 1 年内起病，3～7 个月为发病高峰，男孩多见。肌阵挛性发作、智力低下和 EEG 高度节律失调是本病特征性三联征，典型肌阵挛发作表现为快速点头状痉挛、双上肢外展，下肢和躯干屈曲，下肢偶可为伸直。

② Lennox-Gastaut 综合征：好发于 1～8 岁，少数出现在青春期。强直性发作、失张力发作、肌阵挛发作、非典型失神发作和全面强直-阵挛性发作等多种发作类型并存，精神发育迟滞，EEG 示棘-慢复合波（1～2.5Hz）和睡眠中 10Hz 的快节律是本综合征的三大特征，易出现癫痫持续状态。

③ 肌阵挛-失张力发作癫痫（epilepsy with myoclonic-astatic seizures）：又称肌阵挛-猝倒性癫痫。2～5 岁发病，男孩多于女孩，首次发作多为全面强直-阵挛性发作，持续数月后，出现肌阵挛发作、失神发作和每日数次的跌倒发作，持续 1～3 年。EEG 早期表现为 4～7Hz 的慢波节律，以后出现规则或不规则的双侧同步的 2～3Hz 棘-慢复合波和（或）多棘-慢复合波。

④ 伴有肌阵挛失神发作的癫痫（epilepsy with myoclonic absences）：约在 7 岁起病，男孩多见，特征性表现为失神伴随严重的双侧节律性阵挛性跳动。EEG 可见双侧同步对称、节律性的 3Hz 棘-慢复合波，类似失神发作，但治疗效果差，且有精神发育不全。

（3）症状性或继发性

① 无特殊病因：a. 早发性肌阵挛性脑病（early myoclonic encephalopathy）；b. 伴暴发抑制的婴儿早期癫痫性脑病（early infantile epileptic encephalopathy suppression-burst）；c. 其他症状性全面性癫痫。

② 特殊综合征：包括以癫痫发作为表现或为主要特征的疾病。

3. 不能确定为部分性或全面性的癫痫或癫痫综合征

（1）即有全面性又有部分性发作　包括：①新生儿癫痫（neonatal seizures）；②婴儿重症肌阵挛性癫痫（severe myoclonic epilepsy in infancy）；③慢波睡眠中持续棘-慢复合波癫痫（epilepsy with continuous spike-waves during slow-wave sleep）；④Landau-Kleffner综合征。

（2）未能确定为全面性或部分性癫痫。

4. 特殊综合征　包括热性惊厥、孤立发作或孤立性癫痫状态和出现在急性代谢或中毒情况下（乙醇、药物中毒、非酮性高血糖性昏迷）的发作。

2011年ILAE新提出的几个经过临床验证的癫痫和癫痫综合征：家族性颞叶癫痫、不同病灶的家族性部分性癫痫、婴儿早期游走性部分性发作、非进行性脑病的肌阵挛持续状态、惊吓性癫痫。

★第二节　癫痫的诊断

癫痫的诊断应遵循三步原则：首先明确发作性症状是否为癫痫发作，其次是哪种类型的癫痫或癫痫综合征，最后明确发作的病因。

★一、病史和体检

完整和详尽的病史对癫痫的诊断、分型、和鉴别诊断具有非常重要的意义，全身及神经系统查体也是必需的。

★二、辅助检查

1. 脑电图（EEG）　是诊断癫痫最重要的辅助检查方法。脑电图可显示棘波、尖波、棘-慢复合波等痫性异常放电；动态EEG可在自然条件下进行24h连续记录，包括睡眠时记录，更易获得痫性波；视频EEG（vide PEEG）监测可提供患者临床发作图像和同步的EEG异常放电资料，对提高EEG阳性率、记录发作类型、查出癫痫病因、明确痫性灶部位和选用抗癫痫药等均有裨益。

2. 神经影像学检查　可进行：①头颅MRI加海马相关检查；②功能性MRI：可将电生理与形态学结合进行定位；③磁共振波谱检查法：是一种新型功能性MRI，原理是不同药物在不同磁场强度下各有独特的磁共振现象，给予特定药物，通过质子像分辨不同脑区能量代谢的变化，更易检出海马硬化引起的颞叶癫痫的双侧不对称，可发现神经元功能障碍，显示胶质瘢痕及慢性神经元损害；④脑磁图（magnetoencephalography，MEG）：是用超导量子干涉仪测定脑电周围存在生物电磁场，可检测颅内三维的正常及病理电流，比EEG更敏感，对皮质下活动的观察可提供癫痫灶中电流的位置、深度和方向等精确的空间信息，MEG定位癫痫灶比PET更精确，并可分辨原发灶或继发灶。

3. SPECT　通过检测血流动力学可发现发作时高血流量灌注引起的放射性核素聚集，发作期定位率可达97%，对海马硬化敏感性为70%，颞叶外癫痫敏感性为60%，但其显示的病灶常明显超过癫痫源的范围。

4. PET　根据脑组织对放射性核素摄取量测定代谢率，定位代谢异常病灶。发作时代谢率高，发作间期代谢率低，分辨率优于SPECT，对颞叶癫痫敏感性高，对海马硬化敏感性可高达100%；但发作间期低代谢范围往往超过EEG及病理学的病灶范围。

5. 脑功能定位　双侧颈内动脉异戊巴比妥（Wada）试验，以避免手术引起重要功能损害。

★三、鉴别诊断

需要与下列情况鉴别。

1. 晕厥（syncope） 为脑血流灌注短暂全面降低，缺氧所致意识瞬时丧失。多有明显诱因，如久站、剧痛、见血、情绪激动和严寒等，胸内压力急剧增高，如咳嗽、抽泣、大笑、用力、憋气、排便、排尿等也可诱发。常有恶心、头晕、无力、震颤、腹部沉重感或眼前发黑等先兆，与癫痫发作相比，摔倒时较缓慢，表现面色苍白、出汗，有时脉搏不规则，偶可伴有抽动、尿失禁，少数病人可有四肢强直阵挛性抽搐，但与痫性发作不同，多发生于意识丧失 10s 以后，且持续时间短，强度较弱；有时需脑电图和心电图监测来帮助鉴别。

2. 假性癫痫发作（pseudoepileptic seizures） 又称癔症样发作，可有运动、感觉、自动症、意识模糊等类似癫痫发作症状；多在情绪波动后发生，症状有戏剧性，表现双眼上翻、手足抽搐和过度换气，可伴有短暂精神和情绪异常，一般不会有自伤和尿失禁。强烈的自我表现，精神刺激后发生，发作中哭叫、出汗和闭眼等为其特点，暗示治疗可终止发作。脑电监测系统对其鉴别很有意义。痫性发作与假性癫痫发作的临床鉴别如表 15-5。

表 15-5 痫性发作与假性癫痫发作的临床鉴别

特点	痫性发作	假性癫痫发作
发作场合	任何情况下	有精神诱因及有人在场
发作特点	突然刻板发作	发作形式多样、有强烈自我表现如闭眼、哭叫、手足抽动及过度换气
眼位	上睑抬起、眼球上窜或向一侧偏转	眼睑紧闭、眼球乱动
面色和黏膜	发绀	苍白或发红
瞳孔	散大、对光反射消失	正常、对光反射存在
对抗被动运动	不能	可能
摔伤、舌咬伤、尿失禁	可有	无
持续时间及终止方式	约 1~2min，自行停止	可长达数小时，需要安慰及暗示
锥体束征	Babinski Sign（＋）	Babinski Sign（－）

3. 发作性睡病 可引起意识丧失和猝倒，易误诊为癫痫。根据突然发作的不可抑制的睡眠、睡眠瘫痪、入睡前幻觉及猝倒症等四联征可鉴别。

4. 基底动脉型偏头痛 因有意识障碍应与失神发作鉴别，但其发生缓慢，程度较轻，意识丧失前常有梦样感觉；偏头痛为双侧，多伴有眩晕、共济失调、双眼视物模糊或眼球运动障碍，脑电图可有枕区棘波。

5. 短暂性脑缺血发作（TIA） 多见于老年人，常有脑动脉硬化、冠心病、高血压、糖尿病等病史，临床症状多为缺失症状，肢体抽动不规则，也无头部和颈部的转动，症状持续 15min 到数小时，脑电图无痫性放电。

6. 低血糖症 血糖水平低于 2mmol/L 时，可产生局部癫痫样抽搐或四肢强直发作，伴有意识丧失，常见于胰岛 B 细胞瘤或长期服用降糖药的 2 型糖尿病患者，既往病史有助于确诊。

★第三节 癫痫的治疗

目前癫痫的治疗以药物治疗为主，抗癫痫药物（antiepileptic drugs，AEDs）治疗目的有三：控制发作或最大限度地减少发作；长期治疗无明显不良反应；使患者保持或恢复其原有的生理和社会功能状态。

★一、药物治疗

1. 药物治疗的一般原则

（1）确定是否用药　一般说来，半年内发作两次以上者，一经诊断明确，就应用药。

（2）正确选择药物　根据癫痫发作类型选择用药。癫痫初始选药可参考表15-6，部分癫痫综合征选药原则参考表15-7。

表 15-6　癫痫初始治疗的选药原则（根据发作类型）

发作类型和癫痫综合征	药物
成人部分性发作	A级：卡马西平、苯妥英钠
	B级：丙戊酸钠
	C级：加巴喷丁、拉莫三嗪、奥卡西平、托吡酯、氨己烯酸
儿童部分性发作	A级：奥卡西平
	B级：无
	C级：卡马西平、苯巴比妥、苯妥英钠、托吡酯、丙戊酸钠
老年人部分性发作	A级：加巴喷丁、拉莫三嗪
	B级：无
	C级：卡马西平
成人全面强直-阵挛发作	A级：无
	B级：无
	C级：卡马西平、拉莫三嗪、奥卡西平、苯巴比妥、苯妥英钠、托吡酯、丙戊酸钠
儿童全面强直-阵挛发作	A级：无
	B级：无
	C级：卡马西平、苯巴比妥、苯妥英钠、托吡酯、丙戊酸钠
儿童失神发作	A级：无
	B级：无
	C级：乙琥胺、拉莫三嗪、丙戊酸钠
伴中央-颞部棘波的良性儿童癫痫	A级：无
	B级：无
	C级：卡马西平、丙戊酸钠

注：A、B、C代表效能/作用的证据水平由高到低排列；A、B级：该药物应考虑作为该类型的初始单药治疗；C级：该药物可考虑作为该类型的初始单药治疗。

表 15-7　部分癫痫综合征的选药原则

癫痫综合征	首选治疗方法及一线药物	二线药物	可能加重的药物
伴中央-颞部棘波的良性儿童癫痫	多种抗癫痫药物有满意疗效，可用丙戊酸钠、拉莫三嗪、奥卡西平等，卡马西平亦可选用，但可能引起脑电图异常加重，应当随访	托吡酯、乙拉西坦	
伴枕叶阵发性放电的良性儿童癫痫	少数可用卡马西平、拉莫三嗪、奥卡西平	托吡酯、乙拉西坦	
原发性阅读性癫痫	避开诱因，必要时可用丙戊酸钠、氯硝西泮		
部分性癫痫持续状态	地西泮、咪达唑仑		
良性家族性新生儿惊厥	不需要治疗，必要时可用苯巴比妥、丙戊酸钠		

续表

癫痫综合征	首选治疗方法及一线药物	二线药物	可能加重的药物
良性新生儿惊厥	不需要治疗，必要时可用苯巴比妥、丙戊酸钠		
良性婴儿肌阵挛癫痫	丙戊酸		卡马西平、奥卡西平
儿童失神癫痫	丙戊酸钠、拉莫三嗪、乙琥胺		卡马西平、奥卡西平、苯妥英钠
青少年失神癫痫	丙戊酸钠、拉莫三嗪、乙琥胺		卡马西平、奥卡西平、苯妥英钠
青少年肌阵挛癫痫	丙戊酸钠、拉莫三嗪	左乙拉西坦、氯硝西泮	卡马西平、奥卡西平、苯妥英钠
觉醒时伴全面强直-阵挛发作的癫痫	苯巴比妥		
婴儿痉挛症	类固醇	氯硝西泮、丙戊酸钠、托吡酯	卡马西平、奥卡西平
Lennox-Gastaut综合征	丙戊酸钠、托吡酯、拉莫三嗪	氯硝西泮、左乙拉西坦	卡马西平、奥卡西平
肌阵挛-失张力发作性癫痫	丙戊酸钠、托吡酯、氯硝西泮	拉莫三嗪、左乙拉西坦	卡马西平、奥卡西平
肌阵挛失神发作性癫痫	乙琥胺	丙戊酸钠、拉莫三嗪	卡马西平、奥卡西平
早发性肌阵挛性脑病	药物治疗无效		
伴爆发抑制的早发性婴儿癫痫性脑病	苯巴比妥		
婴儿重症肌阵挛性癫痫	丙戊酸钠、托吡酯、氯硝西泮	左乙拉西坦	卡马西平、奥卡西平
慢性睡眠中持续棘-慢复合波癫痫	丙戊酸钠、拉莫三嗪、氯硝西泮	托吡酯、左乙拉西坦	卡马西平、奥卡西平
Landau-Kleffner综合征	丙戊酸钠、拉莫三嗪	托吡酯、左乙拉西坦	卡马西平、奥卡西平
仅有全面强直-阵挛发作性的癫痫	丙戊酸钠、卡马西平、托吡酯、拉莫三嗪	左乙拉西坦、奥卡西平	
部分性癫痫	丙戊酸钠、卡马西平、托吡酯、拉莫三嗪、奥卡西平	加巴喷丁、左乙拉西坦、苯妥英钠	

（3）药物的用法 取决于药物的代谢特点、作用原理及不良反应出现规律等。

（4）不良反应 包括特异性、剂量相关性、慢性及致畸性（表 15-8）。

表 15-8 抗癫痫药物的不良反应

药物	剂量相关的不良反应	长期治疗的不良反应	特异体质不良反应	FDA妊娠安全分级
卡马西平	头晕、视物模糊、恶心、困倦、中性粒细胞减少、低钠血症	低钠血症	皮疹、再生障碍性贫血、Stevens-Johnson综合征、肝损害	D级

药物	剂量相关的不良反应	长期治疗的不良反应	特异体质不良反应	FDA 妊娠安全分级
氯硝西泮	镇静、共济失调	易激惹、攻击行为、多动（儿童）	少见、偶见白细胞减少	D 级
苯巴比妥	疲劳、抑郁、嗜睡、注意力涣散、多动、恶心、呕吐、攻击行为、巨幼细胞贫血	面部粗糙、骨质疏松、凝冻肩、性欲缺乏	皮疹、中毒性表皮溶解症、肝炎	D 级
苯妥英钠	眼球震颤、共济失调、厌食、恶心、呕吐、攻击行为、巨幼细胞贫血	痤疮、齿龈增生、面部粗糙、多毛、骨质疏松、小脑及脑干萎缩、性欲减退、维生素 K 及叶酸缺乏	皮疹、周围神经病、Stevens-Johnson 综合征、肝损害	D 级
扑痫酮	同苯巴比妥	同苯巴比妥	皮疹、血小板减少、狼疮样综合征	D 级
丙戊酸钠	震颤、厌食、恶心、呕吐、困倦	体重增加、脱发、月经失调或闭经、多囊卵巢综合征	肝毒性、血小板减少、急性胰腺炎、丙戊酸钠脑病	D 级
加巴喷丁	嗜睡、头晕、疲劳、复视、感觉异常、健忘	较少	罕见	C 级
拉莫三嗪	复视、头晕、头痛、恶心、呕吐、困倦、共济失调、嗜睡	攻击行为、易激惹	皮疹、Stevens-Johnson 综合征、中毒性表皮溶解症、肝衰竭、再生障碍性贫血	C 级
奥卡西平	疲劳、困倦、复视、头晕、低钠血症、共济失调、恶心	低钠血症	皮疹	C 级
左乙拉西坦	头痛、困倦、易激惹、感染、类流感综合征	较少	无报告	C 级
托吡酯	厌食、注意力、言语、记忆障碍、感觉异常、无汗	肾结石、体重下降	急性闭角性青光眼（罕见）	C 级

（5）坚持单药治疗原则　约 80% 癫痫患者单药治疗有效，不良反应较小，故应提倡单药治疗，切勿滥用多种药物。应自小剂量开始，缓慢增量至能最大限度地控制发作而无不良反应或反应很轻的最低有效剂量。

（6）合理的联合治疗　下列情况可考虑联合用药：①有多种类型的发作；②针对药物的不良反应；③针对患者的特殊情况；④对部分单药治疗无效的患者。联合用药应注意：①不宜用化学结构相同的药；②尽量避开不良反应相同的药物合用；③合并用药时应注意药物的相互作用。

（7）增减药物、停药及换药原则　①增减药物：增药可适当快，减药一定要慢，必须逐一增减，以利于确切评估疗效和毒副作用；②停药：应遵循缓慢和逐渐减量的原则，一般应在完全控制发作 4~5 年后，根据病人情况逐渐减量，减量 1 年左右时间内无发作者方可停药，一般需要半年甚至一年的时间才能完全停用，以免停药所致的发作；③换药：应在第一种药逐渐减量时逐渐增加第二种药的剂量至控制发作或出现不良反应，并应监控血药浓度。

2. 常用的抗癫痫药物

（1）传统 AEDs

① 苯妥英钠（phenytoin，PHT）：对 GTCS 和部分性发作有效，可加重失神和肌阵挛发作。

达到稳态后成人可日服 1 次，儿童日服 2 次。因治疗量与中毒量接近，故不适于新生儿和婴儿。不良反应为剂量相关的神经毒性反应，如皮疹、齿龈增厚、毛发增生和面容粗糙，干扰叶酸代谢可发生巨幼红细胞贫血，建议同时服用叶酸。

② 卡马西平（carbamazepine，CBZ）：适应证同苯妥英钠，是单纯及复杂部分性发作的首选药物，对复杂部分性发作疗效优于其他 AEDs。20% 病人可发生白细胞减少至 $4 \times 10^9 / L$ 以下，个别可短暂降至 $2 \times 10^9 / L$ 以下。

③ 苯巴比妥（phenobarbital，PB）：适应证同苯妥英钠。临床常作为小儿癫痫的首选药物，对 GTCS 疗效好，也可用于单纯及复杂部分性发作，对少数失神发作或肌阵挛发作也有效，对热性惊厥有预防作用。镇静的不良反应常见，可致儿童兴奋多动和认知障碍，应尽量少。

④ 扑痫酮（primidone，PMD）：经肝代谢成为具抗癫痫作用的苯巴比妥和苯乙基丙二酰胺，适应证主要是 GTCS，对单纯及复杂部分性发作也有效。

⑤ 丙戊酸钠（valproate，VPA）：是一种广谱抗癫痫药。胃肠道吸收快，2 岁以下婴儿有内科疾病时不要用此药治疗，因有引起致死性肝病的危险。可使 90% 失神发作和 GTCS 得到良好控制，也用于单纯部分性发作、复杂部分性发作及部分性发作继发 GTCS；可作为 GTCS 合并失神小发作的首选药物。

⑥ 乙琥胺（ethosuximide，ESX）：仅用于单纯失神发作和肌阵挛。吸收快，约 25% 以原型由肾排泄，与其他 AEDs 很少相互作用。

（2）新型 AEDs

① 加巴喷丁（gabapentin，GBP）：不经肝代谢，以原型由肾排泄。可作为部分性发作和 GTCS 的辅助治疗。

② 拉莫三嗪（lamotrigine，LTG）：对部分性发作、GTCS 和 Lennox-Gastaut 综合征有效。

③ 非尔氨酯（felbamate，FBM）：对部分性发作和 Lennox-Gastaut 综合征有效，可用作单药治疗。

④ 氨己烯酸（vigabatrin，VGB）：用于部分性发作、继发 GTCS 和 Lennox-Gastaut 综合征，尤对婴儿痉挛症有效，也可用作单药治疗。不可逆性抑制 GABA 转氨酶，增强 GABA 能神经元作用，有精神病史的病人不宜应用。

⑤ 托吡酯（topiramate，TPM）：为天然单糖基右旋果糖硫代物，可作为丙戊酸的替代药物，对难治性部分性发作、继发 GTCS、Lennox-Gastaut 综合征和婴儿痉挛症等有效。远期疗效好，无明显耐受性，大剂量也可用作单药治疗。

⑥ 奥卡西平（oxcarbazepine，OXC）：适用证与卡马西平同，主要用于部分性发作及继发全面性发作的附加或单药治疗。

⑦ 左乙拉西坦（levetiracetam，LEV）：对部分性发作伴或不伴继发 GTCS、肌阵挛发作等有效。

二、手术治疗

患者经长时间正规单药治疗，或先后用两种 AEDs 达到最大耐受剂量，以及经过一次正规的、联合治疗仍不见效，可考虑手术治疗。最理想的适应证是癫痫放电始自大脑皮质，可为手术所及且切除后不会产生严重的神经功能缺陷的区域。20%～30% 复杂部分性发作患者用各种 AEDs 治疗难以控制发作，如治疗 2 年以上，血药浓度在正常范围之内，每月仍有 4 次以上发作称为难治性癫痫（intractable epilepsy）。难治性部分性发作最适宜手术治疗，是治疗效果最好的一种。常用的方法有：①前颞叶切除术，是治疗难治性复杂部分性癫痫最常用的经典手术；②颞叶以外的脑皮质切除术，是治疗局灶性癫痫最基本方法；③癫痫病灶切除术；④大脑半球切除术；⑤胼胝体部分切除术；⑥多处软脑膜下横切术，适用于致痫灶位于脑重要功能皮质区的部分性发作，如中央前后回、优势半球 Broca 区、Wernicke 区、角回及缘上回等，不能行皮质切除术时选用。

★第四节　癫痫持续状态

癫痫持续状态（status epilepticus，SE）或称癫痫状态，是指一次癫痫发作持续 30min 以上，或连续多次发、发作间期意识或神经功能未恢复至通常水平，是神经科常见急诊之一，致残率和死亡率相当高。目前认为，对于全面强直-阵挛性发作持续 5min 以上就应该考虑是癫痫持续状态，并须用 AEDs 紧急处理。任何类型癫痫均可出现癫痫持续状态，但全面强直-阵挛发作持续状态最为常见，危害最大。

一、分类

根据发作起始一侧大脑半球某个部分，或是双侧大脑半球同时受累进一步分为全面性发作持续状态（generalized status epilepticus）与部分性发作持续状态（partial status epilepticus）。

1. 全面性发作持续状态

（1）全面强直-阵挛性发作持续状态　最常见，表现为全身性强直-阵挛一次接一次发生，意识始终不清，不及时控制可造成多脏器损害，危及生命。

（2）强直性发作持续状态　多见于 Lennox-Gastaut 综合征患儿，表现不同程度意识障碍（昏迷较少），间有强直发作或其他类型发作，如肌阵挛、不典型失神、失张力发作等，EEG 出现持续性较慢的棘-慢或尖-慢波。

（3）阵挛性发作持续状态　阵挛性发作持续状态时间较长时可出现意识模糊甚至昏迷。

（4）肌阵挛发作持续状态　特发性肌阵挛发作患者很少出现癫痫持续状态，严重器质性脑病晚期如亚急性硬化性全脑炎、家族性进行性肌阵挛癫痫等较常见。特发性患者 EEG 显示和肌阵挛紧密联系的多棘波，预后较好；继发性的 EEG 通常显示非节律性反复的棘波，预后较差。

（5）失神发作持续状态　主要表现为意识水平降低，甚至只表现反应性下降学习成绩下降；EEG 可见持续性棘-慢波，频率较慢（<3Hz）。

2. 部分性发作持续状态

（1）单纯性部分性发作持续状态　临床表现以反复的局部颜面或躯体持续抽搐为特征，或持续的躯体局部感觉异常为特点，发作时意识清楚，EEG 上有相应脑区局限性放电。

（2）边缘叶性癫痫持续状态　常表现为意识障碍和精神症状，又称精神运动性癫痫持续状态，常见于颞叶癫痫，须注意与其他原因导致的精神异常鉴别。

（3）偏侧抽搐状态伴偏侧轻瘫　多发生于幼儿，表现一侧抽搐，伴发作后一过性或永久性同侧肢体瘫痪。

★二、治疗

治疗目的：保持稳定的生命体征和进行心肺功能支持；终止呈持续状态的癫痫发作，减少癫痫发作对脑部神经元的损害；寻找并尽可能根除病因及诱因；处理并发症。

1. 一般措施

（1）对症处理　首先保持呼吸道通畅，鼻导管或面罩吸氧，必要时作气管切开；进行心电、血压、呼吸监护，定时进行血气、血化学分析；查找诱发癫痫状态的原因并治疗；有牙关紧闭者应放置牙垫，防止舌咬伤；放置床档以防坠床。

（2）常伴有脑水肿、感染、高热等，应予以及时处理　①防治脑水肿可给予20％甘露醇快速静脉滴注，亦可用地塞米松10～20mg静脉滴注；②控制感染或预防性应用抗生素，防治并发症；③高热可给予物理降温，纠正发作引起的代谢紊乱如低血糖、低血钠、低血钙、高渗性状态及肝性脑病，纠正酸中毒，维持水及电解质平衡，并给予营养支持治疗。

2. 药物选择　快速控制发作，是治疗的关键，可酌情选用：

① 地西泮：静脉推注对成人或儿童各型持续状态均为最有效的首选药物。成人剂量通常为10～20mg，单次最大剂量不超过20mg。儿童用量为0.3～0.5mg/kg，5岁以上儿童5～10mg，5岁以下每岁1mg可控制发作，以每分钟3～5mg速度静注。15min后如复发可重复给药，或用50～100mg地西泮溶于5％葡萄糖生理盐水中，于12h内缓慢静脉滴注。地西泮偶可抑制呼吸，则需停止注射。

②苯妥英钠：可迅速通过血脑屏障，负荷量可使脑中很快达到有效浓度，无呼吸抑制，不减低觉醒水平，对GTCS持续状态尤为有效，但起效慢，约80％患者20～30min内停止发作，作用时间长（半清除期10～15h）。成人剂量15～18mg/kg，儿童18mg/kg，溶于生理盐水中静脉注射，静注速度不超过50mg/h。可致血压下降及心律失常。

③ 异戊巴比妥钠：0.5g溶于注射用水10ml静脉注射，儿童1～4岁0.1g/次，5岁以上0.2g/次，速度不超过0.05g/min，至控制发作为止；0.5g内多可控制发作，剩余未注完的药物可肌内注射。

④ 10％水合氯醛：成人25～30ml加等量植物油保留灌肠。

⑤ 副醛：8～10ml肌内注射或15～30ml用植物油稀释保留灌肠。可引起剧咳，故有呼吸疾病者勿用。

3. 难治性癫痫持续状态　是指持续的癫痫发作，对初期的一线药物无效，连续发作1h以上者。可选用：

① 异戊巴比妥：成人每次0.25～0.5g，1～4岁儿童每次0.1g，4岁以上儿童0.2g，用注射用水稀释后缓慢静注，每分钟不超过100mg。

② 咪达唑仑：首剂静注0.15～0.2mg/kg，然后按0.06～0.6mg/(kg·h)静滴维持；新生儿可按0.1～0.4mg/(kg·h)持续静脉滴注。

③ 利多卡因：用于地西泮静注无效者，2～4mg/kg加入10％葡萄糖内，以50mg/h速度静脉滴注，有效或复发时均可重复应用。心脏传导阻滞及心动过缓者慎用。

④ 上述方法均无效者，可用硫喷妥钠静脉注射或乙醚吸入麻醉控制发作，也可选用氯氨酮治疗。

4. 维持治疗　持续状态发作控制后，应立即使用长效AEDs：苯巴比妥0.1～0.2g肌内注射，每8h一次，维持疗效。同时鼻饲卡马西平或苯妥英钠，待口服药达到稳态血浓度后可逐渐停用苯巴比妥。

同步练习

1. 癫痫的定义是什么？
2. 简述癫痫发作的分类。
3. 简述癫痫综合征的分类。
4. 单纯部分性发作与复杂部分性发作如何鉴别？
5. 什么是失神发作？

6. 伴中央-颞部棘波的良性儿童癫痫如何诊断？

7. Lennox-Gastaut 综合征如何诊断？

8. 简述癫痫的治疗目的。

9. 什么是癫痫持续状态？

10. 简述癫痫持续状态的治疗目的。

参考答案

1. 答：癫痫的定义：是多种原因导致的大脑神经元高度同步化异常放电所致的临床综合征，临床表现具有发作性、短暂性、重复性和刻板性的特点。

2. 答：见文中表 15-1。

3. 答：见文中表 15-2。

4. 答：单纯部分性发作与复杂部分性发作的鉴别：单纯部分性发作发作时程较短，一般不超过 1min，无意识障碍。复杂部分性发作病灶多在颞叶，故又称颞叶癫痫，也可见于额叶、嗅皮质等部位，发作时伴有意识障碍。

5. 答：失神发作分为：①典型失神发作：通常称为小发作，表现意识短暂中断，病人停止当时的活动，呼之不应，两眼瞪视不动，状如"愣神"，约 3～15s，无先兆和局部症状；可伴有简单的自动性动作，如擦鼻、咀嚼、吞咽等，一般不会跌倒，手中持物可能坠落，事后对发作全无记忆，每日可发作数次至数百次；发作 EEG 呈双侧对称 3 次/秒棘-慢波或多棘-慢波。发作间期也可有同样的或较短的阵发活动，背景波形正常。②不典型失神发作：意识障碍发生及休止较典型者缓慢，肌张力改变则较明显，EEG 示较慢而不规则的棘-慢波或尖-慢波，背景活动异常。

6. 答：发作表现为一侧面部或口角短暂的运动性发作，常伴躯体感觉症状，多在夜间发病，发作有泛化倾向。发作频率稀疏，每月或数月 1 次，少有短期内发作频繁者。EEG 表现为在背景活动正常基础上，中央-颞区高波幅棘-慢波。

7. 答：好发于 1～8 岁，少数出现在青春期。强直性发作、失张力发作、肌阵挛发作、非典型失神发作和全面强直-阵挛性发作等多种发作类型并存，精神发育迟滞，EEG 示棘-慢复合波（1～2.5Hz）和睡眠中 10Hz 的快节律是本综合征的三大特征，易出现癫痫持续状态。

8. 答：癫痫的治疗目的：控制发作或最大限度地减少发作；长期治疗无明显不良反应；使患者保持或恢复其原有的生理和社会功能状态。

9. 答：癫痫持续状态是指一次癫痫发作持续 30min 以上，或连续多次发作、发作间期意识或神经功能未恢复至通常水平，是神经科常见急诊之一，致残率和死亡率相当高。

10. 答：癫痫持续状态的治疗目的：保持稳定的生命体征和进行心肺功能支持；终止呈持续状态的癫痫发作，减少癫痫发作对脑部神经元的损害；寻找并尽可能根除病因及诱因；处理并发症。

（肖祖锋）

第十六章　脊髓疾病

 学习目的

1. **掌握**　急性脊髓炎及脊髓压迫症的临床表现及治疗。
2. **熟悉**　脊髓空洞症、脊髓亚急性联合变性及脊髓血管病的临床表现及治疗。
3. **了解**　脊髓蛛网膜炎及放射性脊髓病的临床表现。

内容精讲

概　　述

脊髓上端于枕骨大孔水平处与延髓相接，下端至第一腰椎下缘形成脊髓圆锥。脊髓自上而下分为 31 个节段发出 31 对脊神经，包括颈（C）神经 8 对，胸（T）神经 12 对，腰（L）神经 5 对，骶（S）神经 5 对，尾（Co）神经 1 对。脊髓有颈膨大（$C_5 \sim T_2$）和腰膨大（$L_1 \sim S_2$）两个膨大部。

★（一）脊髓病变的三主征

脊髓病变的三主征为运动障碍、感觉障碍和自主神经功能障碍；前两者对脊髓病变水平的定位很有价值。

（二）脊髓不同部位损害的临床特点

1. 不完全性脊髓损害　典型的脊髓半侧损害可引起脊髓半切综合征（Brown-Sequard syn-drome），表现为同侧上运动神经元瘫痪、深感觉障碍及对侧痛温觉障碍等。

2. 脊髓横贯性损害　受累节段以下双侧上运动神经元瘫痪、感觉全部缺失、括约肌功能丧失。严重横贯性损害急性期呈现脊髓休克（spinal shock）表现。

（三）脊髓的定位及定性诊断

不同脊髓疾病所引起的脊髓损害具有其特殊的好发部位，见表 16-1。

★表 16-1　不同脊髓疾病的好发部位及损害表现

病变部位	症状	定性诊断
前角	下运动神经元瘫痪	急性脊髓灰质炎、进行性脊肌萎缩症
锥体束	上运动神经元瘫痪	原发性侧索硬化
前角、锥体束	上、下运动神经元瘫痪	肌萎缩性侧索硬化
后索、锥体束	深感觉障碍、上运动神经元瘫痪	亚急性联合变性
后索	深感觉障碍、感觉性共济失调	脊髓结核、假性脊髓结核（糖尿病）
脊髓小脑束、后索、锥体束	共济失调、深感觉障碍、上运动神经元瘫痪	遗传性共济失调

续表

病变部位	症状	定性诊断
中央管周围及灰质前联合	痛觉、温度觉缺失，触觉存在（节段性分离性感觉障碍）	脊髓空洞症、髓内肿瘤
脊髓半侧损害	Brown-Sequard 综合征	脊髓压迫症、脊髓外伤
脊髓横贯性损害	受损平面以下各种感觉缺失、瘫痪、自主神经功能障碍	急性脊髓炎、脊髓出血、脊髓外伤等

第一节　急性脊髓炎

急性脊髓炎（acute myelitis）是指各种感染后引起自身免疫反应所致的急性横贯性脊髓炎性病变，又称急性横贯性脊髓炎，是临床上最常见的一种脊髓炎，以病损平面以下肢体瘫痪、传导束性感觉障碍和尿便障碍为特征。

一、病因与发病机制

病因不明，可能与病毒感染后自身免疫反应有关，并非病毒感染的直接作用，为非感染性炎症性脊髓炎。

★二、临床表现

青壮年好发，病前 1～2 周常有上感、腹泻等感染史或预防接种史。外伤、劳累、受凉等为发病诱因。急性起病，多数于 2～3 天内症状达高峰。以胸段脊髓炎最为常见，尤其是 $T_{3\sim5}$ 节段，颈髓、腰髓次之。

1. 运动障碍　急性起病，迅速进展，早期为脊髓休克期，出现肢体瘫痪、肌张力减低、腱反射消失、病理反射阴性。2～4 周后进入恢复期，肌张力及腱反射增高，出现病理反射，肌力由远端向近端恢复，脊髓休克期长短取决于脊髓受损程度及有无并发症。脊髓严重损伤时，常导致屈肌张力增高，下肢任何部位的刺激或膀胱充盈，均可引起下肢屈曲反射和痉挛，伴有出汗、竖毛、尿便自动排出等症状，称为总体反射，常提示预后不良。

2. 感觉障碍　病变节段以下所有感觉丧失，在感觉缺失平面的上缘可有感觉过敏或束带感；较运动功能的恢复慢且差。

3. 自主神经功能障碍　早期表现为尿潴留，脊髓休克期膀胱容量可达 1000ml，呈无张力性神经源性膀胱。因膀胱充盈过度，可出现充盈性尿失禁。随着脊髓功能的恢复，膀胱容量缩小，尿液充盈到 300～400ml 即自行排尿称为反射性神经源性膀胱，出现充溢性尿失禁。病变平面以下出现皮肤营养障碍。病变平面以上可有发作性出汗过度、皮肤潮红、反射性心动过缓等，称为自主神经反射异常。

三、辅助检查

1. 脑脊液检查　细胞数和蛋白含量正常或轻度增高，以淋巴细胞为主，余均正常。

2. 电生理检查

（1）视觉诱发电位　正常，可作为与视神经脊髓炎及多发性硬化的鉴别依据。

（2）肢体感诱发电位　波幅可明显减低。

（3）运动诱发电位　异常，可作为判断疗效和预后的指标。

（4）肌电图　可正常或呈失神经改变。

3. 影像学检查　MRI 可显示病变节段增粗，斑片状长 T_1、长 T_2 信号。

四、诊断及鉴别诊断

1. 诊断　根据急性起病，病前有感染或预防接种史，迅速出现的脊髓横贯性损害的临床表现，结合脑脊液检查和 MRI 检查，诊断并不难。

2. 鉴别诊断　需与下列疾病鉴别。

（1）视神经脊髓炎　为多发性硬化的特殊类型，除脊髓炎的症状外，还有视力下降等视神经病变症状。

（2）急性脊髓压迫症　脊柱结核或转移癌，造成椎体破坏，突然塌陷而压迫脊髓，出现急性横贯性损害。脊柱影像学检查可见椎体破坏、椎间隙变窄或椎体寒性脓肿等改变，转移癌除脊柱影像学检查外可做全身骨扫描。

（3）其他　尚需与脊髓血管病、急性硬脊膜外脓肿、急性炎症性脱髓鞘性多发性神经病、亚急性坏死性脊髓炎、人类 T 淋巴细胞病毒 1 型相关脊髓病等疾病相鉴别。

五、治疗

1. 一般治疗　加强护理，防治各种并发症。

2. 药物治疗

（1）皮质类固醇激素　急性期，可采用大剂量甲泼尼龙短程冲击疗法，500～1000mg 静脉滴注，每日 1 次，连用 3～5 天；也可用地塞米松 10～20mg 静脉滴注，每日 1 次，7～14 天为 1 个疗程。使用上述药物后改用泼尼松口服，按每千克体重 1mg 或成人每日剂量 60mg，维持 4～6 周逐渐减量停药。

（2）大剂量免疫球蛋白　按每千克体重 0.4g 计算，成人每次用量 20g 左右，每日 1 次，连用 3～5 天为 1 个疗程。

（3）B 族维生素　常用维生素 B_1 100mg，肌内注射；维生素 B_{12} 500～1000μg，肌内注射或静脉给药，每天 1～2 次。

（4）抗生素　及时治疗呼吸道和泌尿系统感染。抗病毒可用阿昔洛韦、更昔洛韦等。

（5）其他　在急性期可选用血管扩张药、神经营养药。双下肢痉挛者可服用巴氯芬。

3. 康复治疗　早期应将瘫痪肢体保持功能位，进行被动、主动锻炼和局部肢体按摩。

六、预后

预后取决于急性脊髓损害程度、病变范围及并发症情况。一般于 3～6 个月内基本恢复，生活自理。

第二节　脊髓压迫症

脊髓压迫症（compressive myelopathy）是一组椎管内或椎骨占位性病变所引起的脊髓受压综合征，随病变进展出现脊髓半切综合征和横贯性损害及椎管梗阻，脊神经根和血管可不同程度受累。

一、病因及发病机制

1. 病因　急性脊髓压迫症多源于脊柱旁或硬膜外病变，慢性脊髓压迫症多源于髓内或硬膜下病变。

（1）肿瘤　常见，约占本病的 1/3 以上。位于髓外硬膜内最常见的是神经鞘膜瘤；脊髓内肿瘤以神经胶质细胞瘤常见；硬膜外以转移瘤多见。

（2）炎症。

（3）脊柱外伤。

（4）脊柱退行性病变。

（5）先天性疾病。

（6）血液疾病。

2. 发病机制　脊髓急性压迫通常无充分代偿时机，脊髓损伤严重；慢性受压时能充分发挥代偿机制，损伤相对较轻，预后较好。

★二、临床表现

1. 急性脊髓压迫症　急性发病，于数小时至数日内出现脊髓横贯性损害症状，伴脊髓休克。

2. 慢性脊髓压迫症　病情缓慢进展，可分为三期：①根痛期：表现为神经根痛及脊膜刺激症状；②脊髓部分受压期：表现为脊髓半切综合征的临床表现；③脊髓完全受压期：出现脊髓横贯性损害的症状和体征。三期表现常有重叠。

慢性脊髓压迫症的主要症状和体征如下。

（1）神经根症状　主要是根痛或局限性运动障碍。疼痛部位固定，增加腹压的动作可使疼痛加剧，改变体位可使症状减轻或加重，可有相应节段束带感。病变位于脊髓腹侧者早期可见肌束颤动，后期出现肌无力或肌萎缩。

（2）感觉障碍　脊髓丘脑束受累产生对侧躯体较病变水平低 2～3 个节段以下的痛温觉减退或缺失。髓外病变感觉障碍自下肢远端向上发展至受压节段；髓内病变早期出现病变节段支配区分离性感觉障碍，累及脊髓丘脑束时感觉障碍自病变节段向下发展，鞍区（$S_{3\sim5}$）感觉保留至最后受累，称为"马鞍回避"。晚期表现脊髓横贯性损害。

（3）运动障碍　锥体束受压引起病变以下肢体上运动元性瘫痪。脊髓前角及前根受压可引起病变节段支配肌群弛缓性瘫痪，伴肌束震颤和肌萎缩。

（4）反射异常　病变节段腱反射减弱或缺失；锥体束受累出现损害平面以下腱反射亢进和病理反射。

（5）自主神经症状　髓内病变时括约肌功能障碍较早出现，圆锥以上病变早期出现尿潴留和便秘，晚期出现反射性膀胱；圆锥、马尾病变出现尿便失禁。病变水平以下可见少汗、无汗、皮肤营养障碍或 Horner 征。

（6）脊膜刺激症状　脊柱局部自发痛、叩击痛，直腿抬高试验阳性等。

三、辅助检查

1. 脑脊髓检查　脑脊液常规、生化检查及动力学变化对确定脊髓压迫症和脊髓受压的程度很有价值。如椎管严重梗阻时脑脊液蛋白-细胞分离，细胞数正常，蛋白含量超过 10g/L 时，黄色的脑脊液流出后自动凝结，称为 Froin 征。通常梗阻愈完全、时间愈长，梗阻的平面愈低，蛋白含量愈高。

2. 影像学检查

（1）脊柱 X 线平片。

（2）CT 及 MRI　能清楚显示椎管梗阻界面。

（3）椎管造影。

（4）核素扫描。

四、诊断及鉴别诊断

1. 诊断　首先明确脊髓损害为压迫性或非压迫性；再确定脊髓受压部位及平面，进而分析压迫是位于髓内、髓外硬膜内还是硬膜外（见表16-2）以及压迫的程度；最后研究压迫性病变的病因及性质。

★表 16-2 髓内、髓外硬膜内及硬膜外病变的鉴别

鉴别要点	髓内病变	髓外硬膜内病变	硬膜外病变
早期症状	多为双侧	自一侧，很快进展为双侧	多从一侧开始
神经根痛	少见，部位不明确	早期常有，剧烈，部位明确	早期可有
感觉障碍	分离性	传导束性，开始为一侧	多为双侧传导束性
痛温觉障碍	自上向下发展，头侧重	自下向上发展，尾侧重	双侧自下向上发展
脊髓半切综合征	少见	多见	可有
节段性肌无力和萎缩	早期出现，广泛明显	少见，局限	少见
锥体束征	不明显	早期出现，多自一侧开始	较早出现，多为双侧
括约肌功能障碍	早期出现	晚期出现	较晚期出现
棘突压痛、叩痛	无	较常见	常见
椎管梗阻	晚期出现，不明显	早期出现，明显	较早期出现，明显
脑脊液蛋白增高	不明显	明显	较明显
脊柱 X 线平片改变	无	可有	明显
脊髓造影充盈缺损	脊髓梭形膨大	杯口状	锯齿状
MRI	脊髓梭形膨大	髓外肿块及脊髓移位	硬膜外肿块及脊髓移位

2. 鉴别诊断

（1）急性脊髓炎 急性起病，病前多有感染病史，出现脊髓横贯性损害的症状和体征，脑脊液检查及脊髓 MRI 有助于鉴别。

（2）脊髓空洞症 起病隐匿，典型表现为病损节段支配区皮肤分离性感觉障碍，病变节段支配区肌萎缩，神经根痛少见，皮肤营养障碍改变明显。MRI 可显示脊髓内长条形空洞。

（3）亚急性联合变性 多呈缓慢起病、出现脊髓后索、侧索及周围神经损害体征。血清中维生素 B_{12} 缺乏、有恶性贫血者可确定诊断。

五、治疗

（1）脊髓压迫症的治疗原则是尽快去除病因，可行手术治疗者应及早进行。急性脊髓压迫在起病 6h 内减压。

（2）瘫痪肢体应积极进行康复治疗及功能训练，长期卧床者应防治并发症。

六、预后

髓外硬膜内肿瘤多为良性，手术彻底切除预后良好；髓内肿瘤预后较差。通常受压时间愈短，脊髓功能愈可能恢复。急性脊髓压迫预后较差。

第三节 脊髓蛛网膜炎

脊髓蛛网膜炎是因蛛网膜增厚与脊髓、脊神经根粘连，或形成囊肿阻塞脊髓腔导致脊髓功能障碍的疾病。可以由感染性、外伤性、化学性或其他病因引起。病变以胸腰段多见，多为慢性起病，逐渐进展。因累及部位不同，临床表现呈多样性，可为单发或多发的神经根痛，感觉障碍多双侧不对称。运动障碍为不对称的单瘫、截瘫或四肢瘫。局限型症状常较轻，弥漫型则较重，囊肿型脊髓蛛网膜炎与脊髓肿瘤的临床表现相似。病程可有缓解或加剧。脑脊液检查、椎管造影、MRI 有助于诊断。需注意与脊髓肿瘤、颈椎间盘突出、多发性硬化等疾病相鉴别。主要为病因治疗。不宜手术者可选用肾上腺皮质激素、血管扩张药、B 族维生素等药物治疗。囊肿型可

行囊肿摘除术。

第四节　脊髓空洞症

脊髓空洞症（syringomyelia）是一种慢性进行性脊髓变性疾病，病变多位于颈髓，亦可累及延髓，称为延髓空洞症。

一、病因及发病机制

原因未明，可能是多种致病因素，如先天性发育异常、脑脊液动力学异常及血液循环异常所致的综合征。

二、临床分型

根据 Barnett 的分型，临床上可将脊髓空洞症分为四型：
（1）脊髓空洞伴第四脑室正中孔堵塞和中央管扩大。
（2）特发性脊髓空洞症。
（3）继发性脊髓空洞症。
（4）单纯性脊髓积水或伴脑积水。

三、临床表现

发病年龄多在 20～30 岁。隐匿起病，进展缓慢，因空洞大小和累及脊髓的位置不同，临床表现各异，主要症状如下：

1. 感觉障碍　以感觉障碍为首发症状的居多。最早症状常为相应支配区自发性疼痛，继而出现节段性分离性感觉障碍，典型呈短上衣样分布。

2. 运动障碍　前角细胞受累出现相应节段支配区域肌无力、肌萎缩、肌束颤动、肌张力减低、腱反射减退或缺失。

3. 神经营养性障碍及其他症状　痛觉缺失区的表皮烫伤、外伤可造成顽固性溃疡及瘢痕形成，甚至指、趾节末端无痛性坏死脱落，称为 Morvan 征。关节痛觉缺失可引起关节磨损、萎缩、畸形、关节肿大、活动度增加，运动时有明显骨摩擦音而无疼痛感，称为夏科（Charcot）关节，是本病特征之一。

空洞可累及延髓，出现三叉神经脊束核、面神经核、疑核、舌下神经核、前庭小脑传导束等受损的症状和体征。

四、辅助检查

1. 脑脊液检查　常无特征性改变。

2. 影像学检查
（1）X 线片。
（2）延迟脊髓 CT 扫描（DMCT）　可清晰显示出高密度的空洞影像。
（3）MRI　是确诊本病的首选方法。

五、诊断与鉴别诊断

1. 诊断　根据青壮年隐匿起病，病情进展缓慢，节段性分离性感觉障碍，肌无力和肌萎缩，皮肤和关节营养障碍等，MRI 或 DMCT 检查发现空洞可确诊。

2. 鉴别诊断　本病须与下列疾病鉴别：
（1）脊髓肿瘤　髓内肿瘤进展较快，所累及脊髓病变节段较短，膀胱直肠功能障碍出现早，锥体束征多为双侧，脑脊液蛋白含量增高，脊髓造影及 MRI 有助于鉴别诊断。

（2）颈椎病　多见于中老年，神经根痛常见，感觉障碍多呈根性分布，手及上肢出现轻度肌无力及肌萎缩；颈部活动受限或后仰时疼痛。颈椎 CT、MRI 有助于鉴别诊断。

（3）肌萎缩侧索硬化症　多在中年起病，上下运动神经元同时受累，严重的肌无力、肌萎缩与腱反射亢进、病理反射并存，无感觉障碍和营养障碍，MRI 无特异性发现。

六、治疗

本病进展缓慢，常可迁延数十年之久。目前尚无特效疗法。

1. 对症治疗　营养神经；镇痛；防止外伤、烫伤或冻伤；防止关节挛缩，辅助按摩等。

2. 手术治疗　可行肿瘤切除、脑脊液分流术等。

第五节　脊髓亚急性联合变性

脊髓亚急性联合变性（subacute combined degeneration of the spinal cord，SCD）是由维生素 B_{12} 的摄入、吸收、结合、转运或代谢障碍导致体内含量不足而引起的中枢和周围神经系统变性的疾病。

一、病因及发病机制

本病与维生素 B_{12} 缺乏有关。因维生素 B_{12} 还参与血红蛋白的合成，本病常伴有恶性贫血。

二、病理

病变主要在脊髓的后索和锥体束。常见周围神经病变，可为髓鞘脱失和轴突变性。

★三、临床表现

（1）多在中年以后起病，隐匿起病，缓慢进展。

（2）早期多有贫血、倦怠、腹泻和舌炎等病史，伴血清维生素 B_{12} 减低，常在神经症状前出现。神经症状为双下肢无力、发硬和双手动作笨拙、步态不稳、踩棉花感，可见步态蹒跚、步基增宽征阳性等。随后出现手指、足趾末端对称性持续刺痛、麻木和烧灼感等。检查双下肢振动觉、位置觉障碍，以远端明显；肢端感觉客观检查多正常，少数患者有手套-袜套样感觉减退。有些患者屈颈时出现由脊背向下放射的触电感（Lhermitte 征）。

（3）双下肢可呈不完全性痉挛性瘫痪；若周围神经病变较重时，则表现为肌张力减低、腱反射减弱，但病理征常为阳性。少数患者大脑白质与视神经受累可出现视神经萎缩及中心暗点。括约肌功能障碍较晚。

（4）可见精神异常，认知功能也可减退，甚至痴呆。

四、辅助检查

1. 周围血象及骨髓涂片检查　提示巨细胞低色素性贫血，血网织红细胞数减少，维生素 B_{12} 含量减低。

2. 胃液分析　抗组胺性胃酸缺乏。

3. 脑脊液检查　多正常，少数可有轻度蛋白增高。

4. MRI　可示脊髓病变部位，呈条形点片状病灶，T_1 低信号，T_2 高信号。

五、诊断及鉴别诊断

1. 诊断　根据缓慢隐匿起病，出现脊髓后索、侧索及周围神经损害症状和体征，血清维生素 B_{12} 缺乏，恶性贫血，或行诊断性治疗可明确诊断。

2. 鉴别诊断 应与下列疾病作鉴别：

（1）非恶性贫血型联合系统变性 是一种累及脊髓后索和侧索的内生性脊髓疾病，与恶性贫血无关。与亚急性联合变性的区别在于整个病程中皮质脊髓束的损害较后索损害出现早且明显，进展缓慢。

（2）脊髓压迫症。

（3）多发性硬化。

（4）周围神经病。

六、治疗

1. 病因治疗 治疗导致维生素 B_{12} 缺乏的原发病因和疾病，给予富含 B 族维生素的食物。

2. 药物治疗

（1）立即给予大剂量维生素 B_{12} 治疗，总疗程 6 个月。维生素 B_{12} 吸收障碍者需终生用药。

（2）贫血患者用铁剂，有恶性贫血者，建议叶酸与维生素 B_{12} 共同使用。

（3）胃液中缺乏游离胃酸的萎缩性胃炎患者，可服用胃蛋白酶合剂或饭前服稀盐酸合剂。

3. 康复治疗 加强瘫痪肢体的功能锻炼，辅以针灸、理疗等。

七、预后

早期诊断并及时治疗是改善本病预后的关键，若在起病 3 个月内积极治疗，多数可完全恢复；若充分治疗 6 个月至 1 年仍有神经功能障碍，则难以恢复。不经治疗神经系统症状会持续加重，甚至可能死亡。

第六节　脊髓血管病

脊髓血管病分为缺血性、出血性及血管畸形三大类。

一、病因

心血管疾病或手术引起的严重低血压以及脊髓动脉粥样硬化、动脉炎、肿瘤、蛛网膜粘连等；脊髓血管畸形和动脉瘤的破裂；自发性出血；外伤等。

二、病理

脊髓完全缺血 15min 以上可导致不可逆损伤。脊髓前动脉血栓形成常见于胸髓。

脊髓内出血可侵犯数个节段，多累及中央灰质。

脊髓血管畸形是由异常血管形成的网状血管团和供血动脉及引流静脉所组成。

三、临床表现

1. 缺血性脊髓血管病

（1）脊髓短暂性缺血发作 突发起病，持续时间不超过 24h，恢复完全。典型表现为间歇性跛行和下肢远端发作性无力，休息或用血管扩张剂可缓解，间歇期症状消失。

（2）脊髓梗死 卒中样起病，因发生闭塞的供血动脉不同而分为：

① 脊髓前动脉综合征：又称为脊髓前 2/3 综合征。以中胸段或下胸段多见，首发症状常为突发病损水平根痛或弥漫性疼痛。起病时为弛缓性瘫，脊髓休克期后转变为痉挛性瘫，传导束型分离性感觉障碍，痛温觉丧失而深感觉保留，尿便障碍较明显。

② 脊髓后动脉综合征：该综合征少见。表现为急性根痛，病变水平以下深感觉缺失和感觉性共济失调，痛温觉和肌力保存，括约肌功能常不受累。

③ 中央动脉综合征：病变水平相应节段的下运动神经元性瘫、肌张力减低、肌萎缩，多无锥体束损害和感觉障碍。

2. 出血性脊髓血管病 包括硬脊膜外出血、硬脊膜下出血、髓内出血和脊髓蛛网膜下腔出血。前两者主要表现为脊髓受压的症状，患者出现截瘫及感觉障碍，症状迅速加重且范围进行性扩大。髓内出血的特点为急性剧烈背痛、数分钟或数小时后迅速出现损害水平以下运动障碍、感觉障碍及括约肌功能障碍。脊髓蛛网膜下腔出血表现为急骤的颈背痛、脑膜刺激征和截瘫。

3. 脊髓血管畸形 大多为动静脉畸形，分为四种类型：硬脊膜动静脉瘘、髓内动静脉畸形、青年型动静脉畸形和髓周动静脉瘘。病变多见于胸腰段。缓慢起病者多见，亦可为间歇性病程，有缓解期。部分患者以运动障碍为主，兼有上下运动神经元受累的体征。突然发病者为畸形血管破裂所致，多以急性疼痛为首发症状，出现脑膜刺激征、不同程度的截瘫、根性或传导束性感觉障碍，括约肌功能障碍早期为尿便困难，晚期失禁，少数以脊髓蛛网膜下腔出血为首发症状。

四、辅助检查

（1）脑脊液检查 脊髓蛛网膜下腔出血脑脊液呈血性；椎管梗阻时脑脊液蛋白量增高，压力降低。

（2）CT 和 MRI 可显示脊髓局部增粗、出血或梗死。增强后可以发现畸形血管。

（3）脊髓血管造影。

五、诊断及鉴别诊断

1. 诊断 根据突然起病、脊髓损伤的临床特点结合脑脊液和脊髓影像学可以给予临床诊断，但确定诊断有时困难。

2. 鉴别诊断 需与下列疾病鉴别：

（1）其他原因导致的间歇性跛行 如下肢血管性间歇性跛行和马尾性间歇性跛行，超声多普勒检查有助于血管性间歇性跛行的诊断。

（2）亚急性坏死性脊髓炎 是一种血栓性静脉炎。常表现为缓慢进行性加重的双下肢无力伴肌肉萎缩、腱反射亢进、锥体束征阳性、损害平面以下感觉障碍。脑脊液检查蛋白增高，椎管造影可见脊髓表面有血管扩张。

六、治疗

缺血性脊髓血管病的治疗原则与缺血性脑血管病相似。病因治疗如脱水、止血、止痛；紧急手术以清除血肿，解除对脊髓的压迫。显微外科技术治疗脊髓血管畸形，或采用介入栓塞治疗。截瘫患者应防治压疮和尿路感染。

第七节　放射性脊髓病

放射性脊髓病是指接受放射治疗的恶性肿瘤患者经一段时间治疗后产生脊髓损害的症状和体征，如同时造成脑部损伤称放射性脑脊髓病。可能机制有以下学说：直接照射损伤；血管受累引起脊髓缺血继发软化、坏死；自身免疫反应和自由基损伤。

颈髓受累多见。起病隐匿，有以下几种临床类型：

（1）早期短暂型 仅有主观症状和轻微感觉障碍，潜伏期为 3 个月，3 个月后症状可消退。

（2）急性瘫痪型 表现为截瘫或四肢瘫，仅数小时或数天达高峰，以后病情稳定。

（3）慢性进展型 最为常见，潜伏期平均 18 个月，为放射治疗最严重的并发症。

（4）下运动神经元损伤型 少见，表现为下运动神经元损害征象。

脑脊液检查正常或蛋白稍高，椎管通畅；MRI检查可发现微小病灶。主要与癌肿的复发和转移相鉴别，注意有无颅底部位骨质破坏。目前尚无有效治疗方法，应注意预防。

同步练习

1.急性脊髓炎的治疗方案是什么？
2.脊髓亚急性联合变性的病因和主要临床表现是什么？
3.髓内病变、髓外硬膜内病变和硬膜外病变的鉴别要点是什么？
4.脊髓前动脉和脊髓后动脉发生闭塞后的临床特点是什么？
5.什么是放射性脊髓病？可能的机制有哪些？

参考答案

1.答：治疗方案如下：

（1）一般治疗　加强护理，防治各种并发症是保证功能恢复的前提。

（2）药物治疗

① 皮质类固醇激素：急性期，可采用大剂量甲泼尼龙短程冲击疗法，500～1000mg静脉滴注，每日1次，连用3～5天；也可用地塞米松10～20mg静脉滴注，每日1次，7～14天为1个疗程。使用上述药物后改用泼尼松口服，按每千克体重1mg或成人每日剂量60mg，维持4～6周逐渐减量停药。

② 大剂量免疫球蛋白：按每千克体重0.4g计算，成人每次用量20g左右，静脉滴注，每日1次，连用3～5天为1个疗程。

③ B族维生素：常用维生素B_1 100mg，肌内注射，维生素B_{12} 500～1000μg，肌内注射或静脉给药，每天1～2次。

④ 抗生素：及时治疗呼吸道和泌尿系统感染。抗病毒可用阿昔洛韦、更昔洛韦等。

⑤ 其他：在急性期可选用血管扩张药、神经营养药。双下肢痉挛者可服用巴氯芬。

（3）康复治疗　早期应将瘫痪肢体保持功能位，进行被动、主动锻炼和局部肢体按摩。

2.答：病因为维生素B_{12}的缺乏。

主要临床表现为：

① 多在中年以后起病，隐匿起病，缓慢进展。

② 早期多有贫血、倦怠、腹泻和舌炎等病史，伴血清维生素B_{12}减低，常在神经症状前出现。神经症状为双下肢无力、发硬和双手动作笨拙、步态不稳、踩棉花感，可见步态蹒跚、步基增宽征阳性等。

随后出现手指、足趾末端对称性持续刺痛、麻木和烧灼感等。检查双下肢振动觉、位置觉障碍，以远端明显；肢端感觉客观检查多正常，少数患者有手套-袜套样感觉减退。有些患者屈颈时出现由脊背向下放射的触电感（Lhermitte征）。

③ 双下肢可呈不完全性痉挛性瘫痪；若周围神经病变较重时，则表现为肌张力减低、腱反射减弱，但病理征常为阳性。少数患者大脑白质与视神经受累，可出现视神经萎缩及中心暗点。括约肌功能障碍出现较晚。

④ 可见精神异常，认知功能也可减退，甚至痴呆。

3.答：详见文中表16-2。

4.答：① 脊髓前动脉闭塞特点：脊髓前动脉供应脊髓前2/3区域，易发生缺血性病变，以中胸段或下胸段多见，首发症状常为突发病损水平根痛或弥漫性疼痛。起病时为弛缓性瘫，脊髓休克期后转变为痉挛性瘫，传导束型分离性感觉障碍，痛温觉缺失而深感觉保留，尿便障碍较明显。

② 脊髓后动脉闭塞特点：因脊髓后动脉有良好的侧支循环，对血管闭塞有较好的耐受性，故少见。表现为急性根痛，病变水平以下深感觉缺失和感觉性共济失调，痛温觉和肌力保存，括约肌功能常不受累。

5.答：接受放射治疗的恶性肿瘤患者经一段时间治疗后产生脊髓损害的症状和体征称为放射性脊髓病。可能的机制有：直接照射损伤；血管受累引起脊髓缺血继发软化、坏死；自身免疫反应和自由基损伤。

（黄　樱）

第十七章　周围神经疾病

 内容精讲

概　　述

周围神经（peripheral nerve）是指嗅神经、视神经以外的脑神经和脊神经、自主神经及其神经节。周围神经疾病是指原发于周围神经系统结构或功能损害的疾病。

周围神经疾病病因复杂，可能与营养代谢、药物及中毒、血管炎、肿瘤、遗传、外伤或机械压迫等原因相关。由于疾病病因、受累范围及病程不同，周围神经疾病的分类标准尚未统一，具体见表 17-1。

表 17-1　周围神经疾病的分类

1. 遗传与否分类	急性
遗传性	亚急性
后天获得性	慢性
营养缺乏性	复发性
代谢性	进行性
中毒性	4. 症状分类
感染性	感觉性
免疫相关性炎症	运动性
缺血性	混合性
机械性	自主神经性
2. 病理改变分类	5. 解剖部位分类
主质性（病变位于轴突和神经纤维）	神经根病
间质性（病变位于神经纤维间的支持组织）	神经丛病
3. 临床病程分类	神经干病

周围神经疾病有许多特有的症状和体征，主要表现为感觉障碍、运动障碍、自主神经功能障碍等，详见表 17-2。

表 17-2 周围神经疾病的主要症状和体征

感觉障碍	运动障碍	自主神经功能受损
感觉缺失	神经刺激症状	无汗
感觉异常	肌束震颤	竖毛障碍
疼痛	肌纤维颤搐	直立性低血压
感觉性共济失调	痛性痉挛	无泪
	神经麻痹症状	无涎
	肌张力减低或丧失	阳痿
	肌萎缩	膀胱直肠功能障碍等

病史描述、临床体格检查和必要的辅助检查是诊断周围神经疾病的主要依据。神经传导速度（NCV）和肌电图（EMG）检查可发现亚临床型周围神经病，也是判断预后和疗效的客观指标。周围神经组织活检可判断周围神经损伤部位，还可明确疾病性质。周围神经疾病的病因诊断需综合判断，任何一项单独的辅助检查都不能作为诊断的金标准。

周围神经病的治疗首先是病因治疗；其次给予对症支持处理。针灸、理疗、按摩是恢复期中的重要措施。

第一节 脑神经疾病

一、三叉神经痛

三叉神经痛（trigeminal neuralgia）为三叉神经分布区短暂的反复发作性剧痛。

（一）病因及发病机制

病因及发病机制不明，可能为多种原因引起的压迫所致；也可能为三叉神经脊束核或脑干部位的感觉性癫痫样发作所致。

（二）临床表现

中老年人多见，女性多于男性。常局限于三叉神经一或两支分布区，以上颌支、下颌支多见。表现为面颊、上下颌及舌部明显的电击样、刀割样或撕裂样剧痛，持续数秒或 1～2min，突发突止，间歇期完全正常。患者口角、鼻翼、颊部或舌部为敏感区，轻触可诱发，称为扳机点或触发点。严重病例可出现面肌痛性抽搐。病程呈周期性，发作可为数日、数周或数月不等，缓解期如常人。神经系统检查一般无阳性体征。

（三）诊断及鉴别诊断

根据疼痛部位、性质、扳机点及神经系统无阳性体征，不难确诊。

本病需与以下疾病鉴别：

1. 继发性三叉神经痛 疼痛为持续性伴感觉减退、角膜反射迟钝等，常合并其他脑神经损害症状。

2. 牙痛 持续性钝痛，局限于牙龈部，进食冷、热食物加剧。X 线检查可鉴别。

3. 舌咽神经痛 局限于舌咽神经分布区的阵发性疼痛。吞咽、讲话、呵欠、咳嗽常可诱发。在咽喉、舌根扁桃体窝等触发点用 4% 可卡因或 1% 丁卡因喷涂可阻止发作。

（四）治疗

首选药物治疗，无效或失效时选用其他疗法。

1. 药物治疗

（1）卡马西平 首选。

（2）其他药物 苯妥英钠或加巴喷丁、普瑞巴林等。可同时辅用大剂量维生素 B_{12}。

2. 封闭治疗 无水乙醇或甘油封闭三叉神经分支或半月神经节。不良反应为注射区面部感觉缺失。

3. 经皮半月神经节射频电凝疗法 适用于年老体衰有系统疾病、不能耐受手术者。

4. 手术治疗 传统方法有三叉神经感觉根部分切断术。近年来所推崇的有三叉神经显微血管减压术。

二、特发性面神经麻痹

特发性面神经麻痹（idiopathic facial palsy）亦称为面神经炎（facial neuritis）或贝尔麻痹（Bell palsy），是因茎乳孔内面神经非特异性炎症所致周围性面瘫。

（一）病因及病理

病因未明。早期病理改变主要为神经水肿和脱髓鞘，严重者出现轴索变性。

（二）临床表现

任何年龄均可发病，男性略多。急性起病，症状于数小时至数天达高峰。发病初期可伴有麻痹侧耳后疼痛及乳突区压痛。主要表现为患侧表情肌瘫痪，额纹消失，不能皱额蹙眉，眼裂不能闭合或者闭合不全。闭眼时双眼球向外上方转动，露出白色巩膜，称为贝尔征（Bell sign）；鼻唇沟变浅，口角下垂，露齿时口角歪向健侧；由于口轮匝肌瘫痪，鼓气、吹口哨漏气；颊肌瘫痪，食物易滞留病侧齿龈；面瘫多见单侧。

不同部位的面神经损害出现不同临床症状。如鼓索以上面神经病变出现舌前 2/3 味觉障碍；镫骨肌分支受累，出现听觉过敏；膝状神经节病变除表现有面神经麻痹、舌前 2/3 味觉障碍及听觉过敏外，还伴有耳郭、外耳道感觉迟钝和外耳道、鼓膜上出现疱疹，称为 Hunt 综合征。

（三）诊断及鉴别诊断

本病根据急性起病、临床表现主要为周围性面瘫，诊断并不困难，需注意与吉兰-巴雷综合征、耳源性面神经麻痹、后颅窝肿瘤或脑膜炎等疾病相鉴别。

（四）治疗

治疗原则为改善局部血液循环，减轻面神经水肿，缓解神经受压，促进神经功能恢复。

1. 药物治疗

（1）皮质类固醇 急性期尽早使用皮质类固醇，连用 7～10 天逐渐减量。

（2）B 族维生素 促神经髓鞘恢复。

（3）抗病毒治疗 阿昔洛韦，连服 7～10 天。

2. 理疗 急性期可在茎乳口附近行超短波透热疗法、红外线照射或局部热敷等。

3. 护眼 可戴眼罩防护角膜感染，或用眼药水等预防感染，保护角膜。

4. 康复治疗 恢复期可行碘离子透入疗法、针刺或电针治疗等。

（五）预后

约 80% 患者可在数周或 1～2 个月内恢复。年轻患者预后好，老年患者伴乳突疼痛或合并糖尿病、高血压、动脉硬化、心肌梗死等预后较差。

三、面肌痉挛

面肌痉挛（facial spasm）亦称为面肌抽搐，是指一侧面部肌肉间断性不自主阵挛性抽动或无痛性强直。多中年以后起病，女性较多。早期多为眼轮匝肌间歇性抽搐，后扩散至一侧其他面肌，以口角肌肉抽搐最为明显，严重时可累及同侧颈阔肌。紧张、疲倦、自主运动时抽搐加剧，入睡后停止，两侧面肌均有抽搐者少见。晚期可伴患侧面肌轻度瘫痪。神经系统无其他阳性体征、肌电图可见肌纤维震颤及肌束震颤波，需与功能性睑痉挛、习惯性抽动症、Meige 综合征等鉴别。治疗首选 A 型肉毒毒素局部注射，安全有效，简便易行，3～5 天起效，疗效可持续 3～6 个月。药物治疗可选用多种镇静药、抗癫痫药。对于血管压迫所致面肌痉挛，可采用面神经微血管减压术、周围神经切断术，可能有效。

四、多发性脑神经损害

多发性脑神经损害是指各种病因所致单侧或双侧多数脑神经病变。常由肿瘤、血管病、感染以及外伤等引起。临床主要表现为多种脑神经损害综合征。关键在于病因治疗。临床常见的多发性脑神经损害综合征总结如下（表 17-3）。

表 17-3　常见的多发性脑神经损害综合征

综合征	病变部位	累及脑神经	常见原因	临床表现
海绵窦综合征	海绵窦	Ⅲ、Ⅳ、Ⅵ、Ⅴ第1支，病变偏后者可有Ⅴ的第2、3支受累	海绵窦血栓性静脉炎；颈内动脉海绵窦瘘；海绵窦内动脉瘤；海绵窦内或邻近部位肿瘤	Ⅲ、Ⅳ、Ⅵ受损致患侧上睑下垂，瞳孔散大，眼球运动障碍，复视；Ⅴ受损致分布区感觉障碍，角膜反射消失，眼结膜充血水肿
眶上裂综合征	眶上裂附近	Ⅲ、Ⅳ、Ⅵ、Ⅴ第1支	肿瘤如鼻咽癌、垂体瘤；血管性病变如动脉瘤、血管炎；感染如眶上部骨膜炎等；蝶骨小翼附近骨折、出血、血肿等	Ⅲ、Ⅳ、Ⅵ受损出血全眼肌麻痹，外展麻痹出现早；三叉神经区域感觉障碍；角膜反射迟钝或消失；可出现同侧 Horner 综合征
眶尖综合征	眶尖区域	Ⅱ、Ⅲ、Ⅳ、Ⅵ、Ⅴ第1支	眶尖部位及附近区域肿瘤、血管病、外伤、感染	Ⅲ、Ⅳ、Ⅵ受损出现眼球活动受限，复视，上睑下垂；三叉神经支配区域感觉过敏、减退；视神经受损致视力下降，视神经萎缩，周边视野缺损
岩尖综合征	颞骨岩部尖端	Ⅴ、Ⅵ	颞骨岩部炎症以急性中耳炎最常见；肿瘤如表皮样瘤、脑膜瘤等；外伤、骨折及出血	患侧展神经麻痹致内斜视和复视；患侧三叉神经眼支支配区疼痛、畏光、角膜感觉减退
桥小脑脚综合征	脑桥小脑脚	Ⅴ、Ⅶ、Ⅷ，有时伴有Ⅵ、Ⅸ、Ⅹ	肿瘤以听神经鞘瘤最常见，或脑膜瘤、上皮样囊肿；蛛网膜炎，血管畸形	同侧进行性耳聋伴前庭功能受损；面部感觉异常，角膜反射减退或消失；同侧眼内斜，轻度周围性面瘫；同侧小脑性共济失调；伴颅高压表现
迷走-舌下神经综合征	颅外咽旁间隙、延髓	Ⅹ、Ⅻ	颅骨骨折、环椎脱位、颈动脉瘤、肿瘤等	舌下神经损害患侧舌肌无力伴萎缩；迷走神经损害致发音、吞咽困难；可合并同侧 Horner 综合征
迷走-副-舌下神经综合征	延髓下部或颈静脉孔附近	Ⅹ、Ⅺ、Ⅻ	原发性和转移性肿瘤、颅底骨折、后咽腔脓肿、脑底动脉瘤、颈静脉孔神经鞘瘤等	迷走神经损害致发音、吞咽困难，可出现心动过速；患侧胸锁乳突肌和斜方肌全部或部分瘫痪；患侧舌肌无力伴萎缩
一侧颅底综合征	一侧颅底弥漫性病变	Ⅰ～Ⅻ	肿瘤最常见，其他可见颅底骨折、血肿、脑干脑炎、颅底脑膜炎等	广泛一侧脑神经损害（Ⅰ～Ⅻ），一般无脑实质性损害症状；颅骨平片可见颅底广泛性骨质破坏

续表

综合征	病变部位	累及脑神经	常见原因	临床表现
枕髁-颈静脉孔综合征	颈静脉孔和枕骨髁周围	IX、X、XI、XII	肿瘤如上咽部肿瘤、网状细胞肉瘤、恶性淋巴瘤等；外伤；血管病变如动脉瘤、颈静脉炎；感染等	舌咽、迷走神经损害致发音、吞咽困难；副神经损害致胸锁乳突肌和斜方肌无力；舌下神经受损致舌肌无力、萎缩，伸舌偏患侧
腮腺后间歇综合征	颅外咽后区	IX、X、XI、XII、颈交感神经干	肿瘤如腮腺瘤、鼻咽部肿瘤及转移癌；外伤；感染如咽部脓肿；颅底颈内动脉瘤	患侧舌后1/3味觉消失，软腭、咽喉部感觉缺失和声带、软腭麻痹；胸锁乳突肌和斜方肌麻痹与萎缩，舌肌麻痹及萎缩；可有Horner征
颈静脉孔综合征	颈静脉孔附近	IX、X、XI	肿瘤、外伤、感染、血管性病变	舌咽、迷走神经损害致患侧软腭、咽喉部感觉障碍，舌后1/3味觉缺失，声带及软腭麻痹，患侧咽反射消失；副神经受损致患侧胸锁乳突肌和斜方肌麻痹与萎缩
枕大孔区综合征	枕大孔区	IX、X、XI、XII	肿瘤如脑膜瘤、神经鞘瘤；颅底凹陷症、寰椎枕化，先天性畸形等	吞咽、发音困难；斜颈，舌肌萎缩，可伴颈神经根受损及脑膜刺激征，可有颈髓及延髓损害，小脑损害等

第二节 脊神经疾病

一、单神经病及神经痛

单神经病（mononeuropathy）是指单一神经受损产生与该神经支配范围一致的运动、感觉功能缺失症状及体征。神经痛（neuralgia）是受损神经分布区疼痛。病因包括创伤、缺血、肿瘤浸润、物理损伤、全身代谢性疾病（如糖尿病）或中毒（乙醇、铅）等。

临床共同特征为受累神经分布区感觉、运动及自主神经功能障碍，伴腱反射减低或消失。肌电图和神经传导速度测定有助于诊断。临床常见的单神经病及神经痛如下（表17-4）。

表 17-4 临床常见的单神经病及神经痛

疾病	常见原因	感觉障碍	运动障碍	治疗
桡神经麻痹	是臂丛神经中最易受损伤的一支；腋部或上肢受压、感染，肩关节脱臼，肱、桡骨骨折，上肢贯通伤，铅、乙醇中毒，手术时上臂长时间过度外展或新生儿脐带绕上臂	仅限于手背拇指和第1、2掌骨间隙的"虎口区"	根据损伤部位分为：①高位损伤（腋部）：完全性桡神经瘫，上肢各伸肌完全瘫痪，肘、腕、掌指关节不能伸直，前臂伸直位旋后不能，手通常处于旋前位；②肱骨中1/3损伤：肱三头肌功能正常，其他体征同前；③前臂中1/3以下损伤：仅有伸指功能丧失而无腕下垂	病因治疗及营养神经治疗
正中神经麻痹	牵拉伤致肩关节、肘关节脱位；腕部最易受损，常见于腕管综合征	手掌桡侧、拇指、中指及示指掌面，无名指桡侧半掌面，示、中指末节和无名指末节桡侧半背面麻木、感觉减低或消失，常合并灼性神经痛	握力及前臂旋前功能受损；肌肉萎缩以大鱼际肌明显，手掌扁平；拇指内收呈"猿手"畸形	腕关节制动；局部理疗；服用非甾体抗炎药，腕管内注射药物；或可切开腕横韧带松解神经

疾病	常见原因	感觉障碍	运动障碍	治疗
尺神经麻痹	外伤、压迫、炎症、骨折、麻风，拄拐姿势不当、肱骨内上髁发育异常及肘外翻畸形	腕以下手尺侧及小指、无名指尺侧半皮肤感觉减退或消失	手部小肌肉萎缩、无力，手指精细，动作减退或不能，手偏向桡侧；拇指外展位；掌指关节过伸，末指节屈曲呈"爪形手"，同时伴小鱼际肌及骨间肌萎缩。前臂尺神经中 1/3 和下 1/3 受损伤时仅见手部小肌肉麻痹	病因治疗；神经营养药及类固醇类药物；辅以理疗；加强功能锻炼
腓总神经麻痹	外伤、压迫、糖尿病及滑囊炎	小腿前外侧及足背部感觉障碍	足、足趾背屈不能，足下垂，走路呈跨阈步态	病因治疗；神经营养药、局部理疗
胫神经麻痹	外伤、压迫	小腿后面、足底、足外侧缘感觉障碍，偶有足趾、足心疼痛、烧灼感等感觉异常	足、足趾跖屈不能，屈膝及足内收受限，跟腱反射减低或消失。足外翻外展，骨间肌瘫痪致足趾爪形姿势，行走时足跟着地	病因治疗；营养神经；理疗；手术矫正治疗
枕神经痛	颈椎病、颈椎结核、外伤、脊髓肿瘤、骨关节炎、颈枕部肌炎、硬脊膜炎和转移瘤等，多为继发性神经损害	枕部的一侧性持续性钝痛，向头顶、乳突部或外耳放射，可阵发性加剧，常伴颈肌痉挛。枕外隆突下常有压痛，枕神经分布区常有感觉减退或过敏		首先是病因治疗；也可用镇痛药、镇静药及神经营养药，局部封闭，理疗等对症治疗；效果不佳可手术治疗
臂丛神经痛	分特发性和继发性两类，后者多见。继发性多由臂丛邻近组织病变压迫所致，分为根性和干性臂丛神经痛，前者常见病因有颈椎病、颈椎结核、骨折、脱位、颈髓肿瘤等，后者常由胸廓出口综合征、外伤、锁骨骨折、肺上沟瘤、转移性癌肿等引起	出现上肢肌无力、反射改变和感觉障碍。继发性臂丛神经痛表现为肩、上肢出现不同程度的针刺样、烧灼样或酸胀感，始于肩、颈部，向同侧上肢扩散，持续性或阵发性加剧，夜间或上肢活动时明显，臂丛分布区运动、感觉障碍，局限性肌萎缩，腱反射减低或消失。病程长可有自主神经功能障碍。臂丛神经牵拉试验和直臂抬高试验多呈阳性		病因治疗为首选；可辅以消炎镇痛药、镇静类药；可试用局部理疗、针灸、颈椎牵引等综合治疗
肋间神经痛	原发性罕见；继发性常由带状疱疹、胸膜炎、肺炎、肿瘤等引起	疼痛沿一个或几个肋间呈持续性刺痛、灼痛，呼吸、咳嗽、喷嚏时加重。查体可发现相应肋间皮肤区感觉过敏和肋骨缘压痛。带状疱疹性肋间神经痛在相应肋间可见疱疹，疼痛出现于疱疹前，疱疹消失后疼痛可持续一段时间		病因治疗为主；对症治疗可用镇痛药、镇静药、B族维生素、局部封闭、理疗等
股外侧皮神经炎	局部受压、腹膜后肿瘤、腹部肿瘤、妊娠子宫压迫等。其他病因包括肥胖、外伤、酒精及药物中毒及糖尿病单神经病累及	多一侧受累，表现为大腿前外侧下 2/3 区感觉异常（如麻木、疼痛、蚁走感等），久站或久走后症状加剧。体征有大腿外侧感觉过敏、减退或消失	无	首选病因治疗；也可用镇痛药、B族维生素或局部封闭；可行阔筋膜或腹股沟韧带切开术松解神经压迫

续表

疾病	常见原因	感觉障碍	运动障碍	治疗
股神经痛	骨盆股骨骨折、枪伤、刺割伤以及中毒、糖尿病、传染病、盆腔肿瘤、脓肿、静脉曲张和股动脉瘤等	皮支损伤有分布区剧烈神经痛及痛觉过敏。大腿前内和小腿内侧痛觉减退或消失,可伴水肿、青紫等营养性改变	膝反射减弱或消失,下肢无力,尽量避免屈膝的特殊步态,行走时步伐细小,先伸出健脚,再病脚拖曳前行,奔跑跳跃不能	病因治疗;药物治疗;股神经封闭
坐骨神经痛	原发性坐骨神经痛少见,病因未明。继发性坐骨神经痛是坐骨神经通路受周围组织或病变压迫或刺激所致,少数继发于全身疾病。分为根性和干性坐骨神经痛。根性多见,由椎管内和脊柱疾病引起,以腰椎间盘突出引起者最为多见。干性常由骶髂关节病、髋关节炎、腰大肌脓肿、盆腔肿瘤、子宫附件炎、妊娠子宫压迫、臀肌注射位置不当所致	单侧居多。疼痛主要沿坐骨神经径路由腰部、臀部向股后、小腿后外侧和足外侧放射。疼痛常为持续性钝痛,阵发性加剧,也可为电击、刀割或烧灼样疼痛,行走和牵拉坐骨神经时疼痛明显。根性痛在咳嗽、喷嚏、用力时加剧。查体可发现直腿抬高试验(Lasegue征)阳性,如在70°范围内患者感疼痛即为阳性,系腘旁肌反射性痉挛所致,此征与疼痛严重程度一致。踝反射减弱或消失,L_4、L_5棘突旁、骶髂旁、腓肠肌处等有压痛点		病因治疗;镇痛药、神经营养等药物;封闭治疗;理疗法;手术治疗

二、多发性神经病

多发性神经病(polyneuropathy)也称末梢性神经病,是肢体远端多发神经损害。临床表现为四肢远端对称性运动感觉障碍和自主神经功能障碍。

(一)病因及病理

详见表17-5。

表 17-5 多发性神经病的病因及病理

主要病理改变	病因
轴索变性	最常见,自远端逐渐向近端发展,常见于药物、化学品、重金属、酒精中毒、代谢障碍性疾病等
节段性脱髓鞘病变	吉兰-巴雷综合征、铅中毒
神经元变性	遗传性运动感觉神经病2型(CMT2)及某些副肿瘤综合征

(二)临床表现

周围神经损伤通常是完全性的,一般均有肢体远端对称性感觉、运动和自主神经功能障碍。

① 肢体远端感觉障碍:早期出现感觉异常和感觉过度等刺激性症状。后逐渐出现对称性深浅感觉减退或缺失,呈手套-袜子形分布。病变区可有皮肤触痛和神经压痛等。

② 肢体远端运动障碍:呈下运动神经元性瘫,可伴肌萎缩、肌束颤动等,四肢腱反射减弱。

③ 自主神经功能障碍:表现为肢体末端皮肤菲薄、干燥、苍白、变冷、发绀,汗多或无汗,指(趾)甲粗糙、松脆,竖毛障碍,高血压及直立性低血压等。

（三）诊断与鉴别诊断

根据肢体远端手套-袜子样分布的对称性感觉障碍，末端明显的弛缓性瘫痪，自主神经功能障碍，肌电图、神经传导速度及神经组织活检的改变，诊断并不困难。

主要与以下疾病鉴别：急性脊髓炎、急性脊髓灰质炎、周期性麻痹。

（四）治疗

1. 病因治疗 包括糖尿病者控制血糖；药物所致者立即停药；中毒者立即脱离中毒环境，应用解毒剂及排出毒物；酒精中毒者需戒酒等治疗。

2. 一般治疗 神经营养、镇痛等对症治疗。加强护理，防关节挛缩、畸形。恢复期可使用针灸、理疗及康复训练。

三、吉兰-巴雷综合征

吉兰-巴雷综合征（Guillain-Barrés syndrome，GBS）是一种自身免疫介导的周围神经病，常累及脑神经。

（一）病因

确切病因未明。可能与感染病史有关，白血病、淋巴瘤、器官移植后使用免疫抑制剂或伴有自身免疫病者常合并 GBS。

（二）发病机制

分子模拟是目前认为可能导致 GBS 发病的最主要的机制之一。

（三）病理

主要为神经纤维脱髓鞘改变，或继发轴突变性。

（四）临床表现

★1. 急性炎性脱髓鞘性多发性神经根神经病（acute inflammatory demyelinating polyneuropathies，AIDP） 是最常见的类型。

（1）急性或亚急性起病，病前 1~3 周常有呼吸道或胃肠道感染症状或疫苗接种史。

（2）首发症状多为肢体对称性无力，自远端渐向近端发展或自近端向远端加重，常由双下肢开始逐渐累及躯干肌、脑神经。多于数日至 2 周达高峰。严重病例可累及肋间肌和膈肌致呼吸麻痹。

（3）多有肢体感觉异常如烧灼感等，呈手套-袜子样分布。少数患者肌肉可有压痛，偶出现 Kernig 征和 Lasegue 征等神经根刺激症状。

（4）脑神经受累以双侧面神经麻痹最常见，其次为舌咽神经、迷走神经。

（5）自主神经功能紊乱症状较明显。

（6）多为单相病程，病程中可有短暂波动。

除上述典型临床病例外，尚有一些表现不典型的变异型。

2. 急性运动轴索性神经病（acute motor axonal neuropathy，AMAN） 病前常有腹泻史，与空肠弯曲菌感染有关，急性起病，在 24~48h 内迅速出现四肢瘫。多累及呼吸肌，肌萎缩出现早，一般无感觉症状，预后差。主要为运动神经轴索损害。

3. Miller-Fisher 综合征（Miller Fisher syndrome，MFS） 表现为眼外肌麻痹、共济失调及腱反射消失三联征，呈良性病程。几乎所有患者均可检出抗 GQ1b 抗体。

4. 其他 GBS 变异型还包括：急性运动感觉轴索性神经病（acute motor-sensory axonal neuropathy，AMSAN）、急性泛自主神经病（acute panautonomic neuropathy，APN）、急性感觉神经病（acute sensory neuropathy，ASN）等亚型。

（五）辅助检查

1. 脑脊液检查 特征性表现为蛋白-细胞分离，即蛋白含量增高而细胞数目正常。部分患者出现寡克隆区带。

2. 血清学检查 少数患者出现肌酸激酶轻度升高，肝功能轻度异常。部分患者抗神经节苷脂抗体阳性。

3. 神经电生理 在非嵌压部位出现传导阻滞或异常波形离散对诊断脱髓鞘病变有重大价值。主要依据运动神经传导测定，提示周围神经存在脱髓鞘性病变。

4. 腓肠神经活检 可见炎症细胞浸润及神经脱髓鞘。

（六）诊断及鉴别诊断

诊断标准是：①常有前驱感染史，呈急性起病，进行性加重，多在 2 周左右达高峰；②对称性肢体和脑神经支配肌肉无力，重症者可有呼吸肌无力、四肢腱反射减弱或消失；③可伴轻度感觉异常和自主神经功能障碍；④脑脊液出现蛋白-细胞分离现象；⑤电生理检查提示远端运动神经传导潜伏期延长、传导速度减慢、F 波异常、传导阻滞、异常波形离散等；⑥病程有自限性。

如果出现以下表现，则一般不支持 AIDP 诊断：①显著、持久的不对称性肢体无力；②以膀胱或直肠功能障碍为首发症状或持久的膀胱和直肠功能障碍；③脑脊液单核细胞数超过 $50 \times 10^6/L$；④脑脊液出现分叶核白细胞；⑤存在明确的感觉平面。

需要鉴别的主要疾病如下：

（1）脊髓灰质炎 起病时多有发热，出现肢体瘫痪，局限于一侧下肢，无感觉障碍。

（2）急性横贯性脊髓炎 发病前 1～2 周有发热病史，起病急，1～2 天出现截瘫，受损平面以下运动障碍伴传导束性感觉障碍。早期出现尿便障碍，脑神经不受累。

（3）低钾性周期性瘫痪 迅速出现的四肢弛缓性瘫，无感觉障碍，呼吸肌、脑神经一般不受累，脑脊液检查正常，血清钾低，可有反复发作史。补钾治疗有效。

（4）重症肌无力 受累骨骼肌病态疲劳、症状波动、晨轻暮重，新斯的明试验阳性。

（七）治疗

1. 一般治疗 抗感染、呼吸道管理、营养支持、对症治疗及并发症的防治。

2. 血浆交换（PE）和免疫球蛋白静脉注射（IVIG） 为 AIDP 的一线治疗方法，建议有条件者尽早单一使用。

3. 糖皮质激素 疗效不确定，但无条件行 PE 和 IVIG 治疗的患者可试用。

（八）预后

本病具有自限性，预后较好。60 岁以上、病情进展迅速、需要辅助呼吸以及运动神经波幅降低是预后不良的危险因素。

四、慢性炎性脱髓鞘性多发性神经根神经病

慢性炎性脱髓鞘性多发性神经根神经病（chronic inflammatory demyelinating polyradiculo-neuropathy，CIDP）又叫慢性 GBS 综合征，是一组免疫介导的炎性脱髓鞘疾病。

（一）病因

本病的病因未明。

（二）病理

脱髓鞘与髓鞘再生并存，施万细胞再生呈"洋葱头样"改变，轴索损伤也常见。

★ **（三）临床表现**

各年龄组均可发病，病前少见前驱感染，起病缓慢并逐渐进展，2 个月以上达高峰。临床表现为对称性肢体远端或近端无力，大多自远端向近端发展。部分患者可伴有自主神经功能障碍。查体示四肢肌力减退，肌张力低，伴或不伴肌萎缩，四肢腱反射减低或消失。四肢末梢性感觉减退或消失，腓肠肌可有压痛，Kernig 征可阳性。

（四）辅助检查

1. 脑脊液检查 见蛋白-细胞分离，病情严重程度与脑脊液蛋白含量呈正相关。部分患者寡克隆区带阳性。

2. 电生理检查 早期行 EMG 检查有神经传导速度减慢，F 波潜伏期延长，提示脱髓鞘病变，发病数月后可有动作电位波幅减低提示轴索变性。

3. 腓肠神经活检 可见反复节段性脱髓鞘与再生形成的"洋葱头样"改变。

（五）诊断及鉴别诊断

1. 诊断 CIDP 的诊断为排除性诊断。符合以下条件的可考虑本病：①症状进展超过 8 周，慢性进展或缓解复发；②临床表现为不同程度的肢体无力，多数呈对称性，少数为非对称性，近端和远端均可累及，四肢腱反射减弱或消失，伴有深、浅感觉异常；③脑脊液蛋白-细胞分离；④电生理检查提示周围神经传导速度减慢、传导阻滞或异常波形离散；⑤除外其他原因引起的周围神经病；⑥糖皮质激素治疗有效。

2. 鉴别诊断 应注意与以下疾病鉴别：

（1）多灶性运动神经病（multifocal motor neuropathy，MMN） 是以运动神经末端受累为主的进行性周围神经病，临床表现慢性非对称性肢体远端无力，以上肢为主，感觉正常。

（2）进行性脊肌萎缩症 也为缓慢进展病程，但运动障碍不对称分布，有肌束震颤，无感觉障碍。神经电生理示 NCV 正常，EMG 可见纤颤波及巨大电位。

（3）遗传性运动感觉性神经元病 hereditary motor and sensory neuropathy，HMSN） 一般有遗传家族史，常合并有手足残缺、色素性视网膜炎等。确诊需依靠神经活检。

（4）其他 约 1/4 患者可伴有结缔组织病，如系统性红斑狼疮、血管炎、干燥综合征及副蛋白血症、淋巴瘤等。同时应与血卟啉病、慢性代谢性神经病及糖尿病性周围神经病相鉴别。

（六）治疗

（1）糖皮质激素 首选治疗药物。

（2）PE 和 IVIG PE 每月进行 1 个疗程。IVIG 方法同 AIDP，需注意的是，在应用 IVIG 后 3 周内，不能进行血浆交换。

（3）免疫抑制剂 如环磷酰胺冲击治疗，硫唑嘌呤、环孢素 A、甲氨蝶呤等。

（4）神经营养 应用 B 族维生素治疗。

（5）对症及康复治疗。

（七）预后

完全恢复者仅占 4%；约 10% 患者发病后 2～19 年死于各种并发症。

同步练习

1. 周围神经的定义是什么？

2. 腕管综合征的临床表现有哪些？

3.多发性神经病的常见病因有哪些？

4.吉兰-巴雷综合征的诊断标准是什么？

5.慢性炎性脱髓鞘性多发性神经根神经病需要与哪些疾病相鉴别？

参考答案

1.答：周围神经是指嗅神经、视神经以外的脑神经和脊神经、自主神经及其神经节。

2.答：腕管综合征是临床最常见的正中神经损伤，出现手掌桡侧拇指、中指及示指掌面，无名指桡侧半掌面，示、中指末节和无名指末节桡侧半背面麻木、感觉减低或消失，常合并灼性神经痛；肌肉萎缩以大鱼际肌萎缩为主。

3.答：常见原因有药物、化学品、重金属、酒精中毒、代谢障碍性疾病等。

4.答：诊断标准是：①常有前驱感染史，呈急性起病，进行性加重，多在2周左右达高峰；②对称性肢体和脑神经支配肌肉无力，重症者可有呼吸肌无力、四肢腱反射减弱或消失；③可伴轻度感觉异常和自主神经功能障碍；④脑脊液出现蛋白-细胞分离现象；⑤电生理检查提示远端运动神经传导潜伏期延长、传导速度减慢、F波异常、传导阻滞、异常波形离散等；⑥病程有自限性。

5.答：需要与以下疾病相鉴别：①多灶性运动神经病：是以运动神经末端受累为主的进行性周围神经病，临床表现慢性非对称性肢体远端无力，以上肢为主，感觉正常。②进行性脊肌萎缩症：也为缓慢进展病程，但运动障碍不对称分布，有肌束震颤，无感觉障碍。神经电生理示NCV正常，EMG可见纤颤波及巨大电位。③遗传性运动感觉性神经元病：一般有遗传家族史，常合并有手足残缺、色素性视网膜炎等。确诊需依靠神经活检。④其他：约1/4患者可伴有结缔组织病，如系统性红斑狼疮、血管炎、干燥综合征及副蛋白血症、淋巴瘤等。同时应与血卟啉病、慢性代谢性神经病及糖尿病性周围神经病相鉴别。

（黄　樱）

第十八章　自主神经系统疾病

学习目的

1. **掌握**　雷诺病的临床表现及治疗。
2. **熟悉**　红斑性肢痛症的临床表现及治疗。
3. **了解**　面偏侧萎缩症的临床表现。

内容精讲

概　述

自主神经系统由交感神经和副交感神经两大系统组成，主要支配心肌、平滑肌、内脏活动及腺体分泌，属于不随意运动，不受意志所控制。

自主神经系统分为中枢部分和周围部分。中枢部分包括大脑皮质各区的自主神经代表区，自主神经皮质下调节中枢——下丘脑、脑干和脊髓。其中中脑、延髓和骶髓发出副交感神经节前纤维，胸、腰髓侧角发出交感神经节前纤维。

第一节　雷　诺　病

雷诺病（Raynaud disease，RD）又称肢端动脉痉挛病。

一、病因及发病机制

病因及发病机制不清。可能与交感神经功能紊乱、血管敏感性因素、血管壁结构因素、遗传因素等有关。

★二、临床表现

（1）多发生于青年女性，20～30岁，男女比例为1：5。多于冬季发病，起病隐匿，也可突发，每日发作3次以上，每次持续1min到数小时，可自行缓解。寒冷、情绪变化可诱发，回到温暖环境、温水浴、揉擦和挥动患肢可缓解。

（2）主要表现为间歇性肢端血管痉挛，伴有疼痛及感觉异常，典型临床发作分为三期：

① 缺血期：表现为双侧手指或足趾、鼻尖、外耳对称性地从末端开始苍白、变凉、肢端皮温降低，皮肤出冷汗，常伴感觉异常，持续数分钟至数小时。

② 缺氧期：缺血期继续，毛细血管扩张淤血，肢端青紫，界限清楚，疼痛，持续数小时至数日后消退或转入充血期。

③ 充血期：动脉充血，皮肤温度上升，皮肤潮红，然后恢复正常。部分患者开始即出现青紫而无苍白或苍白后即转为潮红，也可由苍白或青紫之后即恢复正常。晚期指尖偶有溃疡或坏

疹，肌肉可有轻度萎缩。

（3）多数患者仅累及手指，不到 1/2 的患者可同时累及足趾，仅累及足趾的患者极少。有些患者可累及鼻尖、外耳、面颊、舌、口唇、胸部及乳头等。

（4）体格检查除指（趾）发凉、手部多汗外，其余正常。桡动脉、尺动脉、足背动脉及胫后动脉搏动均存在。

三、辅助检查

1. 彩色多普勒超声　可发现寒冷刺激时手指的血流量减少。

2. 激发试验

（1）冷水试验　指（趾）浸入 4℃冷水中 1min，75％可诱发颜色变化，或将全身暴露于寒冷环境，同时将手浸于 10～15℃水中，发作的阳性率更高。

（2）握拳试验　两手握拳 1.5min 松开手指后，部分患者可出现发作时的颜色改变。

3. 指动脉造影　分别在冷刺激前后做指动脉造影，可以显示动脉内膜增厚、管腔狭窄，偶见动脉闭塞。

4. 其他　红细胞沉降率、微循环检查、C 反应蛋白、免疫指标检测、神经传导速度及手部 X 线检查等。

四、诊断与鉴别诊断

1. 诊断　典型的四肢末端（手指为主）对称性皮肤苍白、发绀，继之皮肤发红，伴感觉异常（指或趾疼痛），多见于青年女性，寒冷或情绪改变可诱发；病史 2 年以上；无其他引起血管痉挛发作疾病的证据。

2. 鉴别诊断

（1）雷诺现象　是指继发于其他疾病的肢端动脉痉挛现象，具体见表 18-1。

★表 18-1　雷诺病与雷诺现象的鉴别

特点	雷诺病	雷诺现象
起病	20～30 岁	30～40 岁
性别	绝大多数为女性	男性发病者多
严重程度	较轻	较严重
组织坏死	少见	常见
分布	对称、双手和双足	非对称
甲皱毛细血管	正常	扩张，管腔不规则，血管祥增大
病因	不明	结缔组织病、血管性及神经血管性疾病、高凝状态、血液病、肿瘤、药物、损伤等

（2）肢端发绀症　表现为双手、足肢端对称发绀，寒冷、情绪激动加重，温暖环境可略缓解，不能完全消失，无界限分明的苍白、青紫及潮红变化，不会出现肢端坏死。

五、治疗

治疗目的是预防发作，缓解症状，防止肢端溃疡发生。

1. 预防发作　注意保暖；避免精神紧张和情绪激动；避免指（趾）损伤及引起溃疡等。吸烟者应绝对戒烟；有条件时可作理疗，冷、热交替治疗；加强锻炼，提高机体耐寒能力。

2. 药物治疗　经一般治疗无效，血管痉挛发作影响患者日常生活或工作，以及出现指（趾）营养性病变时应考虑药物治疗。

（1）钙通道阻滞剂　为目前最常用的首选药物。硝苯地平为治疗首选药物，作用为扩张周围血管。

（2）血管扩张剂　对原发性者疗效较好，对病情较重者疗效较差。如草酸萘呋胺、烟酸肌醇、利血平、甲基多巴、盐酸妥拉唑林、罂粟碱、盐酸酚苄明、己酮可可碱等。

（3）前列腺素　对难治者疗效较好。如伊洛前列素，此药目前作为治疗的次选。

（4）其他药物治疗　严重坏疽继发感染者，应合理使用抗生素治疗。伴发严重硬皮病的患者可用低分子右旋糖酐静脉滴注。巴比妥类镇静药及甲状腺素也有减轻动脉痉挛作用。充血期的治疗主要以调整自主神经药物及中药治疗为主，常用药物有 B 族维生素及谷维素等。可辅以活血助阳为主的中药治疗。

3. 其他治疗　①外科治疗：可考虑交感神经切除术，或应用长效普鲁卡因阻滞；②血浆交换治疗；③条件反射和生物反馈疗法等。

第二节　红斑性肢痛症

红斑性肢痛症（erythromelalgia）是一种少见的、病因不明的阵发性血管扩张性疾病。

一、病因与发病机制

通常分原发性、继发性和遗传性，病因及发病机制尚不清楚，研究证明钠离子通道亚单位的基因突变或者表达异常与本病有关。

二、临床表现

（1）多见于青年，夏季发病，冬季缓解。表现为肢端皮肤阵发性皮温升高、潮红、肿胀，伴剧烈灼热样疼痛，以足趾、足底为著，环境温度升高可诱发或加剧，温度降低可使疼痛缓解。病情进展缓慢。

（2）严重患者可因营养障碍而出现溃疡或坏疽。病变区可有感觉过敏。

（3）发作期体检可见患处皮肤血管扩张、潮红，压之红色可暂时消失，温度升高，轻度肿胀和多汗，足背动脉与胫后动脉搏动略增强。反复发作者可见皮肤与指甲变厚。

三、诊断及鉴别诊断

1. 诊断依据　①成年期发病；②出现肢端对称以足为主的阵发性红、肿、热、痛；③无局部感染及炎症；④受热、站立和运动后疼痛加剧，冷敷、抬高患肢和休息后疼痛减轻；⑤原发性和遗传性需排除可引起继发性红斑性肢痛症的原发病。

2. 鉴别诊断

（1）雷诺病　多见于青年女性，是由肢端局部缺血所致，寒冷是主要诱因。临床表现主要为苍白、发绀、潮红及局部温度低。

（2）血栓闭塞性脉管炎　多见于中青年男性，20～40 岁之间发病，多在寒冷季节发病，主要表现动脉缺血症状，出现间歇性跛行、皮肤苍白、发绀及足背动脉搏动减弱（或消失）、足部干性坏疽、溃疡等表现，疼痛较剧烈。

（3）小腿红斑病　寒冷为发病诱因，红斑以小腿为主，无明显疼痛。

（4）糖尿病周围神经病　起病缓慢，可累及任何周围神经，一般下肢重于上肢，以疼痛或感觉障碍为主，夜间明显。

四、治疗

1. 一般治疗　急性期应卧床休息，抬高患肢，局部冷敷可暂时缓解疼痛。急性期后，应避免过热和任何引起局部血管扩张的刺激。

2. 药物治疗

（1）阿司匹林　对继发于血小板增多症等血液疾病的红斑性肢痛症患者，可口服小剂量阿司匹林。

（2）β-受体阻滞剂　如普萘洛尔，可减轻大部分患者疼痛。

（3）5-羟色胺再摄取抑制剂　如文拉法辛或舍曲林。

（4）前列腺素　如米索前列醇或 PGE_1、PGI_2。

（5）其他　三环类抗抑郁药、钙通道阻滞剂、加巴喷丁等。

（6）中药治疗。

3. 其他疗法　如物理疗法、封闭疗法、外科治疗。

对于继发性红斑性肢痛症患者，应同时积极治疗原发疾病。

第三节　面偏侧萎缩症

面偏侧萎缩症（facial hemiatrophy）是一种病因未明的、进行性发展的偏侧组织营养障碍性疾病，表现为一侧面部慢性进行性组织萎缩，如范围扩大可累及躯干和肢体，又称为进行性半侧萎缩症。

起病隐匿，多在儿童、少年期发病，女性多见。病初，面部可有感觉异常、感觉迟钝或疼痛。萎缩过程可以从一侧面部任何部位开始，皮肤皱缩、毛发脱落呈"刀痕样"萎缩是本病特殊表现。后期病变可累及舌肌、喉肌、软腭等；严重者患侧的面部骨骼甚至大脑半球可萎缩，甚至发展到偏身萎缩。肌力不受影响。部分患者出现 Horner 征、虹膜色素减少、眼球炎症、继发性青光眼等。本病常与硬皮病、进行性脂肪营养不良有关或并存，脑组织受累可以有癫痫或偏头痛发作。在疾病早期需与局限性硬皮病、面肩肱型肌营养不良、面偏侧肥大症等鉴别。还要注意与两侧正常性不对称相区别。目前无有效治疗方法，仅限于对症处理。

第四节　其他自主神经系统疾病

一、出汗异常

多汗症是多种病因导致的自发性多汗临床症状，可分原发性和继发性两种。

1. 原发性多汗症　为自主神经中枢调节障碍所致，也可能与遗传有关。常自少年期开始，青年时期明显加重。平时手心、足心、腋窝及面部对称性多汗，如在情绪激动、温度升高或活动后出汗量比正常明显增多，常见大汗淋漓，可湿透衣裤。

2. 继发性多汗症

（1）由某些神经系统疾病引起　如间脑病变引起偏身多汗、脊髓病变引起节段型多汗等。

（2）味觉性局部型多汗　多为反射性多汗，当摄入过热和过于辛辣的食物时，引起额部、鼻部、颞部多汗，与延髓发汗中枢有关。

（3）面神经麻痹　恢复期可有一侧局部多汗，同时还有流泪和颞部发红，称为鳄鱼泪征和耳颞综合征，系面神经中自主神经纤维变性再生错乱所致。

（4）某些内分泌疾病　如甲状腺功能亢进症、肢端肥大症等，也可出现多汗。

无汗症：由于自主神经功能失调所致，包括先天性少汗和无汗症。是由于汗腺变性或先天性汗腺缺失所致。

治疗以病因治疗为主。

二、家族性自主神经功能失调症

家族性自主神经功能失调症或称为 Riley-Day 综合征，为自主神经系统先天性功能异常，是以无泪液、异常多汗、皮肤红斑、吞咽困难，偶发高热及舌部菌状乳头缺失为临床特征的一种少见的常染色体隐性遗传病，可伴有智力低下和发育障碍。本病无特效治疗，主要为对症处理。

三、神经血管性水肿

神经血管性水肿也称为急性神经血管性水肿或 Quincke 水肿，是一种原因不明的可能与自主神经功能障碍、过敏反应及遗传因素有关的血管通透性增强和体液渗出的疾病。表现为发作性、局限性皮肤或黏膜水肿（面部、颈部和上下肢多见），无疼痛、瘙痒及皮肤颜色改变，水肿部位呈豆大至手掌大，压之较硬，无指压痕迹。起病急，数分钟或数十分钟达高峰，持续数日或数十日，不经治疗可缓解，可反复发作，间歇期正常。抗过敏疗法治疗有效。

四、进行性脂肪营养不良

进行性脂肪营养不良是一种罕见的以脂肪组织代谢障碍为特征的自主神经系统疾病。主要表现为：多数于 5～10 岁起病，女性常见；起病缓慢，呈进行性局部或全身性皮下脂肪组织萎缩、消失，由面部开始，继而累及颈肩、臂及躯干，常对称分布，部分患者合并局限的脂肪组织增生、肥大；患者可表现为脂肪消失、特殊肥胖及正常脂肪并存；可合并其他症状如出汗异常、皮温异常、多尿、心动过速等；有的患者可合并糖尿病、脾肝大等；个别合并内分泌功能障碍。一般发病后 5～10 年内症状逐渐稳定。目前尚无特殊治疗方法。

同步练习

1. 雷诺病与雷诺现象有何区别？
2. 雷诺病的临床表现是什么？如何治疗？
3. 红斑性肢痛症的诊断依据是什么？

参考答案

1. 答：详见文中表 18-1。

2. 答：临床表现：①多发生于青年女性，20～30 岁，男女比例为 1：5。多于寒冷季节发病，起病隐匿，也可突发，每日发作 3 次以上，每次持续 1min 到数小时，可自行缓解。寒冷、情绪变化可诱发，回到温暖环境、温水浴、揉擦和挥动患肢可缓解。②主要表现为间歇性肢端血管痉挛，伴有疼痛及感觉异常，典型临床发作可分为三期：缺血期、缺氧期、充血期。③多数患者仅累及手指，不到 1/2 的患者可同时累及足趾，仅累及足趾的患者极少。有些患者可累及鼻尖、外耳、面颊、舌、口唇、胸部及乳头等。④体格检查除指（趾）发凉、手部多汗外，其余正常。桡动脉、尺动脉、足背动脉及胫后动脉搏动均存在。

治疗目的：预防发作，缓解症状，防止肢端溃疡发生。

①预防发作：注意保暖；避免精神紧张和情绪激动；避免指（趾）损伤及引起溃疡；吸烟者应绝对戒烟；有条件时可作理疗，冷、热交替治疗；加强锻炼，提高机体耐寒能力。②药物治疗：经一般治疗无效，血管痉挛发作影响患者日常生活或工作，以及出现指（趾）营养性病变时应考虑药物治疗。a. 钙通道阻滞剂：为目前最常用的首选药物，硝苯地平为治疗首选药物，作用为扩张周围血管。b. 血管扩张剂：对原发性者疗效较好，对病情较重者疗效较差。如草酸萘呋胺、烟酸肌醇、利血平、甲基多巴、盐酸妥拉唑林、罂粟碱、盐酸酚苄明、己酮可可碱等。c. 前列腺素：对难治者疗效较好。如伊洛

前列素，此药目前作为治疗的次选。d.其他药物治疗：严重坏疽继发感染者，应合理使用抗生素治疗。伴发严重硬皮病的患者可用低分子右旋糖酐静脉滴注。巴比妥类镇静药及甲状腺素也有减轻动脉痉挛作用。充血期的治疗主要以调整自主神经药物及中药治疗为主，常用药物有B族维生素及谷维素等。可辅以活血助阳为主的中药治疗。③其他治疗：

a.外科治疗：可考虑交感神经切除术，或应用长效普鲁卡因阻滞；b.血浆交换治疗；c.条件反射和生物反馈疗法等。

3.答：诊断依据如下：①成年期发病；②出现肢端对称以足为主的阵发性红、肿、热、痛；③无局部感染及炎症；④受热、站立和运动后疼痛加剧，冷敷、抬高患肢和休息后疼痛减轻；⑤原发性及遗传性需排除可引起继发性红斑性肢痛症的原发病。

（黄　樱）

第十九章　神经-肌肉接头和肌肉疾病

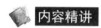 **学习目的**

1.掌握　重症肌无力和周期性麻痹的临床表现及治疗原则；重症肌无力的临床分型、危象发作的类型和治疗。

2.熟悉　多发性肌炎和皮肌炎的临床表现、诊断及治疗原则。

3.了解　进行性肌营养不良、肌强直性肌病、线粒体脑病、线粒体脑肌病的临床表现及诊断。

内容精讲

概　　述

神经-肌肉接头疾病是指神经-肌肉接头间传递功能障碍所引起的疾病，主要包括重症肌无力和 Lambert-Eaton 肌无力综合征等。肌肉疾病是指骨骼肌疾病，主要包括周期性瘫痪、多发性肌炎、进行性肌营养不良症、强直性肌营养不良症和线粒体肌病等。

一、发病机制

1.神经-肌肉接头病变的机制

（1）突触前膜病变造成 ACh 合成和释放障碍，如肉毒杆菌中毒和高镁血症等。

（2）突触间隙中乙酰胆碱酯酶活性和含量异常，如有机磷中毒。

（3）突触后膜 AChR 病变，如重症肌无力。

2.肌肉疾病发病机制

（1）肌细胞膜电位异常，如周期性瘫痪、强直性肌营养不良症和先天性肌强直症等。

（2）能量代谢障碍，如线粒体肌病和脂质代谢性肌病等。

（3）肌细胞结构病变，如各种肌营养不良症和先天性肌病等。

二、临床表现

1.肌肉萎缩　是指由于肌纤维数目减少或体积变小导致的骨骼肌的容积下降。

2.肌无力　指骨骼肌力量下降。

3.不耐受疲劳　指达到疲劳的运动负荷量下降，行走短距离即产生疲劳感，休息后可缓解。

4.肌肉肥大与假肥大　肌肉肥大分为功能性和病理性肥大两种。体力劳动者某些肌群特别发达，肌肉体积肥大，肌力增强，这是生理性（功能性）肥大。病理性肌肉肥大可见于：

（1）肌病　先天性肌强直症患者可伴有肌肉肥大，但肌力减弱。假肥大型肌营养不良症可有腓肠肌等肌肉肥大，是由于肌纤维的破坏导致脂肪和结缔组织的反应性增生所致，故称假性肥大。

（2）内分泌障碍　甲状腺功能减退症可引起黏液性水肿导致肢体外形增大。肢端肥大症早期肌肥大，晚期肌萎缩。

（3）先天性偏侧肥大　主要表现为一侧面部肥大，或一侧面部与同侧半身肥大。

5.肌肉疼痛和肌压痛　最常见于炎性肌病。

6.肌肉强直　指由于肌膜兴奋性改变导致肌肉收缩或机械刺激后产生不自主的持续的肌收缩，如先天性肌强直症、强直性肌营养不良症。

7.肌肉不自主运动　系指肌肉在静息状态下不自主地收缩、抽动。

（1）肌束颤动　指肌束发生的短暂性不自主收缩，肉眼可以辨认但不引起肢体运动。见于脊髓前角或前根损害。

（2）肌纤维颤动　肉眼不能识别，只能在肌电图上显示。

（3）肌颤搐　指一群或一块肌肉在休止状态下呈现的缓慢、持续、不规则的波动性颤动，肉眼可见。见于特发性肌颤搐等。

第一节　重症肌无力

重症肌无力（myasthenia gravis，MG）是乙酰胆碱受体抗体（AChR-Ab）介导的、细胞免疫依赖的及补体参与的一种神经-肌肉接头处传递功能障碍的获得性自身免疫性疾病。

一、病因及发病机制

重症肌无力发病机制可能为体内产生的 AChR-Ab，在补体参与下与乙酰胆碱受体发生应答反应，致使 80％的肌肉乙酰胆碱受体达到饱和，经由补体介导的细胞膜溶解作用使乙酰胆碱受体大量破坏，导致突触后膜传递功能障碍而产生肌无力。重症肌无力患者常合并其他自身免疫性疾病如甲状腺功能亢进症、甲状腺炎等，提示重症肌无力是一种自身免疫病。

重症肌无力患者中，胸腺异常的发生率极高。10％～20％重症肌无力患者合并胸腺瘤，约80％患者有胸腺肥大、淋巴滤泡增生。

重症肌无力患者 HLA 基因型（B_8、DR_3、DQB_1）的频率较高提示其发病可能与遗传因素有关。

★二、临床表现

1.一般资料　任何年龄均可发病，存在两个发病高峰期：20～40 岁，女性多见；40～60 岁，以男性较多见，多合并胸腺瘤。诱因包括：创伤、感染、妊娠、分娩、疲劳等。

2.临床特征

（1）受累骨骼肌病态疲劳　肌肉连续收缩后出现严重无力甚至瘫痪，休息后症状减轻。肌无力于下午或傍晚因劳累后加重，晨起或休息后减轻，此波动现象称之为"晨轻暮重"。

（2）受累肌的分布和表现　全身骨骼肌均可受累，多以脑神经支配的肌肉最先受累。首发症状以眼外肌为多见，其次为面、咀嚼、咽喉、颈部肌，最后为肢体近端肌。如上睑下垂、斜视和复视，重者眼球运动受限，眼球固定，但瞳孔括约肌不受累。面部肌肉和口咽肌受累出现表情淡漠、哭笑面容；连续咀嚼无力、饮水呛咳、吞咽困难；说话带鼻音、发音障碍。累及胸锁乳突肌和斜方肌时则表现为颈软、抬头困难，转颈、耸肩无力。四肢肌肉受累以近端无力为重，腱反射通常不受影响，感觉正常。

（3）重症肌无力危象　危象指呼吸肌受累时出现咳嗽无力甚至呼吸困难，需用呼吸机辅助通气，是致死的主要原因。诱发因素包括肺部感染、手术、精神紧张、全身疾病等。

（4）胆碱酯酶抑制剂治疗有效　这是重症肌无力一个重要的临床特征。

（5）病程特点　起病隐袭，病程有波动，缓解与复发交替。晚期患者休息后不能完全恢复。多数病例迁延数年至数十年，靠药物维持。少数病例可自行缓解。

3. 临床分型

(1) 成年型重症肌无力的 Osserman 分型见表 19-1。

★表 19-1　成年型重症肌无力（Osserman 分型）

分型	临床表现
Ⅰ型（眼肌型）	病变仅限于眼外肌，出现上睑下垂和复视
Ⅱ型（全身型）	
Ⅱa（轻度全身型）	累及眼、面、四肢肌肉，无明显咽喉肌受累，缓慢进展，药物疗效好
Ⅱb（中度全身型）	四肢肌群受累明显，除伴有眼外肌麻痹外，还有较明显的咽喉肌无力症状，但呼吸肌受累不明显
Ⅲ（急性重症型）	急性起病，数周或数月内迅速发展，出现呼吸肌无力，有重症肌无力危象，死亡率高
Ⅳ（迟发重症型）	由Ⅰ、Ⅱ型发展而来，2 年或更长时间出现呼吸肌无力，常合并胸腺瘤
Ⅴ（肌萎缩型）	少数患者肌无力并肌萎缩

(2) 儿童型

① 新生儿型：母亲为重症肌无力患者，约 10% 的患儿出生后出现哭声低、吸吮无力、肌张力低、动作减少等肌无力现象，发病机制为母亲乙酰胆碱受体抗体经胎盘传给新生婴儿所致。

② 先天性肌无力综合征：出生后短期内即出现持续的眼外肌麻痹，其母未患重症肌无力。

(3) 少年型　于 10 岁后发病，多为单纯眼外肌麻痹，部分伴有吞咽困难及四肢乏力。

三、辅助检查

(1) 血、尿、脑脊液检查正常，常规肌电图及神经传导速度检查基本正常。

(2) 重复神经电刺激　为常用的具有确诊价值的检查方法。方法为以低频（3～5Hz）和高频（10Hz 以上）重复刺激尺神经、正中神经和副神经等运动神经，MG 典型改变为动作电位波幅第 5 波比第 1 波在低频刺激时递减 10% 以上或高频刺激时递减 30% 以上。90% 的重症肌无力患者低频刺激时为阳性，且与病情轻重有关。

(3) 单纤维肌电图　通过特殊的单纤维针电极测量并判断同一运动单位内肌纤维产生动作电位的时间是否延长来反映神经-肌肉接头处功能，重症肌表现为间隔时间延长。

(4) AChR 抗体滴度的检测　85% 以上全身型重症肌无力患者的血清中 AChR 抗体浓度明显升高。

(5) 胸腺影像学检查（CT、MRI 检查）　常可发现胸腺增生、肥大。

(6) 其他　部分患者存在甲状腺功能亢进、抗核抗体及甲状腺抗体阳性。

四、诊断及鉴别诊断

★**1. 诊断**　MG 患者临床特点为受累肌肉在活动后出现疲劳无力、经休息或胆碱酯酶抑制剂治疗可以缓解，有"晨轻暮重"的波动现象。结合药物试验、肌电图、胸腺影像学及免疫学等检查可以作出诊断。

以下检查有助于确诊：

(1) 疲劳试验（Jolly 试验）　嘱患者持续上视，出现上睑下垂或两臂持续平举后出现上臂下垂，休息后恢复则为阳性。

(2) 抗胆碱酯酶药物试验

① 新斯的明试验：新斯的明 0.5～1mg 肌内注射，20min 后肌无力症状改善为阳性，为对抗新斯的明的毒蕈碱样反应可同时肌内注射阿托品 0.5mg。

② 腾喜龙试验：腾喜龙 10mg 用注射用水稀释至 1ml，起始量 2mg 静注，观察 15s，如无出汗、唾液增多，则加 3mg，15s 再加 5mg 至总量 10mg，1min 内肌无力症状缓解为阳性。

2. 鉴别诊断 临床需要与以下伴有肌无力的疾病相鉴别：Lambert-Eaton 肌无力综合征、肉毒杆菌中毒、肌营养不良症、延髓麻痹、多发性肌炎。其中与 Lambert-Eaton 肌无力综合征鉴别见表 19-2。

★表 19-2　Lambert-Eaton 肌无力综合征与重症肌无力的鉴别要点

特点	Lambert-Eaton 肌无力综合征	重症肌无力
性别	男性居多	女性居多
伴发疾病	2/3 伴发癌症，尤以肺癌常见	其他自身免疫疾病
患肌分布	下肢症状重，颅神经支配肌受累轻或无	多有眼外肌、颅神经支配肌受累，有复视、构音障碍
疲劳试验	休息后肌力减退，短暂用力后增强，持续收缩后又呈病态疲劳	休息后症状减轻
药物试验	可阳性	阳性
电刺激试验	低频使动作电位下降，高频使动作电位升高	低频和高频均使动作电位降低 10% 以上

五、治疗

1. 胸腺治疗 包括胸腺切除和胸腺放射治疗。

2. 药物治疗

（1）胆碱酯酶抑制剂 常用的有溴吡斯的明、溴新斯的明等药物。

（2）肾上腺皮质激素 通过抑制自身免疫反应，减少乙酰胆碱受体抗体生成及促使运动终板再生和修复，改善神经-肌肉接头的传递功能，治疗方法有冲击疗法、小剂量递增法，适用于各种类型 MG。

（3）免疫抑制剂 适用于对肾上腺皮质激素疗效差或不能耐受者。应注意白细胞、血小板减少、肝肾功能受损、出血性膀胱炎等不良反应，如硫唑嘌呤、环磷酰胺等。

（4）禁用和慎用药物 氨基糖苷类抗生素、新霉素、多黏菌素、巴龙霉素、奎宁、奎尼丁等；另外吗啡、地西泮、苯巴比妥、苯妥英钠、普萘洛尔等药物也应禁用或慎用。

3. 血浆置换 仅适用于危象和难治性重症肌无力。

4. IVIG 0.4g/(kg·d) 静脉滴注，连用五天，作为辅助治疗缓解病情。

★5. 危象的处理 危象分为三种类型。

（1）肌无力危象 多由抗胆碱酯酶药量不足，疾病本身发展所致，是最为常见的危象。注射新斯的明后症状减轻。

（2）胆碱能危象 由于抗胆碱酯酶药物过量引起，伴有胆碱酯酶抑制剂的不良反应如肌束颤动及毒蕈碱样反应。可静脉注射腾喜龙。

（3）反拗危象 由于对抗胆碱酯酶药物不敏感而出现的严重呼吸困难。停用抗胆碱酯酶药物以减少气管内分泌物，对气管插管或切开的患者可采用大剂量类固醇激素治疗，待运动终板功能恢复后再重新调整抗胆碱酯酶药物剂量。

第二节　周期性瘫痪

周期性瘫痪（periodic paralysis）是以反复发作的突发的骨骼肌弛缓性瘫痪为特征的肌病。

发作中常伴有血钾改变，依此分为低钾型、正常钾型、高钾型三类。肌无力可持续数小时或数周，间歇期完全正常。

一、低钾型周期性瘫痪

★ （一）临床表现

（1）任何年龄均可发病，20～40 岁男性多见。

（2）发病诱因　饱餐、酗酒、寒冷、精神刺激、疲劳、剧烈运动，注射胰岛素、皮质类固醇等。

（3）前驱症状　发病早期可有肌肉酸痛、嗜睡、多汗、少尿、口干、潮红、感觉异常等。

（4）发病特点　急性起病，常在饱餐后夜间或晨醒时出现双下肢对称性弛缓性瘫痪，可扩展至双上肢，近端重于远端，颅神经支配的肌肉常不受累，严重者呼吸肌及肋间肌可累及，有低血钾表现，如心动过速或过缓、心律失常、少尿、无尿、便秘。查体患者神志清楚，肌张力、腱反射减低或消失，无感觉障碍，发作间期一切正常，最先受累的肌肉最先恢复。

（二）辅助检查

（1）血钾浓度发作期<3.5mmol/L，间歇期正常。

（2）心电图呈低钾性改变。

（3）肌电图示运动电位时限缩短、波幅减低甚至运动单位电位消失。

（三）诊断及鉴别诊断

根据反复发作的肢体弛缓性瘫痪，无感觉障碍，间歇期一切正常的病史，结合发作时血钾低，经给予补钾治疗肌无力迅速缓解可作出诊断。需注意与高钾型周期性瘫痪、正常钾型周期性瘫痪（见表 19-3）、重症肌无力、吉兰-巴雷综合征、继发性低血钾等鉴别。

★ 表 19-3　三种周期性瘫痪的鉴别要点

特点	低钾型	高钾型	正常钾型
起病年龄	各年龄均可，青年多见	10 岁之前	10 岁之前
发作时间	饱餐后或清晨起床	运动后多见	夜间或清晨醒后
诱发	服用大量碳水化合物后、剧烈运动后多见	剧烈运动或饥饿后	限制盐摄入或补钾
持续时间	数小时或数天	30～60min	数天至数周
肌强直	无	有	无
治疗	补钾	补钙	补钠

（四）治疗

避免各种诱发因素，发作时及时给予补钾，一日总量达 10g。

二、高钾型周期性瘫痪

高钾型周期性瘫痪又称为强直性周期性瘫痪，为常染色体显性遗传疾病，由于编码骨骼肌门控钠通道蛋白的 α-亚单位基因突变，引起肌细胞钠离子通道功能异常，细胞外钾离子浓度增高，产生肌无力。

★ （一）临床表现

多发病于 10 岁以前，饥饿、剧烈运动、寒冷及摄入钾盐时易诱发肌无力发作，肌无力多先累及下肢近端肌肉，逐渐累及躯干、上肢肌肉，严重者颈肌和脑神经支配的肌肉可受累，常有肌肉痛性痉挛，可见肌强直。发作一般持续 10min 至数小时，随年龄增加发作频率可减少。

（二）辅助检查

发作时血清钾可升高至 7～8mmol/L。心电图可见高钾改变。肌电图检查可见纤颤电位和肌强直放电，肌无力发作高峰时呈电静息。

（三）诊断及鉴别诊断

根据患儿发作性肌无力伴肌强直，无感觉障碍和高级神经活动异常，结合血钾升高、有家族史及钾负荷试验阳性可作出诊断。需注意与低钾型周期性瘫痪、正常钾型周期性瘫痪、继发性高血钾瘫痪、先天性副肌强直症鉴别。

（四）治疗

避免诱发因素，病情重者可给予 10% 葡萄糖酸钙 10～20ml 静注，或 10% 葡萄糖 500ml 加胰岛素 10～20U 静脉注射。

三、正常钾型周期性瘫痪

正常钾型周期性瘫痪又为钠反应性正常血钾型周期性瘫痪，为常染色体显性遗传疾病。发病机制不详。

（一）临床表现

多在 10 岁前发病，常于夜间或清晨醒来时发现四肢或部分肌肉瘫痪，运动后休息、寒冷、摄入钾盐可加重或诱发，严重者发音不清、呼吸困难等。发作常持续 10 天以上。

（二）诊断及鉴别诊断

根据患儿发作性肌无力病史，结合血清钾检查正常可作出诊断。需注意与低钾型周期性瘫痪、高钾型周期性瘫痪、吉兰-巴雷综合征鉴别。

（三）治疗

避免进食含钾多的食物，防止过度疲劳或过度肌肉活动，避免寒冷或暑热。发作时采用大量生理盐水静脉点滴可缓解症状，间歇期给予氢化可的松和乙酰唑胺可预防发作。

第三节 多发性肌炎和皮肌炎

多发性肌炎（polymyositis，PM）和皮肌炎（dermatomyositis，DM）是一组多种病因引起的弥漫性骨骼肌炎症性疾病，发病与细胞和体液免疫异常有关。皮肌炎除了骨骼肌病变外还具有特征性皮肤损害。

一、病因及发病机制

病因不明，可能与免疫学异常、病毒感染、遗传因素有关，恶性肿瘤、肌肉过度疲劳、药物也可能是其诱因。发病机制可能与免疫失调有关。

二、临床表现

（1）多为急性或亚急性起病，儿童和成人多见，病前多有低热或感冒史。首发症状多为四肢近端乏力、双侧肩胛带肌肉无力，表现为上楼、起蹲困难、双臂高举困难；颈肌乏力表现抬头困难；呼吸肌受累表现胸闷、气短。伴有关节、肌肉痛。晚期有肌肉萎缩和关节挛缩。

（2）皮肌炎伴特征性皮肤损害，典型的皮疹为眶周和上下眼睑水肿性淡紫色斑和 Gottron 征，Gottron 征为四肢关节伸面的水肿性红斑。

（3）其他表现　心脏、消化道、肾脏、肺部均可受累而出现相应症状，少数病例可合并其他自身免疫性疾病、恶性肿瘤。

三、辅助检查

（1）急性期血象白细胞增高，红细胞沉降率增快，血清 CK 增高，部分患者类风湿因子和抗核抗体阳性，免疫球蛋白及抗肌球蛋白抗体增高。

（2）肌电图可见自发性纤颤电位和正向尖波。多相波增多，呈肌源性损害表现。部分患者心电图表现为异常。

（3）24h 尿肌酸增高，为肌炎活动期的指标。

（4）肌肉活检主要为骨骼肌的炎性改变。

★四、诊断及鉴别诊断

①急性或亚急性四肢近端及骨盆带肌无力伴压痛，腱反射减弱或消失；②血清 CK 明显增高；③肌电图呈肌源性损害；④活检见典型肌炎病理表现；⑤伴有典型皮肤损害。

具有前 4 条者诊断为多发性肌炎，前 4 条标准具有 3 条以上并且同时具有第 5 条者为皮肌炎。

需与包涵体肌炎、肢带型肌营养不良症、重症肌无力相鉴别。

五、治疗

急性期应卧床休息，适当进行体疗，防止肺炎等并发症。皮质类固醇激素为多发性肌炎首选药物，激素治疗疗效不理想时，可选用免疫抑制剂。急性期可选用免疫球蛋白与其他治疗联合使用。饮食上给予高蛋白及高维生素饮食。重症者应预防关节挛缩及失用性肌萎缩。

第四节　进行性肌营养不良症

进行性肌营养不良症（progressive muscular dystrophy，PMD）是一组临床以缓慢进行性加重的对称性肌无力和肌萎缩为特征的遗传性肌肉变性疾病。可分为不同临床类型，其中假肥大型中的 Duchenne 型肌营养不良症（Duchenne muscular dystrophy，DMD）最为常见。

一、病因及发病机制

遗传因素所引发的一系列酶及生化改变在病程中起主导作用。PMD 各临床类型的基因位置、突变类型及遗传方式均不相同，其具体致病机制也不一样。

二、临床表现

（一）假肥大型

由于肌束内大量脂肪和结缔组织的堆积导致肌肉出现假性肥大，因为抗肌萎缩蛋白的空间结构变化和功能丧失的程度不同，可分为 DMD 和 BMD 两个类型。

1. Duchenne 型肌营养不良症（DMD）

（1）DMD 为最常见的 X 连锁隐性遗传肌病，女性为基因携带者，女孩患病者罕见。

（2）患儿均为男性，起病隐袭，多在 3～5 岁发病，首发症状常因骨盆带肌无力而表现为不能正常跑步、行走缓慢、脚尖着地，容易跌跤。因髂腰肌和股四头肌无力表现为登楼及蹲位站立困难；背部伸肌乏力呈现腰椎过度前凸；因臀中肌无力造成行走时骨盆向两侧上下摆动，呈典型鸭步。还可出现 Gowers 征，即患儿仰卧位站立时，必须先翻身成俯卧位，然后以双手支撑双足背、膝部等处顺次攀附，方能起立。此为本病的特征性表现。

（3）**翼状肩胛**　肩胛带肌、上臂肌同时受累，表现举臂困难，由于前锯肌及斜方肌无力，无法固定肩胛内缘，导致肩胛游离呈翼状支于背部，此为翼状肩胛。

（4）四肢近端肌萎缩明显，90％的患儿存在双侧腓肠肌假性肥大，假性肥大也可发生于臀肌、三角肌、冈下肌及肱三头肌等。

（5）多数患儿心肌伴有受累，约30％的患儿存在智能障碍，可有胃肠功能障碍表现。

（6）病程后期出现双足下垂、跟腱挛缩，9～12岁无法行走，需坐轮椅，此为DMD和BMD鉴别之处。晚期患者膝、肘、髋关节屈曲不能伸直，脊柱侧弯，同时有呼吸肌受累、心律失常及心功能衰竭，常在20～30岁因呼吸道感染、心力衰竭死亡。

2. Becker 型肌营养不良症（Becker muscular dystrophy，BMD）

（1）为X连锁隐性遗传。5～15岁起病，至20～25岁左右丧失行走能力，心肌受累罕见，临床表现类似于DMD，被认为是良性的DMD变异型。

（2）肌无力首选累及骨盆带肌和下肢近端肌肉，逐渐波及肩胛带肌，有腓肠肌肥大。

（3）BMD与DMD的不同点是发病年龄较晚，病情进展慢，预后较好。

（二）面肩肱型肌营养不良症（FSHD）

（1）最常见的常染色体显性遗传肌病，多于青少年期发病。

（2）肌无力表现　面部和肩胛带肌肉最先受累，如面部表情少，眼睑闭合无力，吹口哨、鼓腮困难，肩胛带和上臂肌肉萎缩明显，可出现斧头脸、翼状肩胛，三角肌、肱二头肌、肱三头肌及胸大肌上半部可累及。口轮匝肌假性肥大可使口唇增厚而微翘呈现为"肌病面容"，可有腓肠肌、三角肌假性肥大。

（3）病情进展缓慢，可向躯干和骨盆带肌肉蔓延，一般不伴有心肌损害，生命年限接近正常。

（三）肢带型肌营养不良症（LGMD）

为常染色体隐性或显性遗传，可有散发病例。多在10～20岁发病，病情进展缓慢。首发症状常为骨盆带肌肉萎缩，腰椎前凸，鸭步，下肢近端无力，上楼困难。后期肩胛带肌肉萎缩，出现翼状肩胛。可有腓肠肌假性肥大。发病后20年左右丧失劳动能力。

（四）眼咽型肌营养不良症（OPMD）

为常染色体显性遗传。40岁左右起病，首发症状为对称性上睑下垂和眼球运动障碍，可逐步出现轻度面肌、眼肌无力和萎缩，近端肢体无力，有吞咽困难、构音不清症状。

（五）Emery-Dreifuss 型肌营养不良症（EDMD）

X连锁隐性遗传，5～15岁缓慢起病。受累肌群有肱二、三头肌、腓骨肌和胫前肌，后期可出现骨盆带肌和下肢近端肌无力和萎缩。在早期则出现肘部屈曲挛缩和跟腱缩短、颈部前屈受限、脊柱强直而弯腰转身困难，此为EDMD特征表现。多伴有心脏传导功能障碍，常因心脏病死亡。

（六）其他类型

其他类型肌营养不良症包括：眼肌型（又称为Kiloh-Nevin型）肌营养不良症、远端型肌营养不良症、先天性肌营养不良症。

三、辅助检查

大多数类型肌营养不良症血清肌酶检测（CK、LDH、CK-MB）多有异常升高，在DMD患者肌肉严重萎缩则血清CK值明显下降。肌电图检查呈现典型肌源性损害，神经传导速度正常。

肌肉活检表现为肌肉坏死、再生、间质脂肪及结缔组织增生。

四、诊断及鉴别诊断

根据临床表现、起病年龄和遗传方式，配合血清酶测定、肌电图、肌肉活检及基因分析，可作出明确诊断。需注意与少年型近端脊肌萎缩症、慢性多发性肌炎、肌萎缩侧索硬化、重症肌无力等疾病相鉴别。

五、治疗

尚无特效治疗，对症支持治疗为主，避免过度劳累，防止继发性感染。药物治疗可选用ATP、肌苷、肌生注射液、维生素 E 等。

第五节　肌强直性肌病

一、强直性肌营养不良症

强直性肌营养不良症（myotonic dystrophy，MD）是一组以肌无力、肌强直和肌萎缩为特点的多系统受累的常染色体显性遗传病。除骨骼肌受累外，还常伴有白内障、心律失常、糖尿病、秃发等表现。

（一）临床表现

1. 发病年龄及起病形式　多在 30 岁以后隐匿起病，进展缓慢，肌强直在肌萎缩之前数年或同时发生。病情严重程度差异较大。

2. 肌强直　肌肉用力收缩后不能正常地松开，遇冷加重。主要影响手部动作、行走和进食，用叩诊锤叩击四肢肌肉可见肌球，具有重要的诊断价值。

3. 肌无力和肌萎缩　常先累及手部和前臂肌肉，延至头面部肌肉，患者面容瘦长，颧骨隆起，呈"斧状脸"，颈消瘦而稍前屈，而成"鹅颈"。呼吸肌也常受累。部分患者有上睑下垂、眼球活动受限、构音障碍、吞咽困难、足下垂及跨越步态。

4. 骨骼肌外的表现

（1）白内障。

（2）内分泌症状　①男性睾丸小，生育能力低；女性月经不规律，卵巢功能低下，过早停经甚至不孕。②糖耐量异常。③宽额头及秃顶。

（3）心脏　律不齐、心悸，甚至晕厥。常有Ⅰ度、Ⅱ度房室传导阻滞。

（4）胃肠道　胃排空慢、胃肠蠕动差等。

（5）其他　消瘦、智力低下、听力障碍等。

（二）辅助检查

（1）肌电图　典型的肌强直放电对诊断具有重要意义。

（2）肌肉活组织检查　Ⅱ型肌纤维肥大，Ⅰ型肌纤维萎缩，伴大量核内移，可见肌浆块和环状肌纤维，以及肌纤维的坏死和再生。

（3）基因检测。

（4）其他　血清 CK 和 LDH 等酶正常或轻度升高；血清免疫球蛋白减少；心电图有房室传导阻滞；头颅 CT 及 MRI 示蝶鞍变小和脑室扩大。

（三）诊断与鉴别诊断

根据常染色体显性遗传史，中年缓慢起病，临床表现为全身骨骼肌强直、无力及萎缩，同时具有多系统受累表现。结合肌电图、血清肌酶、肌肉活检和基因检测等检查诊断一般不困难。

临床上主要与其他类型的肌强直鉴别：

（1）先天性肌强直　与强直性肌营养不良症的主要区别点是肌强直及肌肥大，貌似运动员但肌力减弱，无肌萎缩和内分泌改变。

（2）先天性副肌强直　特点是出生后就持续存在面部、手、上肢远端肌肉遇冷后肌强直或活动后出现肌强直和无力，如冷水洗脸后眼睛睁开缓慢，在温暖环境下症状迅速消失，叩击性肌强直明显。患者寿命正常。

（四）治疗与预后

缺乏根本的治疗。针对肌强直可口服苯妥英钠或卡马西平及物理治疗等对症治疗。起病越早预后越差，有症状者多在45～50岁死于心脏病。症状轻者可接近正常生命年限。

二、先天性肌强直症

先天性肌强直症（myotonia congenita）是一组以骨骼肌用力收缩后放松困难为特征的常染色体显性遗传，主要病变在骨骼肌。

（一）临床表现

1.起病年龄　多数于婴儿期或儿童期起病。肌强直及肌肥大逐渐加重，在成人期趋于稳定。

2.肌强直　患者肢体僵硬、动作笨拙，静息后初次运动较重，如久坐后不能立即站立，静立后不能起步，握手后不能放松，但重复运动后症状减轻。在寒冷的环境中上述症状加重。叩击肌肉可见肌球。呼吸肌及尿道括约肌受累可出现呼吸及排尿困难，眼外肌强直可出现斜视或复视。

3.肌肥大　全身骨骼肌普遍性肌肥大，酷似运动员。肌力基本正常，无肌肉萎缩。

4.其他　可出现精神症状，心脏不受累。患者一般能保持工作能力，寿命不受限。

（二）辅助检查

肌电图检查出现肌强直电位。肌肉活组织检查示肌纤维肥大、核中心移位、横纹欠清。血清肌酶正常，心电图正常。

（三）诊断与鉴别诊断

根据阳性家族史，典型临床表现，结合肌电图、肌活检以及血清肌酶检查可以作出诊断。主要与强直性肌营养不良症、先天性副肌强直、神经性肌强直、高钾型周期性瘫痪等相鉴别。

（四）治疗与预后

尚无特效的治疗，药物可用苯妥英钠、卡马西平、乙酰唑胺等减轻肌强直，保暖也可使肌强直减轻。预后良好，寿命不受影响。

第六节　线粒体肌病及线粒体脑肌病

线粒体肌病和线粒体脑肌病是一组由线粒体DNA或核DNA缺陷导致线粒体结构和功能障碍、ATP合成不足所致的多系统疾病，其共同特征为轻度活动后即感到极度疲乏无力，休息后好转；肌肉活检可见破碎红纤维。如病变以侵犯骨骼肌为主，则称为线粒体肌病；如病变同时累及到中枢神经系统，则称为线粒体脑肌病。

一、临床表现

本病可发生于任何年龄阶段，多呈慢性进展，可累及多个系统。骨骼肌和脑最易受累而出现症状。临床按受累组织不同主要分为：

1. 线粒体肌病 多在 20 岁左右起病，也有儿童及中年起病者，男女均可受累。临床上以肌无力和不能耐受疲劳为主要特征，往往轻度活动后即感疲乏，休息后好转，常伴有肌肉酸痛及压痛，无"晨轻暮重"现象，肌萎缩少见。

2. 线粒体脑肌病 主要包括

（1）慢性进行性眼外肌瘫痪（chronic progressive external ophthalmoplegia，CPEO） 任何年龄均可发病，儿童期起病者多。首发症状为眼睑下垂和眼肌麻痹，缓慢进展为全眼外肌瘫痪，眼球运动障碍，因两眼外肌对称受累，复视并不常见，部分患者可有咽部肌肉和四肢无力。对新斯的明试验不敏感。

（2）Kearns-Sayre 综合征（KSS） 多在 20 岁前起病，表现为三联征：CPEO、视网膜色素变性、心脏传导阻滞。常伴有其他神经系统异常表现。病情进展较快，多在 20 岁前死于心脏病。

（3）线粒体脑肌病伴高乳酸血症和卒中样发作（mitochondrial encephalomyopathy with lactic acidosis and stroke-like episodes，MELAS）综合征 40 岁前起病，儿童期起病更多见，临床表现为卒中样发作伴偏瘫、偏盲或皮质盲、偏头痛、恶心呕吐、反复癫痫发作、智力低下、身体矮小、神经性耳聋等。病情逐渐加重，头颅 CT 和 MRI 显示主要为枕叶脑软化，病灶范围与主要脑血管分布不一致，也常见脑萎缩、脑室扩大和基底核钙化。血和脑脊液乳酸增高。

（4）肌阵挛性癫痫伴肌肉破碎红纤维（myoclonic epilepsy with ragged-red fibers，MERRF）综合征 主要特征为肌阵挛性癫痫发作、小脑性共济失调，常合并智力低下、听力障碍和四肢近端无力，多在儿童期发病，有明显的家族史，有的家系伴发多发性对称性脂肪瘤。

二、辅助检查

1. 生化检查

（1）乳酸、丙酮酸最小运动量试验 约 80% 的患者阳性，即运动后 10min 血乳酸和丙酮酸仍不能恢复正常。脑肌病者 CSF 乳酸含量也增高。

（2）线粒体呼吸链复合酶活性降低。

（3）约 30% 的患者的血清 CK 和 LDH 水平升高。

2. 肌肉活检 见破碎红纤维。

3. 影像学检查 头颅 CT 或 MRI 示白质脑病、基底核钙化、脑软化、脑萎缩和脑室扩大。

4. 肌电图 60% 的患者为肌源性损害，少数呈神经源性损害或两者兼之。

5. 线粒体 DNA 分析 对诊断有决定性意义。

三、诊断与鉴别诊断

根据家族史、典型临床表现，结合血乳酸、丙酮酸最小运动量试验阳性、肌肉组织病理检查发现大量异常线粒体、线粒体生化检测异常、肌电图和基因检测异常可以做出诊断。

线粒体肌病主要与重症肌无力、多发性肌炎、肢带型肌营养不良症鉴别；还应与多发性硬化、急性播散性脑脊髓炎、脑血管病、心肌病、肌阵挛癫痫、血管性痴呆等鉴别。但上述疾病的血中乳酸和丙酮酸水平不高，肌肉活检和线粒体生化功能测定可资鉴别。

四、治疗

无特效治疗，主要是对症治疗。主要的措施有：

（1）饮食疗法 高蛋白、高碳水化合物、低脂饮食。

（2）药物治疗 ATP、辅酶 A、左卡尼汀、辅酶 Q10 和大量 B 族维生素。对癫痫发作、颅压增高、心脏病、糖尿病等进行对症治疗。

（3）其他　物理治疗可减轻痛苦。最根本的治疗有待于正在研究的基因靶向治疗。

五、预后

发病年龄越早，临床症状越多，预后越差。

同步练习

1. 重症肌无力的诊断依据是什么？
2. 多发性肌炎和皮肌炎如何诊断和治疗？
3. 重症肌无力危象有哪几种？处理原则是什么？
4. 简述周期性瘫痪的分型、临床表现及治疗。
5. 进行性肌营养不良如何分型？有哪些临床特点？
6. 简述成年型重症肌无力的分型。

参考答案

1.答：诊断依据：患者受累肌肉的分布与某一运动神经受损后出现肌无力不相符合，临床特点为受累肌肉在活动后出现疲劳无力、经休息或胆碱酯酶抑制剂治疗可以缓解，有"晨轻暮重"的波动现象。结合药物试验、肌电图以及免疫学等检查的典型表现可以做出诊断。

2.答：具有以下前 4 条者诊断为多发性肌炎，前 4 条标准具有 3 条以上并且同时具有第 5 条者为皮肌炎：①急性或亚急性四肢近端及骨盆带肌无力伴压痛，腱反射减弱或消失；②血清 CK 明显增高；③肌电图呈肌源性损害；④活检见典型肌炎病理表现；⑤伴有典型皮肤损害。

治疗：急性期应卧床休息，适当进行体疗，防止肺炎等并发症。皮质类固醇激素为多发性肌炎首选药物，激素治疗疗效不理想时，可选用免疫抑制剂。急性期可选用免疫球蛋白与其他治疗联合使用。饮食上给予高蛋白及高维生素饮食。重症者应预防关节挛缩及失用性肌萎缩。

3.答：分为三种类型。

① 肌无力危象：多由抗胆碱酯酶药量不足，疾病本身发展所致，是最为常见的危象。注射新斯的明后症状减轻。

② 胆碱能危象：由于抗胆碱酯酶药物过量引起，

伴有胆碱酯酶抑制剂的不良反应如肌束颤动及毒蕈碱样反应。可静脉注射腾喜龙。

③ 反拗危象：由于对抗胆碱酯酶药物不敏感而出现的严重呼吸困难。停用抗胆碱酯酶药物以减少气管内分泌物，对气管插管或切开的患者可采用大剂量类固醇激素治疗，待运动终板功能恢复后再重新调整抗胆碱酯酶药物剂量。

4.答：分型及临床表现详见文中表 19-3。

低钾型的治疗：避免各种诱发因素，发作时及时给予补钾，一日总量达 10g。

高钾型的治疗：避免诱发因素，病情重者可给予 10% 葡萄糖酸钙 10～20ml 静注，或 10% 葡萄糖 500ml 加胰岛素 10～20U 静脉注射。

正常钾型的治疗：避免进食含钾多的食物，防止过度疲劳或过度肌肉活动，避免寒冷或暑热。发作时采用大量生理盐水静脉点滴可缓解症状，间歇期给予氢化可的松和乙酰唑胺可预防发作。

5.答：分为假肥大型肌营养不良症（包括 DMD 和 BMD）、FSHD、LGMD、EDMD、OPMD、眼型肌营养不良症、远端型肌营养不良症等。为遗传性肌肉变性疾病，临床特征为缓慢进行性加重的对称性肌肉无力和萎缩，无感觉障碍。

6.答：详见文中表 19-1。

（黄　樱）

第二十章 神经系统遗传性疾病

 学习目的

1. 掌握 神经系统遗传病定义、分类和诊断步骤。

2. 熟悉 Friedreich 型共济失调的诊断；脊髓小脑性共济失调的共有症状和各亚型的特征性症状；腓骨肌萎缩症的临床表现。

3. 了解 遗传性痉挛性截瘫单纯型和复杂型的临床表现；神经纤维瘤病 I 型的诊断标准。

内容精讲

概 述

★遗传性疾病（genetic disease）是指由于遗传物质异常或由遗传因素决定的疾病。在遗传疾病中约 80% 累及神经系统，其中以神经功能缺损为主要临床表现者称为神经系统遗传性疾病。

一、分类

神经系统遗传性疾病包括单基因病、多基因病、染色体病和线粒体病。

（1）**单基因病** 是指单个基因发生碱基替代、插入、缺失、重复或动态突变所引起的疾病。常见的单基因遗传病有腓骨肌萎缩症、肝豆状核变性、假肥大型肌营养不良症和遗传性共济失调等。

（2）**多基因病** 是指一个以上基因突变的累加效应与环境因素相互作用所致的疾病，常见的神经系统多基因遗传病有癫痫、偏头痛和脑动脉硬化症等。

（3）**线粒体病** 由线粒体 DNA 突变所致，为母系遗传，常见病有线粒体脑肌病等。

（4）**染色体病** 由染色体数目或结构异常所致，如唐氏综合征患者的体细胞中多了一个 21 号染色体。

二、症状和体征

神经系统遗传病的临床症状具有多样性，包括普遍性特征、特征性症状和非特异性症状。

（1）**普遍性特征** 发病年龄早，进行性加重，家族聚集性，认知、行为和发育异常，语言运动障碍，多系统、多器官和多功能障碍。

（2）**特征性症状** 如肝豆核变性的 K-F 环、黑矇性痴呆的眼底樱桃红斑可以作为诊断依据或对诊断有重要。

（3）**非特异性症状** 非遗传病也常见的症状。

★三、诊断

神经系统遗传病的诊断步骤既依赖于病史、症状、体征及常规辅助检查等一般诊断，又依赖于特殊的遗传学诊断手段，如系谱分析、染色体检查、DNA 和基因产物分析等。后者往往是确诊的关键。临床诊断步骤为：

（1）临床资料的搜集　尤其要注意发病年龄、性别、独特的症状和体征，如皮肤牛奶咖啡斑应考虑神经纤维瘤。

（2）系谱分析　可判断是否为遗传病，并区分是单基因遗传病、多基因遗传病或线粒体遗传病；根据有无遗传早现现象，推测是否为动态突变病。

（3）体检　除常规神经系统体格检查，也需要根据病史和系谱注意特殊的症状和体征。

（4）常规辅助检查　包括生化、电生理、影像学和病理等，对诊断及鉴别诊断十分重要。

（5）遗传物质及基因产物的检测　对疾病进行确诊和预测，常用的检测方法有：

① 染色体检查：可查出染色体数目异常和结构畸变，如唐氏综合征和性染色体病等。

② 基因诊断：主要用于单基因遗传病，如假肥大型肌营养不良症、家族性肌萎缩侧索硬化症等的基因突变检测和连锁分析。

③ 基因产物检测：主要应用免疫技术对已知基因产物的遗传病的蛋白进行分析，如对假性肥大肌营养不良症患者。

四、防治

目前神经系统遗传病治疗方法不多，疗效不满意，故预防工作显得特别重要。预防措施包括避免近亲结婚、遗传咨询、携带者检测和产前诊断、选择性人工流产等。

治疗原则包括：针对遗传缺陷采取替代疗法、对症治疗、康复和手术矫正等，神经营养和保护治疗延缓疾病的进展。

第一节　遗传性共济失调

遗传性共济失调（hereditary ataxia，HA）是一组以慢性进行性共济失调为特征的遗传变性疾病，明显的家族遗传背景和小脑损害为主的病理改变。除了小脑及其传导纤维受累以外，常累及脊髓后索、锥体束、脑桥核、基底核、脑神经核、脊神经节及自主神经等。

根据遗传方式和致病基因及位点的不同进行分类，分为：①常染色体显性遗传性共济失调，如脊髓小脑性共济失调等；②常染色体隐性遗传性共济失调，如 Friedreich 型共济失调等；③X 连锁遗传性共济失调；④伴有线粒体病的共济失调。

一、Friedreich 型共济失调

Friedreich 型共济失调是最常见的常染色体隐性遗传性共济失调，由 Friedreich（1863 年）首先报道。

（一）病因及发病机制

大多数情况下，Friedreich 型共济失调是由于位于 9 号染色体长臂 9q13-21.1 上的 *frataxin* 基因内含子区 GAA 三核苷酸序列扩增突变所致，突变致 frataxin 蛋白表达水平减少和功能丧失。

（二）病理

肉眼可见脊髓变细，以胸段为著。镜下可见脊髓后索、脊髓小脑束和皮质脊髓束变性，后根神经节和 Clarke 柱神经细胞丢失；周围神经脱髓鞘，胶质增生；脑干、小脑和大脑受累较轻；心脏因心肌肥厚而扩大。

（三）临床表现

（1）通常 4～15 岁起病，偶见婴儿和 50 岁以后起病者。

（2）首发症状为进行性步态共济失调，双下肢同时受累，站立不稳、步态蹒跚、左右摇晃、易于跌倒；继而发展到双上肢共济失调，动作笨拙、取物不准和意向性震颤；常有言语不清或暴发性语言、视听力减退、反应迟钝。

（3）查体可见水平眼震，眼球运动不受限，瞳孔反射存在。早期深感觉减退，后期浅感觉轻度减退。几乎所有患者腱反射早期消失，巴宾斯基征阳性和屈肌痉挛，腹壁反射保留。可见弓形足和脊柱后侧凸畸形。半数以上患者可出现心肌病是该病的一个突出特点。

（4）Friedreich 型共济失调有两种变异型　①反射保留型；②晚发型。

（四）辅助检查

①MRI 示脊髓变细，无明显小脑萎缩；②心电图常有心室肥厚、心律失常及传导阻滞；超声心动图示对称性、向心性、肥厚性心肌病；③感觉神经传导速度正常而波幅显著下降甚至消失；④基因检测 FRDA 基因 GAA 的扩增次数可协助诊断。

★（五）诊断及鉴别诊断

儿童或少年期起病，呈常染色体隐性遗传，逐渐从下肢向上肢发展，出现进行性共济失调、深感觉障碍和腱反射消失等，通常可以诊断，如有脊柱侧凸、弓形足、心肌病、MRI 示脊髓萎缩及 FRDA 基因 GAA 异常扩增，可确定诊断。

不典型病例需与腓骨肌萎缩症、脱髓鞘性疾病鉴别；还应与维生素 E 缺乏症引起的共济失调鉴别。

（六）治疗

给予辅酶 Q 和其他抗氧化剂。

（七）预后

预后差。

二、脊髓小脑性共济失调

脊髓小脑性共济失调（spinocerebellar ataxia，SCA）是遗传性共济失调的主要类型，包括 SCA1～SCA29。其共同特征是成年发病、常染色体显性遗传、遗传早现现象和各亚型高度遗传异质性。

（一）病因及发病机制

常染色体显性遗传的脊髓小脑性共济失调最具特征的基因缺陷是 CAG 扩增，CAG 扩增次数越多发病年龄越早。SCA 共同的突变机制是外显子中 CAG 拷贝数异常扩增，在蛋白质水解过程中释放出含有扩增后的多聚谷氨酰胺尾的毒性片段。

（二）病理

SCA 共同的病理改变主要是小脑、脑干和脊髓变性、萎缩，但各亚型各有特点。

★（三）临床表现

SCA 是高度遗传异质性疾病，其共同临床表现是：

（1）一般在 30～40 岁隐袭起病，缓慢进展，但也有儿童期及 70 岁起病者。

（2）首发症状多为下肢共济失调；上肢共济失调和构音障碍也是早期症状；腱反射早期活跃，后期减弱，深感觉障碍及眼部症状。

各亚型也具各自的特点：如 SCA1 的眼肌麻痹和吞咽障碍；SCA2 的眼慢扫视运动较明显；SCA3 的肌萎缩、面肌及舌肌纤颤、突眼；SCA6 的共济失调发生呈发作性，病情发展缓慢；

SCA7的特征性症状是视力减退或丧失，视网膜色素变性，遗传早现现象较突出；SCA8振动觉减退、反射亢进，病情进展缓慢；SCA10的纯小脑征和癫痫发作。

（四）辅助检查

①CT或MRI示小脑和脑干萎缩，尤其是脑桥和小脑中脚萎缩；②脑干诱发电位可异常；肌电图示周围神经损害；③脑脊液检查正常；④确诊及区分亚型可进行分子遗传学检查。

（五）诊断及鉴别诊断

根据共济失调病史及家族史，构音障碍、锥体束征及其他伴随的症状和体征，结合神经影像学可临床诊断，分子遗传学的检查有助于确诊。

不典型病例需与多发性硬化、克-雅病及感染引起的共济失调鉴别。

（六）治疗

迄今尚无特效治疗，对症治疗可缓解症状。

第二节 遗传性痉挛性截瘫

遗传性痉挛性截瘫（hereditary spastic paraplegia，HSP）是双下肢进行性肌张力增高、肌无力和剪刀步态为特征的综合征，主要遗传方式常染色体显性遗传，常染色体隐性遗传和X连锁隐性遗传少见。根据临床表现分为单纯型和复杂型两类。

一、病因及发病机制

本病具有高度遗传异质性，已发现72个致病基因位点，按照发现的顺序依次命名为SPG1~SPG72。

二、病理

常染色体显性遗传性单纯型HSP的主要病理改变是轴突变性，以皮质脊髓束和薄束的终末部分改变最明显，脊髓小脑束纤维受累较轻。

★三、临床表现

HSP的临床表现具有高度异质性，发病年龄和严重程度在不同病例差距较大。HSP多在儿童期或青春期发病，男性略多，典型症状是缓慢进行性痉挛性双下肢无力，严重程度不一。

1.单纯型 较多见，仅表现痉挛性截瘫，可有尿频、尿急症状以及足部的振动觉减退。有的患者双手僵硬，动作笨拙，轻度构音障碍。

2.复杂型 除痉挛性截瘫外，常合并不同程度肌萎缩、小脑性共济失调、帕金森样症状、肌张力障碍、手足徐动症、视神经萎缩、视网膜变性、听力障碍、癫痫、鱼鳞病、精神发育迟滞或痴呆，构成各种综合征。

四、辅助检查

1.诱发电位 下肢体感诱发电位（SEP）显示后索神经纤维传导速度减慢。皮质运动诱发电位显示皮质脊髓束传导速度显著下降。相比而言，上肢诱发电位却是正常的，或仅显示轻度的传导速度减慢。

2.肌电图 周围神经传导速度正常。

3.MRI 脑和脊髓MRI一般无异常。

五、诊断

HSP的诊断主要基于临床症状体征，阳性家族史，并排除其他疾病可以诊断；进一步分为单纯型和复杂型；可根据基因诊断分型。

六、鉴别诊断

本病须与 Arnold-Chiari 畸形、颈椎病、多发性硬化、脑性瘫痪等鉴别。

七、治疗

本病主要采取对症治疗。

第三节　腓骨肌萎缩症

腓骨肌萎缩症（Charcot-Marie-Tooth disease，CMT）亦称为遗传性运动感觉神经病（hereditary motor and sensory neuropathy，HMSN），具有明显的遗传异质性，临床主要特征是四肢远端进行性的肌无力和萎缩伴感觉障碍。CMT 是最常见的遗传性周围神经病之一（发病率约为 1/2500）。多数呈常染色体显性遗传，也可呈常染色体隐性或 X 连锁遗传。

一、病因及发病机制

60%～70% 的 CMT 是由 17p11.2 的 PMP22 重复突变所致（CMT1A），10%～20% 由 Xq13.1 的 GJB1 突变所致（CMTX）。这些基因的突变通过导致髓鞘脱失和轴索变性而致病。

二、分型

临床上将 CMT 分为脱髓鞘型（CMT1）和轴索变性型（CMT2）。婴儿起病的严重脱髓鞘性 CMT 称为 CMT3。大部分隐性遗传性 CMT 归为 CMT4。X 连锁遗传 CMT 称为 CMTX。

三、病理

周围神经轴突和髓鞘均受累，远端重于近端。任何一型均存在轴索变性。

CMT1 型神经纤维呈对称性节段性脱髓鞘，部分髓鞘再生，Schwann 细胞增生与修复，形成"洋葱头"样结构。

CMT2 型为轴突变性，前角细胞数量轻度减少，当累及感觉后根纤维时，薄束变性比楔束更严重；自主神经保持相对完整，肌肉为簇状萎缩。

★四、临床表现

临床表现的严重程度差异较大，通常是儿童或青春期发病，也可以中年起病，主要表现为慢性进行性、对称性的肢体远端肌肉无力和萎缩，感觉障碍，腱反射减低或消失。足部肌肉萎缩可导致弓形足和锤状趾畸形。一般情况下，自主神经和脑神经不受累。CMT1 可以触及粗大周围神经，尤其是耳大神经和尺神经。

五、辅助检查

1.神经电生理检查　CMT1 型广泛性 NCV 显著下降，复合肌肉动作电位和感觉神经动作电位的波幅正常或降低。CMT2 型 NCV 大致正常或轻度下降，复合肌肉动作电位和感觉神经动作电位的波幅明显降低。

2.周围神经活检　可见到不同程度的脱髓鞘和（或）轴索变性。

3.基因检测　有助于疾病诊断及分型。

六、诊断

根据儿童或青春期发病，出现缓慢进展的对称性双下肢无力，以及"鹤腿"、足下垂、弓形足，伴有感觉障碍，腱反射减低或消失，结合神经电生理、神经活检、阳性家族史和基因检测异常，可以确诊。

七、鉴别诊断

腓骨肌萎缩症主要需与下面的疾病进行鉴别：

（1）远端型肌营养不良　四肢远端逐渐向上发展的肌无力、肌萎缩，该病成年起病、肌源性损害肌电图、运动 NCV 正常等可资鉴别。

（2）远端型脊肌萎缩症　该病的肌萎缩和肌无力以及病程经过类似 CMT 病，但感觉功能不受累，EMG 显示为前角损害。

（3）遗传性共济失调伴肌萎缩　又称 Roussy-Lévy 综合征，儿童期起病，缓慢进展，表现腓骨肌萎缩、弓形足、脊柱侧凸、四肢腱反射减弱或消失，运动 NCV 减慢，但有站立不稳、步态蹒跚、手震颤等共济失调表现。

（4）慢性炎性脱髓鞘性多发性神经根神经病　进展相对较快，脑脊液蛋白含量增多，泼尼松治疗有效。

八、治疗

目前无特殊治疗，主要是对症和支持治疗。

第四节　神经皮肤综合征

神经皮肤综合征是指源于外胚层组织的器官发育异常而引起的疾病。临床特点为多系统、多器官受损。常见的有神经纤维瘤病、结节性硬化症和脑面血管瘤病。

一、神经纤维瘤病

神经纤维瘤病（neurofibromatosis，NF）是由于基因缺陷导致神经嵴细胞发育异常而引起多系统损害的常染色体显性遗传病。根据临床表现和基因定位分两型：①神经纤维瘤病Ⅰ型（NFⅠ）：临床上有显著的皮肤奶油咖啡斑和多发性神经纤维瘤；②神经纤维瘤病Ⅱ型（NFⅡ）：20 岁左右出现双侧听神经瘤，皮肤表现较轻。

（一）病因及发病机制

NFⅠ致病基因位于常染色体 17q11.2；NFⅡ致病基因定位于常染色体 22q11.2。这两个基因的产物是肿瘤抑制因子。

（二）病理

外胚层结构的神经组织发育不良、过度增生和肿瘤形成。

（三）临床表现

1. 神经纤维瘤病Ⅰ型

（1）皮肤症状

① 皮肤牛奶咖啡斑具有高度的诊断价值。

② 雀斑和色素沉着也是特征之一。

（2）神经症状　神经纤维瘤是此病具有特征性的临床表现。常见神经纤维瘤有：①皮肤或皮下肿瘤：最常见；②周围神经或神经根肿瘤；③颅内肿瘤：可合并脑膜瘤等；④椎管内肿瘤。

（3）眼部症状　裂隙灯可见虹膜有粟粒状橙黄色圆形小结节，为错构瘤，也称 Lisch 结节，为 NFⅠ所特有。

（4）其他症状　先天性骨发育异常常见。

2. 神经纤维瘤病Ⅱ　主要特征是双侧听神经瘤。

(四) 辅助检查

X 线摄片可发现各种骨骼畸形；椎管造影、CT 及 MRI 有助于发现中枢神经系统肿瘤；脑干听觉诱发电位对听神经瘤有较大诊断价值；基因分析可确定 NFⅠ和 NFⅡ的突变类型。

★ (五) 诊断

NFⅠ的诊断标准，符合下列 2 条或以上者可确诊：①6 个或以上的牛奶咖啡斑，青春期前最大直径 5mm 以上，青春期后 15mm 以上；②2 个或以上任意类型神经纤维瘤或 1 个丛状神经纤维瘤；③腋窝或腹股沟褐色雀斑；④视神经胶质瘤；⑤2 个或以上 Lisch 结节，即虹膜错构瘤；⑥骨损害；⑦一级亲属中有确诊的 NFⅠ患者。

NFⅡ的诊断标准，患者符合以下 1 项即可：①影像学确诊双侧听神经瘤；②一级亲属中有 NFⅡ并有单侧听神经瘤；③一级亲属中有 NFⅡ和有下列中的两项：神经细胞瘤、脑膜瘤和青少年后囊下晶状体混浊。

(六) 鉴别诊断

应注意与结节性硬化、脊髓空洞症、骨纤维结构不良综合征和局部软组织蔓状血管瘤进行鉴别。

(七) 治疗

目前无特异性治疗。对于视神经瘤、听神经瘤等颅内及椎管内肿瘤宜手术治疗，解除压迫。有癫痫发作可用抗痫药治疗。部分患者可用放疗。

二、结节性硬化症

结节性硬化 (tuberous sclerosis，TS)，又称 Bourneville 病。临床表现主要为面部皮脂腺瘤、癫痫发作和智能减退。临床上可以见到皮肤、神经系统、心脏、肾脏和其他器官的多系统损害。

(一) 病因和发病机制

常染色体显性遗传为主，散发病例也较多见。基因定位在染色体 9q34 或 16p13.3，其基因产物分别为 hamartin 蛋白和 tuberin 蛋白，它们均调节细胞的生长。

(二) 病理

神经胶质增生性硬化性结节，广泛出现于大脑皮质、白质和室管膜下。

(三) 临床表现

通常在 2～3 岁内出现明显的智能减退和癫痫发作。

(1) 神经系统损害　癫痫发作是主要症状。

(2) 皮肤损害　色素脱失斑是最早的皮肤改变，出生时即存在。4 岁时有明显的皮脂腺瘤。10 岁以后可出现明显的鲨革样斑，见于腰骶部。

(3) 其他脏器的损害。

(四) 辅助检查

头颅 CT 或 MRI 可发现室管膜下巨细胞星形细胞瘤、皮质中的结节、钙化及血管发育异常。超声、心电图及脑电图检查。

(五) 诊断

根据典型的皮脂腺瘤、癫痫发作及智能减退，临床诊断不难。如 CT 检查发现颅内钙化灶及室管膜下结节，结合常染色体显性遗传家族史，可以确诊。婴儿痉挛和 3 个以上的色素脱失斑，也可确诊。

（六）鉴别诊断

应与其他累及皮肤、神经系统和视网膜的疾病鉴别，如神经纤维瘤病等。

（七）治疗

目前无特异性治疗方法。对症治疗包括控制癫痫发作、降颅压等，婴儿痉挛可用 ACTH；脑脊液循环受阻可手术治疗，面部皮脂腺瘤可整容治疗。

三、脑面血管瘤病

脑面血管瘤病（encephalofacial angiomatosis）又称 Sturge-Weber 综合征，是以一侧面部三叉神经分布区内不规则血管斑痣、对侧偏瘫、偏身萎缩、同侧颅内钙化、青光眼、癫痫发作和智能减退为特征的先天性疾病。

（一）病因及发病机制

本病病因不清，其发病机制可能涉及血管的结构和功能调控异常、血管的神经支配异常、细胞外基质和血管活性因子的表达异常等。

（二）病理

主要病变是软脑膜血管瘤，填充于蛛网膜下腔，最常见于面部血管痣同侧的枕叶和顶叶。血管瘤下脑皮质萎缩和钙化是该病的特征。镜下可见神经元变性、胶质细胞增生和钙质沉着。皮肤组织病理改变为毛细血管扩张，而非真正的血管瘤。

（三）临床表现

（1）皮肤改变　出生即有的红葡萄酒色扁平血管痣沿三叉神经第Ⅰ支范围分布，也可波及第Ⅱ、Ⅲ支，严重者可蔓延至对侧面部、颈部和躯干，少数可见于口腔黏膜。只累及三叉神经第Ⅱ或第Ⅲ支，则神经症状少。

（2）神经系统症状　癫痫发作常见，抗癫痫药难以控制。可有智能减退，脑面血管瘤对侧可有偏瘫和偏身萎缩。

（3）眼部症状　可出现青光眼和突眼，有时伴脉络膜血管瘤，枕叶受损出现同侧偏盲。

（四）辅助检查

（1）影像学检查

① 2 岁后头颅 X 片可显示特征性的与脑回外形一致的双轨状钙化。

② CT 可见钙化和单侧脑萎缩。

③ MRI 可见软脑膜血管瘤等。

④ DSA 可发现皮质浅静脉缺乏静脉窦充盈缺损和异常扭曲的静脉。

⑤ SPECT 早期见皮质高灌注，后期为低灌注。

⑥ PET 可见受累脑半球代谢减低。

（2）脑电图检查　受累脑半球背景活动减少、波幅降低和痫样放电。

（五）诊断

有典型的面部红葡萄酒色扁平血管瘤，加上一个以上的其他症状，如癫痫、青光眼、突眼、对侧偏瘫、偏身萎缩，即可诊断。头颅 X 片与脑回一致的双轨状钙化，CT 和 MRI 显示的钙化、脑萎缩和脑膜血管瘤，均有助于诊断。

（六）治疗

主要是对症治疗，控制癫痫发作。

同步练习

1.何谓神经系统遗传性疾病？简述其分类和诊断步骤。

2.简述 Friedreich 型共济失调的诊断。

3.简述脊髓小脑性共济失调的共有症状和各亚型的特征性症状。

4.简述腓骨肌萎缩症的临床表现。

5.简述遗传性痉挛性截瘫单纯型和复杂型的临床表现。

6.神经纤维瘤病Ⅰ型的诊断标准是什么？

参考答案

1.答：遗传性疾病是指由于遗传物质异常或由遗传因素决定的疾病。在遗传疾病中约80%累及神经系统，其中以神经功能缺损为主要临床表现者称为神经系统遗传性疾病。

神经系统遗传性疾病包括单基因病、多基因病、染色体病和线粒体病。

神经系统遗传病的诊断步骤既依赖于病史、症状、体征及常规辅助检查等一般诊断，又依赖于特殊的遗传学诊断手段，如系谱分析、染色体检查、DNA和基因产物分析等。后者往往是确诊的关键。

2.答：儿童或少年期起病，呈常染色体隐性遗传，逐渐从下肢向上肢发展，出现进行性共济失调、深感觉障碍和腱反射消失等，通常可以诊断，如有脊柱侧凸、弓形足、心肌病、MRI 示脊髓萎缩及FRDA基因GAA异常扩增，可确定诊断。

3.答：其共同临床表现是：①一般在 30～40 岁隐袭起病，缓慢进展，但也有儿童期及 70 岁起病者。②首发症状多为下肢共济失调；上肢共济失调和构音障碍也是早期症状；腱反射早期活跃，后期减弱，深感觉障碍及眼部症状。

各亚型也具有各自的特点：如 SCA1 的眼肌麻痹和吞咽障碍；SCA2 的眼慢扫视运动较明显；SCA3 的肌萎缩、面肌及舌肌纤颤、突眼；SCA6 的共济失调发生呈发作性，病情发展缓慢；SCA7 的特征性症状是视力减退或丧失，视网膜色素变性，遗传早现现象较突出；SCA8 振动觉减退、反射亢进，病情进展缓慢；SCA10 的纯小脑征和癫痫发作。

4.答：CMT 患者临床表现的严重程度差异较大，通常是儿童或青春期发病，也可以中年起病，主要表现为慢性进行性、对称性的肢体远端肌肉无力和萎缩，感觉障碍，腱反射减低或消失。足部肌肉萎缩可导致弓形足和锤状趾畸形。一般情况下，自主神经和脑神经不受累。CMT1 可以触及粗大周围神经，尤其是耳大神经和尺神经。

5.答：HSP 的临床表现具有高度异质性，发病年龄和严重程度在不同病例差距较大。HSP 多在儿童期或青春期发病，男性略多，典型症状是缓慢进行性痉挛性双下肢无力，严重程度不一。

①单纯型：较多见，仅表现痉挛性截瘫，可有尿频、尿急症状以及足部的振动觉减退。有的患者双手僵硬，动作笨拙，轻度构音障碍。

②复杂型：除痉挛性截瘫外，常合并不同程度肌萎缩、小脑性共济失调、帕金森样症状、肌张力障碍、手足徐动症、视神经萎缩、视网膜变性、听力障碍、癫痫、鱼鳞病、精神发育迟滞或痴呆，构成各种综合征。

6.答：NFⅠ的诊断标准，符合下列 2 条或以上者可确诊：①6 个或以上的牛奶咖啡斑，青春期前最大直径 5mm 以上，青春期后 15mm 以上；②2 个或以上任意类型神经纤维瘤或 1 个丛状神经纤维瘤；③腋窝或腹股沟褐色雀斑；④视神经胶质瘤；⑤2 个或以上 Lisch 结节，即虹膜错构瘤；⑥骨损害；⑦一级亲属中有确诊的 NFⅠ患者。

（朱海兵）

第二十一章　神经系统发育异常性疾病

学习目的

1. 掌握　先天性脑积水的临床特点、诊断依据。

2. 熟悉　颅底凹陷症的临床表现、X 线诊断依据；Arnold-Chiari 畸形的临床表现、MRI 特征；痉挛型脑性瘫痪的临床特点。

3. 了解　颅底角的测量及其对扁平颅底的诊断意义。

内容精讲

概　　述

神经系统发育异常性疾病也称神经系统先天性疾病，是指胎儿在胚胎发育期，由于多种因素引起的获得性神经系统发生或发育缺陷性疾病。

本组疾病的病因及发病机制还不完全清楚，多为遗传和环境共同导致。妊娠期常见的致畸因素包括：感染、药物、辐射、躯体疾病和其他社会心理因素。

本组疾病包括：

（1）与颅骨及脊柱畸形有关　①神经管闭合缺陷；②颅骨和脊柱畸形；③脑室发育畸形。

（2）神经组织发育缺陷　①脑皮质发育不全；②先天性脑穿通畸形；③全脑畸形；④胼胝体发育不全。

（3）脑性瘫痪。

（4）神经外胚层发育不全。

第一节　颅颈区畸形

颅颈区畸形是指颅底、枕骨大孔和上位颈椎区的畸形，伴或不伴有神经系统损害，包括颅底凹陷症、扁平颅底、小脑扁桃体下疝畸形、颈椎异常（颈椎融合、寰椎枕化和寰枢椎脱位）等，以前三种多见。

一、颅底凹陷症

颅底凹陷症（basilar invagination）是常见的颅颈区畸形，是以枕骨大孔区为主的颅底骨组织陷入颅腔，枢椎齿状突上移并进入枕骨大孔狭窄，后颅窝变小，导致脑桥、延髓、小脑、颈髓和神经根受压、牵拉产生一系列症状，如椎动脉受压可有供血不足表现。

（一）病因及发病机制

本病可分为两类：

1. 原发性　为先天性发育异常，多合并其他畸形，如扁平颅底、中脑导水管闭锁、小脑延髓下疝畸形、脑积水等。

2. 继发性　较少见，多为继发于骨软化症、佝偻病、成骨不全、类风湿关节炎和甲状旁腺功能亢进症等。

★（二）临床表现

（1）多在成年后起病，缓慢进展。常有后颈部疼痛、颈部运动不灵或受限、强迫头位、短颈、后发际低。

（2）枕骨大孔区综合征的症状和体征

① 上颈神经根刺激症状：患者常常枕部慢性疼痛，颈部活动受限，感觉减退，一侧或双侧上肢麻木、疼痛、肌肉萎缩、强迫头位等。

② 后组脑神经损害：出现吞咽困难、呛咳、声音嘶哑、舌肌萎缩、言语不清、咽反射减弱等球麻痹的症状，以及面部感觉减退、听力下降、角膜反射减弱等症状。

③ 延髓及上位颈髓损害：表现为四肢无力，感觉障碍，锥体束征阳性，尿潴留，吞咽、呼吸困难，手指精细动作障碍，位置觉消失；有时出现脊髓颈胸段分离性感觉障碍。

④ 小脑功能障碍：以眼球震颤为常见，晚期可出现小脑性共济失调。

⑤ 椎-基底动脉供血不足：表现为发作性眩晕、视力障碍、恶心、呕吐、心悸、出汗等临床症状。

⑥ 颅内压增高症状：表现为剧烈头痛、恶心呕吐、视盘水肿，可发生小脑扁桃体疝及脊髓空洞症等。

★（三）辅助检查

颅颈侧位、张口正位 X 线平片，测量枢椎齿状突位置是确诊本病的重要依据。腭枕线为颅骨侧位硬腭后缘到枕大孔后上缘连线，正常时枢椎齿状突应低于此线，如超过此线 3mm 则可确诊，高出 0～3mm 为可疑。

（四）诊断及鉴别诊断

诊断依据：①成年后起病，缓慢进展病程；②颈部运动受限，短颈、后发际低；③枕骨大孔区综合征的症状和体征；④典型影像学改变。

本病应与延髓、脊髓空洞症等鉴别。

（五）治疗

手术是本病唯一的治疗方法。

二、扁平颅底

扁平颅底（platybasia）是颅颈区较常见的先天性骨畸形，如单独存在一般不出现症状，常与颅底凹陷症并发。诊断主要根据颅骨侧位片测量颅底角（蝶鞍与斜坡形成角度，颅骨侧位片由鼻根至蝶鞍中心连线与蝶鞍中心向枕大孔前缘连线形成的夹角），成人正常值为 109°～145°，平均 132°。本病颅底角大于 145°，具有诊断意义。

三、小脑扁桃体下疝畸形

小脑扁桃体下疝畸形又名 Arnold-Chiari 畸形，是一种先天性枕骨大孔区发育异常，颅后窝容积变小，小脑扁桃体、延髓下段及第四脑室下部下疝入颈段椎管内，造成枕大池变小或闭塞、蛛网膜粘连肥厚等。

（一）病因及发病机制

病因不清，可能与胚胎第 3 个月时神经组织生长过快或脑组织发育不良，及脑室系统和蛛网膜下腔之间脑脊液动力学紊乱相关。

临床上依据畸形的特点及轻重程度分为四型：

（1）Chiari Ⅰ 型　小脑扁桃体及下蚓部疝入椎管内，延髓与第四脑室位置正常或轻度下移，可合并脊髓空洞症，一般不伴有脊髓脊膜膨出。

（2）Chiari Ⅱ 型　最常见，为小脑、延髓、第四脑室均疝入椎管内，第四脑室正中孔与导水管粘连狭窄造成梗阻性脑积水，常合并脊髓脊膜膨出。

（3）Chiari Ⅲ 型　最严重，除 Ⅱ 型特点外，常合并上颈段、枕部脑膜膨出。

（4）Chiari Ⅳ 型　表现小脑发育不全，但不向下方移位。

★ **（二）临床表现**

女性多于男性，Ⅰ 型多见于儿童及成人，Ⅱ 型多见于婴儿，Ⅲ 型多见于新生儿期，Ⅳ 型常于婴儿期发病，罕见。

颈枕部疼痛常为首发症状，伴有颈枕部压痛及强迫头位。随病情发展，可同时出现以下几组症状：①延髓、上颈髓受压症状；②脑神经、颈神经症状；③小脑症状；④慢性高颅压症状。

★ **（三）辅助检查**

首先颅脑 MRI 检查，矢状位可显示小脑扁桃体下疝和继发囊肿、脑积水、脊髓空洞症等。头颅颈椎 X 线片示枕骨大孔区、头颅、颈椎骨的畸形。

（四）诊断与鉴别诊断

根据发病年龄、临床表现，尤其是 MRI 影像学表现可明确诊断。

应与多发性硬化、脊髓空洞症等相鉴别。

（五）治疗

本病也以手术治疗为唯一选择。手术指征包括：①梗阻性脑积水或颅内压增高；②临床症状进行性加重，有明显的神经系统受损体征。

第二节　脑性瘫痪

脑性瘫痪（cerebral palsy）是指在出生前到出生后 1 个月内由各种原因引起的非进行性脑损害综合征，主要表现为先天性运动障碍及姿势异常，包括痉挛性双侧瘫、手足徐动等锥体系与锥体外系症状，可伴有不同程度的智力低下、语言障碍及癫痫发作等。

一、病因及发病机制

脑性瘫痪的病因复杂，包括遗传性和获得性，后者又分为出生前、围生期和出生后病因及病因不明者。

人体正常肌张力调节和姿势反射的维持，有赖于皮质的下行纤维的抑制作用与周围 Ⅰa 类传入纤维的易化作用的动态平衡。皮质下行束受损则下行抑制作用减弱，而周围传入纤维的兴奋作用势必增强，可出现痉挛性运动障碍和姿势异常。

二、病理

病理改变为两类损害：其一是出血性损害；其二是缺血性损害。

三、分类

根据病因、病理分为：①早产儿基质（室管膜下）出血；②脑性痉挛性双侧瘫（Little病）；③进展性运动异常。

按肌紧张、运动姿势异常症状分为：①痉挛型，最多见；②强直型；③不随意运动型；④共济失调型；⑤肌张力低下型；⑥混合型。

★四、临床表现

脑性瘫痪的临床表现多样，严重者生后即有征象，多数病例是数月后家人试图扶起时发现。

脑性瘫痪的主要临床表现是运动障碍，主要为锥体系统损伤所致，可并发小脑、脑干以及脊髓等损伤。

（1）痉挛型 最多见和最典型的类型，约占脑瘫患儿的60%～70%。包括截瘫型、四肢瘫型、偏瘫型和双侧瘫型。主要表现为肢体的异常痉挛，下肢痉挛表现为剪刀步态，足内翻或外翻、膝关节、髋关节屈曲挛缩等；上肢可呈拇指内收、指关节屈曲、前臂旋前、肘屈曲等异常体位。严重者四肢强直，常伴有智能低下、情绪及语言障碍和癫痫等。牵张反射亢进是痉挛型的特点，临床检查可见锥体束征。

（2）强直型 此型是最严重的痉挛型表现。

（3）不随意运动型 又称手足徐动症，约占脑性瘫痪的20%。

（4）共济失调型 以小脑功能障碍为主要特点。

（5）肌张力低下型 又称软瘫。

（6）混合型 各型的典型症状混同存在者。

五、辅助检查

头部MRI、CT有助于了解颅内有无结构异常。脑电图对确定患儿是否有合并癫痫及合并癫痫的风险具有意义。脑诱发电位可发现视听功能异常。

六、诊断及鉴别诊断

1. 诊断 目前缺乏特异性诊断指标。我国1988年小儿脑性瘫痪会议拟订的三条诊断标准是：

（1）婴儿期内出现的中枢性瘫痪。

（2）可伴有智力低下、言语障碍、惊厥、行为异常、感知障碍及其他异常。

（3）需除外进行性疾病所致的中枢性瘫痪及正常小儿一过性运动发育落后。

高度提示脑性瘫痪的临床表现：

（1）早产儿、低体重儿、出生时及新生儿期有严重缺氧、惊厥、颅内出血和核黄疸等。

（2）精神发育迟滞、情绪不稳和易惊恐等。

（3）运动发育迟缓，有肌张力增高及痉挛的典型表现。

（4）锥体外系症状伴双侧耳聋和上视麻痹。

2. 鉴别诊断 应注意与以下疾病鉴别：

（1）遗传性痉挛性截瘫 单纯型为儿童期起病，双下肢肌张力增高、腱反射亢进、病理征阳性及弓形足，缓慢进展病程，有家族史。

（2）共济失调毛细血管扩张症 常染色体隐性遗传病，进行性发展，除共济失调和锥体外系症状.还有眼结合膜毛细血管扩张、甲胎蛋白显著增高等，因免疫功能低下常发生支气管炎和肺炎等。

七、治疗

尚无有效的疗法，目前的治疗主要包括物理疗法、康复训练、药物治疗和手术治疗。

1. 物理疗法和康复训练

（1）一般治疗。

（2）康复治疗　方法主要有 5 种：①家庭康复；②特殊教育；③引导式教育；④感觉整合性训练；⑤音乐治疗。

2. 药物治疗　作用较局限，主要对症治疗。

3. 手术治疗

（1）选择性脊神经后根切断术（selective posterior rhizotomy，SPR）。

（2）蛛网膜下腔持续注入巴氯芬。

（3）矫形外科系列手术。

第三节　先天性脑积水

先天性脑积水（congenital hydrocephalus）是由于脑脊液分泌过多、循环受阻或吸收障碍，在脑室系统和蛛网膜下腔积聚过多并不断增长，继发脑室扩张、颅内压增高和脑实质萎缩。

一、病因及分类

常见病因有 Chiari 畸形Ⅱ型、遗传性导水管狭窄畸形及产后感染等。

临床分为交通性脑积水和阻塞性脑积水两类。

1. 交通性脑积水　CSF 能从脑室系统流至蛛网膜下腔，但 CSF 分泌过多或吸收发生障碍。

2. 阻塞性脑积水　脑脊液循环通路上的某一部位受阻所致的脑积水，多伴有脑室扩张。

二、病理

脑积水的病理特点是脑室扩张，脑回平坦，脑沟消失，脑白质萎缩明显。

★三、临床表现

1. 头颅形态异常　最重要体征是出生后数月，婴儿的头围快速进行性增大，在一定时间内连续测量头围有明显改变。前囟门扩大、张力增高，有时后囟、侧囟也开大，颅缝分离。若头部过重，颈部难以支撑，表现为垂头，通常不能坐或站立。

2. 颅内压增高　由于颅内压增高及静脉回流受阻，可见头皮静脉明显怒张，颅骨变薄，叩诊出现破壶音（MacEwen 征）。

3. 神经功能障碍　患儿头发稀少。双眼球下旋，上部巩膜时常暴露，可见眼球下半部常落到下眼睑下方，称之为"落日征"，是先天性脑积水的特有体征。

4. 其他　外展神经麻痹也很常见，晚期尚可有视觉和嗅觉障碍、眼球震颤、共济失调和智能发育不全等，重症者可出现痉挛性瘫痪和去大脑强直。

四、辅助检查

1. 头围测量　头围显著增加，可为同龄儿数倍。

2. 影像学检查　①头颅平片：颅腔扩大，颅骨变薄，颅缝分离，前后囟扩大。②头颅 CT：梗阻性脑积水可见脑室系统扩大，脑实质变薄；交通性脑积水时鞍上池等基底池增大，额顶区蛛网膜下腔增宽。③MRI 检查：可发现畸形结构和脑室系统阻塞部位。

★五、诊断及鉴别诊断

根据婴儿出生后头围快速增长，以及特殊头型、破壶音、落日征等，不难诊断。CT 和 MRI

检查可确诊本病并可进一步明确病因。

六、治疗

本病的治疗包括手术治疗和药物治疗，以手术治疗为主。

1. 手术治疗 是主要治疗手段，对进展性脑积水更应手术，包括：①病因治疗；②减少脑脊液形成；③脑脊液分流术。

2. 药物治疗 目的是暂时减少 CSF 分泌或增加机体水分排出，首选乙酰唑胺，有蛛网膜粘连者可试用地塞米松口服等。

同步练习

1. 颅底凹陷症的临床表现有哪些？其 X 线诊断依据是什么？
2. 颅底角的测量及其对扁平颅底的诊断有何意义？
3. Arnold-Chiari 畸形的临床表现有哪些？其 MRI 特征是什么？
4. 痉挛型脑性瘫痪的临床特点是什么？
5. 先天性脑积水有哪些临床特点？诊断依据是什么？

参考答案

1. 答：临床表现：多在成年后起病，缓慢进展。常有后颈部疼痛、颈部运动不灵或受限、强迫头位、短颈、后发际低。枕骨大孔区综合征的症状及体征：①上颈神经根刺激症状：患者常常枕部慢性疼痛，颈部活动受限，感觉减退，一侧或双侧上肢麻木、疼痛、肌肉萎缩、强迫头位等。②后组脑神经损害：出现吞咽困难、呛咳、声音嘶哑、舌肌萎缩、言语不清、咽反射减弱等球麻痹的症状，以及面部感觉减退、听力下降、角膜反射减弱等症状。③延髓及上位颈髓损害：表现为四肢无力，感觉障碍，锥体束征阳性，尿潴留，吞咽、呼吸困难，手指精细动作障碍，位置觉消失；有时出现脊髓颈胸段分离性感觉障碍。④小脑功能障碍：以眼球震颤为常见，晚期可出现小脑性共济失调。⑤椎-基底动脉供血不足：表现为发作性眩晕、视力障碍、恶心、呕吐、心悸、出汗等临床症状。⑥颅内压增高症状：表现为剧烈头痛、恶心呕吐、视盘水肿，可发生小脑扁桃体疝及脊髓空洞症等。

X 线诊断依据是：颅颈侧位、张口正位 X 线平片，测量枢椎齿状突位置是确诊本病的重要依据。腭枕线为颅骨侧位时硬腭后缘到枕大孔后上缘连线，正常时枢椎齿状突应低于此线，如超过此线 3mm 则可确诊，高出 0～3mm 为可疑。

2. 答：测量颅底角（蝶鞍与斜坡形成角度，颅骨侧位片由鼻根至蝶鞍中心连线与蝶鞍中心向枕大孔前缘连线形成的夹角），成人正常值为 109°～145°，平均 132°。扁平颅底颅底角大于 145°，具有诊断意义。

3. 答：女性多于男性，Ⅰ型多见于儿童及成人，Ⅱ型多见于婴儿，Ⅲ型多见于新生儿期，Ⅳ型常于婴儿期发病，罕见。

颈枕部疼痛常为首发症状，伴有颈枕部压痛及强迫头位。随病情发展，可同时出现以下症状：①延髓和上颈髓受压，可出现轻偏瘫或四肢瘫、腱反射亢进等锥体束征，感觉障碍，尿、便障碍和呼吸困难等；②脑神经受累可有面部麻木、复视、耳鸣、听力障碍、构音障碍及吞咽困难等，枕下部疼痛等颈神经根症状；③眼球震颤及步态不稳等小脑症状；④可有头痛、视乳头水肿等慢性高颅压症状。

头部 MRI 检查，尤其矢状位像可清晰显示小脑扁桃体下疝和继发囊肿、脑积水、脊髓空洞症等，是诊断的重要依据。

4. 答：痉挛型脑性瘫痪是脑性瘫痪最常见和最典型的类型，包括截瘫型、四肢瘫型、偏瘫型和双侧瘫型。主要表现为肢体的异常痉挛，下肢痉挛表现为剪刀步态，足内翻或外翻，膝关节、髋关节屈曲挛缩等；上肢可呈拇指内收、指关节屈曲、前臂旋前、肘屈曲等异常体位。严重者四肢强直，常伴有智能低下、情绪及语言障碍和癫痫等。牵张反射亢进是痉挛型的特点，临床检查可见锥体束征。

5.答：临床特点：①头颅形态异常：最重要体征是出生后数月，婴儿的头围快速进行性增大，在一定时间内连续测量头围有明显改变。前囟门扩大、张力增高，有时后囟、侧囟也开大，颅缝分离。若头部过重，颈部难以支撑，表现为垂头，通常不能坐或站立。②颅内压增高：由于颅内压增高及静脉回流受阻，可见头皮静脉明显怒张，颅骨变薄，叩诊出现破壶音（MacEwen征）。③神经功能障碍：患儿头发稀少。双眼球下旋，上部巩膜时常暴露，可见眼球下半部常落到下眼睑下方，称之为"落日征"，是先天性脑积水的特有体征。④其他：外展神经麻痹也很常见，晚期尚可有视觉和嗅觉障碍、眼球震颤、共济失调和智能发育不全等，重症者可出现痉挛性瘫痪和去大脑强直。

诊断依据：根据婴儿出生后头围快速增长，以及特殊头型、破壶音、落日征等，不难诊断。CT和MRI检查可确诊本病并可进一步明确病因。

（朱海兵）

第二十二章　睡眠障碍

 内容精讲

概　　述

人类的正常睡眠分为两个时相：非快速眼动相和快速眼动相。控制睡眠的解剖结构：网状上行激活系统、中缝核、孤束核、蓝斑、丘脑网状核、下丘脑及额叶眶面皮质。与睡眠有关的神经递质有乙酰胆碱、多巴胺、5-羟色胺、肾上腺素、γ-氨基丁酸等。

★第一节　失 眠 症

失眠症（insomnia）是以入睡和（或）睡眠维持困难所致的睡眠质量达不到正常生理需要而影响白天社会功能的一种主观体验，是最常见的睡眠障碍性疾病。

★一、诊断

诊断标准：①患者主诉有失眠；②社会功能受损；③上述情况每周至少3次，持续至少1个月；④排除各种神经、精神和躯体疾病导致的继发性失眠；⑤多导睡眠图（polysomnogram，PSG）作为失眠的客观指标，睡眠潜伏期超过30min，实际睡眠时间每夜少于6h，夜间觉醒时间超过30min。

★二、治疗

失眠的治疗包括非药物治疗和药物治疗。

（1）非药物治疗　睡眠卫生教育和心理治疗。

（2）药物治疗　原则上使用最低有效剂量、间断给药、短期用药、减药缓慢、逐渐停药，包括第一代巴比妥类（如司可巴比妥）、第二代苯二氮䓬类（如三唑仑、咪达唑仑、替马西泮、劳拉西泮、地西泮、氯硝西泮等）及第三代非苯二氮䓬类（如佐匹克隆、唑吡坦）。

★第二节　发作性睡病

发作性睡病（narcolepsy）是一种原因不明的慢性睡眠障碍，临床上以不可控制的病理性睡眠、猝倒发作、睡眠瘫痪和睡眠幻觉四大主征为特点。

一、病因

目前不清楚，但有遗传倾向。

二、发病机制

其病理生理学基础是 REM 睡眠异常，即在觉醒时插入了 REM 睡眠。

★三、临床表现

（1）病理性睡眠 是发作性睡病的主要症状，表现为白天突然发生不可克制的睡眠发作，可以在静息时，也可以在一些运动情况下发生，持续数分钟到数小时。

（2）猝倒发作 是本病的特征性症状，具有诊断价值，表现为觉醒时突然躯体随意肌失去张力而摔倒，持续数秒钟，偶达几分钟。

（3）睡眠瘫痪 于刚入睡或刚睡醒的数秒钟到数分钟内，肢体不能活动，不能言语，但意识清楚。

（4）睡眠幻觉 不常见。

★四、诊断

诊断标准为：①嗜睡或突然感觉肌无力；②白天频繁不睡或突然进入睡眠的症状持续至少 3 个月；③猝倒发作；④相关症状还包括睡眠瘫痪、睡眠幻觉、自动行为、夜间频繁觉醒；⑤PSG 证实下述一项以上：睡眠潜伏期小于 10min，REM 睡眠潜伏期小于 20min，多次小睡潜伏期实验平均潜伏期小于 5min，出现两次或两次以上睡眠始发的 REM 睡眠；⑥HLA 检查证实 DQB1 * 0602 或 DR2 阳性；⑦临床不能用躯体和精神疾病解释；⑧可以伴有其他睡眠障碍。上述 8 项中符合第 2、3 两项，或符合 1、4、5、7 项，均可诊断。

五、鉴别诊断

需要与下列病鉴别：①特发性睡眠过多症；②Kleine-Levin 综合征；③复杂部分性癫痫发作；④其他如低血糖、低血钙、脑干肿瘤所致的发作性睡病。

六、治疗

主要是一般治疗和药物治疗。药物治疗包括：①传统的中枢兴奋剂：苯丙胺、哌甲酯、马吲哚等；②新型中枢兴奋剂：莫达非尼。

★第三节 阻塞性睡眠呼吸暂停综合征

睡眠呼吸暂停综合征（sleep apnea syndrome，SAS）也称为睡眠呼吸暂停低通气综合征（sleep apnea hypopnea syndrome，SAHS），是指在每晚的睡眠中，反复出现呼吸暂停和低通气次数 30 次以上，或平均每小时呼吸暂停和低通气次数 4 次以上，通常用呼吸紊乱指数（respiratory distress index，RDI）和呼吸暂停低通气指数（apnea-hypopnea index，AHI）表示。SAHS 包括由呼吸中枢病变引起呼吸暂停和由呼吸道解剖结构变化引起的呼吸暂停，后者常称为阻塞性睡眠呼吸暂停低通气综合征（obstructive sleep apnea hypopnea syndrome，OSAHS）。

★一、病因及危险因素

主要有：①年龄增长；②男性；③肥胖及颈围增粗；④鼻咽部疾病和气道解剖异常；⑤长期大量饮酒及服用镇静药；⑥内分泌疾病；⑦遗传体质和遗传疾病。

二、发病机制

尚未完全明了。

★三、临床表现

常见的临床症状是打鼾，并伴有呼吸暂停，严重者可憋醒，醒后心慌、气短等，还可出现睡眠行为异常，以及睡眠障碍。

患者可伴有记忆力减退、注意力不集中、性格改变、性功能减退、心悸或心律失常、高血压、肺动脉高压、水肿、红细胞增多、认知功能减退，更严重者合并心力衰竭和其他脑功能减退的症状和体征。

★四、诊断

典型的临床表现结合 PSG 强烈结果可以明确诊断。

★五、治疗

（1）减少危险因素，如减肥、戒烟酒、尽量不服催眠药。
（2）治疗相关疾病，如甲状腺功能减退症可补充甲状腺素，肢端肥大症可手术切除垂体瘤。
（3）药物治疗，如雌激素治疗绝经期妇女的呼吸暂停，口服有一定兴奋作用的抗抑郁药。
（4）经鼻持续正压通气。
（5）口腔矫正器。
（6）手术气道成形。

第四节　不安腿综合征

不安腿综合征（restless legs syndrome，RLS）主要表现为静息状态下双下肢难以形容的感觉异常与不适，有活动双腿的强烈愿望，患者不断被迫敲打下肢以减轻痛苦，常在夜间休息时加重。

一、病因

通常分为原发性和继发性两种类型，继发性多由一些疾病继发。如Ⅲ型脊髓小脑共济失调、Ⅱ型腓骨肌萎缩症、缺铁性贫血、尿毒症等；原发性则具体病因不清楚。

二、发病机制

目前还不清楚。

三、临床表现

（1）任何年龄均可发病，老年人多见，男：女＝1：2。
（2）患者有强烈活动双腿的愿望，常伴有各种不适的感觉症状，尤其在安静时，长时间坐卧及夜间易发生，活动、捶打后可缓解症状。
（3）肢体不适是本病的特征之一，如麻木、蚁行感、蠕动、烧灼、疼痛、痉挛等。
（4）80％的患者有周期性肢动（PLM）。
（5）95％的患者合并有睡眠障碍。

四、辅助检查

睡眠监测检测入睡期的肢体运动、夜间睡眠 PLM 是目前唯一有效的客观指标。

五、诊断

诊断标准：国际不安腿综合征研究组（IRLSG）制定了一个由四个症状组成的最低诊断标

准，包括：①强烈活动双腿的愿望，常伴有各种不同的感觉症状；②静息时出现或加重；③活动后部分或完全缓解；④傍晚和夜间加重。支持诊断证据包括：①阳性家族史；②PLM；③多巴胺能药物治疗有效。

六、鉴别诊断

需与周期性肢体运动障碍、静坐不能及周围神经病和神经根病相鉴别。

七、治疗

继发性不安腿综合征首先治疗原发病。轻度原发性不安腿综合征患者不需要药物治疗。中、重度患者需要规律性应用多巴胺能药物：左旋多巴，多巴胺受体激动剂。

同步练习

1. 失眠症的药物治疗原则是什么？
2. 发作性睡病的主要临床表现有哪些？
3. 不安腿综合征的临床表现有哪些？

参考答案

1. 答：失眠症的药物治疗原则：原则上使用最低有效剂量、间断给药、短期用药、减药缓慢、逐渐停药。

2. 答：发作性睡病的主要临床表现：①病理性睡眠：是发作性睡病的主要症状，表现为白天突然发生不可克制的睡眠发作，可以在静息时，也可以在一些运动情况下发生，持续数分钟到数小时。②猝倒发作：是本病的特征性症状，具有诊断价值，表现为觉醒时突然躯体随意肌失去张力而摔倒，持续数秒钟，偶达几分钟。③睡眠瘫痪：于刚入睡或刚睡醒的数秒钟到数分钟内，肢体不能活动，不能言语，但意识清楚。④睡眠幻觉：不常见。

3. 答：不安腿综合征的临床表现：①任何年龄均可发病，老年人多见，男：女＝1：2；②患者有强烈活动双腿的愿望，常伴有各种不适的感觉症状，尤其在安静时，长时间坐卧及夜间易发生，活动、捶打后可缓解症状。③肢体不适是本病的特征之一，如麻木、蚁行感、蠕动、烧灼、疼痛、痉挛等；④80％的患者有周期性肢动（PLM）；⑤95％的患者合并有睡眠障碍。

（肖祖锋）

第二十三章　内科系统疾病的神经系统并发症

学习目的

　　1. 掌握　糖尿病神经系统常见并发症；神经系统副肿瘤综合征的临床表现、诊断、鉴别诊断和治疗原则。

　　2. 熟悉　系统性红斑狼疮的神经系统并发症、临床表现、辅助检查、诊断和治疗；神经系统副肿瘤综合征的相关辅助检查。

　　3. 了解　糖尿病神经系统病变、神经系统副肿瘤综合征的分类；副肿瘤抗体与相关的原发肿瘤的关系。

内容精讲

★第一节　神经系统副肿瘤综合征

　　神经系统副肿瘤综合征（paraneoplastic neurological syndrome，PNS）是指一些恶性肿瘤非直接侵犯及非转移引起的神经和（或）肌肉组织损伤的一组综合征，也称之为肿瘤的远隔效应（remote effects）。它既不包括肿瘤的直接压迫、浸润、转移等引起的组织破坏所致的症状，也不包括手术、化疗、放疗以及其他治疗的副作用。

　　PNS引起的临床症状复杂，既可出现周围神经和肌肉的改变，又可出现中枢神经系统各个部位损伤的症状。

（一）病因及发病机制

　　PNS的原因尚不明确，最初认为是癌肿分泌的某种毒素作用于神经、肌肉，后来也有许多推测，目前比较推崇的学说是自身免疫反应。近年来在PNS患者体内发现了一些与神经组织有关的抗体，如表23-1。

表 23-1　抗体、PNS与相关的原发肿瘤的关系

抗体	临床综合征	相关肿瘤
特征性副肿瘤抗体		
Anti-Hu（ANNA-1）	脑脊髓炎、边缘叶性脑炎、感觉神经元病、亚急性小脑变性、自主神经病	小细胞肺癌、神经母细胞瘤、前列腺癌
Anti-Yo（PCA-1）	亚急性小脑变性	卵巢癌、乳腺癌
Anti-CV2（CRMP5）	脑脊髓炎、舞蹈症、边缘叶性脑炎、感觉神经元病、感觉运动神经病、视神经炎、亚急性小脑变性、自主神经病	小细胞肺癌、胸腺瘤
Anti-Ri（ANNA-2）	斜视性阵挛-肌阵挛、脑干炎	乳腺癌、小细胞肺癌
Anti-Ma2（Ta）	边缘叶性脑炎、间脑炎、脑干炎、亚急性小脑变性	睾丸及肺肿瘤

续表

抗体	临床综合征	相关肿瘤
Anti-amphiphysin	僵人综合征、脑脊髓炎、亚急性感觉神经元病、感觉运动神经病	乳腺癌、小细胞肺癌
Anti-recoverin	癌相关的视网膜病	小细胞肺癌
不完全特征性抗体		
Anti-Tr（PCA-Tr）	亚急性小脑变性	Hodgkin 病
ANNA-3	脑脊髓炎、亚急性感觉神经元病	小细胞肺癌
PCA-2	脑脊髓炎、亚急性小脑变性	小细胞肺癌
Anti-Zic4	亚急性小脑变性	小细胞肺癌
Anti-mGluR1	亚急性小脑变性	Hodgkin 病
Anti-VGCC	Lambert-Eaton 肌无力、亚急性小脑变性	小细胞肺癌
Anti-nAChR	亚急性自主神经病	小细胞肺癌
Anti-VGKC	边缘叶性脑炎、神经肌强直	胸腺瘤、小细胞肺癌

PNS 的原发肿瘤以肺癌最多见，特别是小细胞肺癌，其次是卵巢癌、食管癌等。

（二）病理

受累局部的神经系统改变主要有血管间隙的炎症细胞浸润，脑脊液细胞数增多、IgG 增多及出现寡克隆区带。

（三）诊断与鉴别诊断

PNS 发病率较低，易漏诊及误诊。在原有癌肿诊断的基础上，除外肿瘤直接侵犯和排除放、化疗治疗中所导致的神经症状后，出现 PNS 常见的几组症状，需要考虑该病。同时注意与神经系统变性病相鉴别。

（四）治疗与预后

（1）缺乏有效的治疗。主要是两个方面：一是针对原发癌肿的治疗，二是免疫治疗，如糖皮质激素、免疫抑制剂、血浆置换等。

（2）原发癌肿的治疗是影响预后的重要因素。

★一、副肿瘤性脑脊髓炎

副肿瘤性脑脊髓炎（paraneoplastic encephalomyelitis，PEM）是侵及中枢神经系统多个部位的副肿瘤综合征。当同时累及多个部位时诊断为 PEM，当主要侵及某一部位时，应进行针对性诊断。其中以颞叶和边缘叶损伤为主的称为副肿瘤性边缘叶性脑炎（paraneoplastic limbic encephalitis）、以脑干损伤为主的称为副肿瘤性脑干脑炎或脑干炎（paraneoplastic brainstem encephalitis）、以脊髓症状为主的称为副肿瘤性脊髓炎（paraneoplastic myelitis）。引起 PEM 最常见的肿瘤是小细胞肺癌，接近一半患者血清和脑脊液中查到抗 Hu 抗体。

1. 副肿瘤性边缘叶性脑炎　是一种罕见的 PNS，50％～60％的原发肿瘤为肺癌如小细胞肺癌。病变主要侵犯边缘系统如颞叶和海马、下丘脑，灰质重于白质。呈亚急性、慢性或隐匿起病。表现为近记忆力减退、定向力障碍、行为异常、虚构、幻觉、抑郁、多种形式的癫痫发作等，也可表现为思睡、体温升高及内分泌功能紊乱，病情进行性加重最后痴呆。头部 MRI 和 CT 异常率达到 65％～80％，非特异性，主要是一侧或双侧颞叶、丘脑及脑干在 T_2WI 和 FLAIR 相呈高信号，早期 MRI 可以正常，定期复查提高检出率，PET 检查能提高阳性率。脑电图可正常或单侧、双侧颞叶慢波或尖波。CSF 检查 80％不正常，可有暂时性淋巴细胞、蛋白、IgG 增加，可出现寡克隆区带。肿瘤抗体的检测可以帮助提高检出率，60％患者可以检出抗 Hu 或 Ma2 抗体，可以伴有抗 Mal、CV2/CRMP5 及 Amphiphysin 阳性。

2. 副肿瘤性脑干炎 主要累及下橄榄核、前庭神经核等下位脑干结构，特别是延髓，表现为眩晕、眼震、复视、凝视麻痹、吞咽困难、构音障碍和共济失调，甚至出现锥体束征。

3. 副肿瘤性脊髓炎 可累及脊髓的任何部位，主要以损害脊髓前角细胞为主，表现为慢性进行性或不对称性肌无力、肌萎缩，上肢多见。

★二、亚急性小脑变性

亚急性小脑变性（subacute cerebellar degeneration）也称为副肿瘤性小脑变性（paraneoplastic cerebellar degeneration，PCD），是最常见的 PNS，占 PNS 的 5.9％～37％。可以并发于各种恶性肿瘤，最常见于小细胞肺癌，也可见于其他肺肿瘤、卵巢癌、淋巴瘤（特别是霍奇金病），60％～70％患者的神经系统症状先于原发癌肿几个月到 2～3 年出现。

★（一）临床表现

（1）亚急性或慢性病程，症状在几周到几个月内进行性加重，达到高峰后趋于稳定。

（2）首发症状往往以恶心、呕吐、眩晕或步态不稳起病。

（3）伴有肢体及躯干共济失调、构音障碍、眼震、复视，进食困难，大多数患者极度衰弱。神经系统症状往往是双侧的，可以不对称。

（4）除了小脑损伤的症状和体征外，可以见到轻微的锥体束征和锥体外系改变，也可有听力下降、语言障碍、记忆力障碍、精神症状以及周围神经症状和体征。

（二）辅助检查

（1）MRI 和 CT 早期正常，晚期可有小脑萎缩。

（2）CSF 检查可有轻度淋巴细胞升高，蛋白和 IgG 也可升高，可出现寡克隆区带。

（3）患者的血清和脑脊液中可以查到 Hu 抗体、Yo 抗体、PCA-Tr 抗体、mGluRl 抗体等自身抗体。

（三）诊断与鉴别诊断

临床表现为原因不明的亚急性或慢性小脑性共济失调，结合血和 CSF 检测到抗神经元抗体，诊断不难。应与原发或转移性小脑恶性肿瘤、晚发型的遗传性共济失调鉴别。

（四）治疗与预后

PCD 的治疗是对合并肿瘤及早手术治疗，结合血浆置换。

三、斜视性阵挛-肌阵挛

斜视性阵挛-肌阵挛（opsoclonus-myoclonus，OMS）是一种伴有眨眼动作的眼球不自主、快速、无节律、无固定方向的高波幅集合性扫视运动，同时可伴有四肢、躯干、横膈、咽喉及软腭肌阵挛和共济失调。特点是当闭眼和入睡后眼球不自主运动仍然存在；当做眼球跟踪运动或固定眼球时眼阵挛反而加重。眼阵挛可以单独存在，也可与其他肌阵挛共存，可以间歇性发作，也可以持续存在。此病罕见。

儿童 OMS 多见于神经母细胞瘤，而且多位于胸腔内；成年 OMS 患者有 20％可能患恶性肿瘤，如成年女性查到 Ri（ANNA-2）抗体高度提示患有乳腺癌或妇科肿瘤，在男性提示小细胞肺癌和膀胱癌的可能。亚急性起病，成人斜视性阵挛常合并小脑性共济失调、构音障碍、肌阵挛、眩晕等表现。CSF 检查可见蛋白轻度增高，也可类似 PCD 的改变，CSF 中出现抗神经元抗体。

头部 CT 检查大多正常，MRI 检查有时可见脑干内异常信号（T_2WI 呈高信号）。

肿瘤切除、免疫抑制治疗、皮质类固醇激素等方法均可使症状改善，对症治疗可用硫胺素、巴氯芬、氯硝西泮。本病预后较好。

四、亚急性坏死性脊髓病

（一）病因和病理

亚急性坏死性脊髓病（subacute necrotizing myelopathy）常见于小细胞肺癌，发病机制目前尚不清楚，可能与抗 Hu 抗体介导的自身免疫有关。

脊髓病变以胸段明显，病理以脊髓灰、白质对称性坏死为特点。

（二）临床表现

临床表现为亚急性脊髓横贯性损伤，多以下肢无力起病，呈传导束性感觉、运动障碍，伴有括约肌功能障碍，受损平面可以在数日内上升；也可累及颈段脊髓造成四肢瘫，甚至出现呼吸肌麻痹危及生命，多于 2～3 个月内死亡。

（三）辅助检查

脑脊液检查示脑脊液正常，或者淋巴细胞和蛋白升高。MRI 可见病变节段脊髓肿胀。

（四）诊断

主要根据亚急性横贯性脊髓损伤，可能合并的恶性肿瘤，相关的神经组织抗体，排除恶性肿瘤硬膜下或髓内转移、放射性脊髓病以及脊髓动静脉畸形等脊髓病变后进行诊断。

（五）治疗与预后

本病没有特异性治疗方法，病情进行性加重，预后不良。

五、亚急性运动神经元病

亚急性运动神经元病（subacute motor neuronopathy）主要侵及脊髓前角细胞和延髓运动神经核，表现为非炎性退行性变。原发肿瘤以骨髓瘤和淋巴细胞增殖性肿瘤多见。

★（一）临床表现

临床表现为亚急性进行性下运动神经元受损的症状，如双下肢无力、肌萎缩，上肢和脑神经受损较少。不伴有疼痛，偶尔可出现轻微的感觉异常。也可见到上运动神经元受损的表现，类似运动神经元病。

（二）辅助检查

脑脊液检查细胞数正常，可有轻度的蛋白-细胞分离。肌电图表现为失神经电位，运动、感觉神经传导速度基本正常。

（三）诊断

此型临床少见，诊断主要依据查到肿瘤证据和相关肿瘤抗体。

（四）治疗与预后

无特效的治疗。病程进展缓慢，有时经过数月和数年后神经症状趋于稳定或有所改善。

六、亚急性感觉神经元病

亚急性感觉神经元病（subacute sensory neuronopathy）又称为副肿瘤性感觉神经元病（paraneoplastic sensory neuronopathy，PSN），可与 PEM 合并存在。

（一）病因和病理

本病 70%～80%原发于肺癌，主要是小细胞肺癌，其他还有乳腺癌、卵巢癌、肉瘤及淋巴瘤。主要侵及脊髓背根神经节和后索神经纤维，病理改变为广泛的神经细胞脱失、坏死、淋巴细胞及单核细胞浸润，后根、脊髓后角细胞、后索继发性退行性变。

★（二）临床表现

（1）女性多于男性，起病呈亚急性，症状多在原发癌肿被发现前数月甚至数年前出现。

（2）常以肢体疼痛和感觉异常为首发症状，逐渐出现步态不稳和感觉性共济失调，感觉障碍常常是不对称性或多灶性，早期以上肢为主，病情进展可累及四肢。

（3）可伴有上肢的假性手足徐动症，肢体无力相对较轻，如出现肌无力或肌肉萎缩多提示有脊髓受损，特别是前角细胞受累。腱反射可减弱或消失，无病理反射。

（4）大多数在几周到几个月内迅速进展，直至生活不能自理，少数病情进展缓慢，维持时间较长。

（三）辅助检查

1. 脑脊液检查 脑脊液检查多数正常，可有轻度淋巴细胞增高，蛋白、IgG 略升高或出现寡克隆区带。血清和脑脊液中可以检测出抗 Hu 抗体。

2. 肌电图 肌电图特点是感觉神经动作电位衰减或缺失，传导速度严重减慢甚至检测不出而运动神经传导速度正常或仅轻度减慢，无失神经电位。

★（四）诊断与鉴别诊断

根据四肢远端疼痛及其他各种感觉障碍、感觉性共济失调、肌力相对保留、肌电图感觉神经传导速度减慢及波幅减低、运动神经传导速度正常、血清或脑脊液中检测出抗 Hu 抗体等可以诊断。应与吉兰-巴雷综合征鉴别。

（五）治疗与预后

本病无特效治疗方法，血浆置换、皮质类固醇及免疫球蛋白治疗对多数患者无效，早期切除原发肿瘤可延缓本病病程。预后不良。

★七、Lambert-Eaton 综合征

Lambert-Eaton 综合征（Lambert-Eaton syndrome，LES）又称肌无力综合征，是一种由免疫介导的神经-肌肉接头功能障碍性疾病。

（一）病因和发病机制

为自身免疫性疾病，有一半以上患者能查到癌，80%以上为小细胞肺癌，部分非肿瘤性 LEMS 患者常伴其他自身免疫性疾病。对于肿瘤性 LEMS，由于肿瘤细胞表面的抗原决定簇与突触前膜神经末梢钙通道蛋白有交叉免疫反应，使之产生的抗体也对神经末梢突触前膜产生免疫应答，导致钙通道，特别是电压依赖性钙通道不能开放，当神经冲动到达神经末梢时，钙离子不能进入神经末梢，突触前膜不能正常释放乙酰胆碱，导致神经-肌肉接头传递功能障碍。

★（二）临床表现

（1）成年男性多见，约 2/3 患者伴发肿瘤，特别是小细胞肺癌，也可伴发其他自身免疫性疾病。

（2）肌无力常常亚急性起病，主要表现为进行性肢体近端和躯干肌肉无力，易疲劳，下肢重于上肢。常以走路、上楼梯困难为首发症状，休息后症状不能缓解。LEMS 肌无力与重症肌无力

表现不同：患肌在短时间内（15s左右）反复收缩无力症状减轻，而持续收缩后肌无力又有加重。深反射减弱或消失，一般无感觉障碍。

（3）脑神经支配肌群一般不受累，晚期严重病例可出现上睑下垂。

（4）半数以上患者有胆碱能自主神经功能障碍，如唾液分泌减少而致口干、泪液和汗液减少、括约肌功能障碍、阳痿等，也可有直立性低血压。

（5）可以合并其他PNS，如PCD和脑脊髓炎等。

（三）辅助检查

（1）新斯的明或腾喜龙试验往往阴性，部分患者可有弱反应，但不如重症肌无力敏感。

★（2）肌电图最有特征性改变的是：低频（小于10Hz）刺激时动作电位波幅变化不大，而高频（10Hz以上）重复电刺激时波幅递增到200％以上，是由于高频刺激使神经末梢突触前膜递质释放增加所致。

（四）诊断与鉴别诊断

依据亚急性发病的肢体近端无力为主的症状，短暂活动后症状减轻，无眼肌麻痹，伴有口干、便秘和阳痿等自主神经功能障碍症状，新斯的明或腾喜龙试验阴性，肌电图高频重复刺激波幅递增等进行诊断。需与重症肌无力鉴别。

★**（五）治疗**

血浆置换和免疫抑制剂治疗有效，同时应针对伴发的明确肿瘤进行相应治疗。避免应用钙通道阻滞剂类药物如尼莫地平、维拉帕米、氟桂利嗪等。

★第二节　糖尿病神经系统并发症

糖尿病在我国增长迅速，随着医疗条件改善和新药的应用，某些糖尿病急性并发症如酮症酸中毒、非酮症高渗性昏迷以及严重感染等已经明显减少，同时糖尿病患者生存期明显延长，随之而来的慢性并发症越来越多见，糖尿病神经系统并发症检出率明显提高，达50％以上，成为糖尿病最常见的并发症。

（一）发病机制

目前认为主要有以下机制：糖代谢异常、血管病变导致的神经低灌注、神经营养因子（nerve growth factor，NGF）和胰岛素样生长因子Ⅰ（insulin-like growth factors，IGFs-Ⅰ）作用降低、自身免疫因素、炎症反应、个体的遗传易感性和其他因素。

（二）糖尿病神经系统病变分类（见表23-2）。

表23-2　糖尿病神经系统病变分类

糖尿病性脑血管病 diabetic cerebrovascular diseases

　糖尿病腔隙性脑梗死 diabetic cerebral lacunar

　糖尿病多发性脑梗死 diabetic multiple cerebral infarction

糖尿病脑病 diabetic encephalopathy

糖尿病性脊髓病 diabetic myelopathy

　脊前动脉综合征 anterior spinal artery syndrome

　糖尿病性肌萎缩 diabetic amyotrophy

　糖尿病性假性脊髓痨 diabetic pseudomyelanalosis

糖尿病性周围神经病 diabetic neuropathy

　糖尿病性脑神经病 diabetic cranial neuropathy（包括单脑神经病或多脑神经病）

糖尿病性脊神经病 diabetic spinal neuropathy

 感觉运动神经病 sensorimotor neuropathy

  对称性多发末梢神经病 distal symmetric polyneuropathy

  局灶性神经病 focal neuropathy

   糖尿病性单神经病 diabetic mononeuropathy

   糖尿病性多发单神经病 diabetic mononeuropathy multiplex

自主神经病 autonomic neuropathy

 低血糖性意识障碍 hypoglycemic unawareness

 瞳孔异常 abnormal papillary function

 心血管自主神经病 cardiovascular autonomic neuropathy

 血管运动神经病 vasomotor neuropathy

 汗腺运动神经病 sudomotor neuropathy

 胃肠自主神经病 gastrointestinal autonomic neuropathy

  胃张力缺乏 gastric atony

  糖尿病性腹泻或便秘 diabetic diarrhea or constipation

  排空时间延长 fecal incontinence

 泌尿生殖自主神经病 genitourinary autonomic neuropathy

  膀胱功能障碍 bladder dysfunction

  性功能障碍 sexual dysfunction

★（三）诊断

根据上述分类和相应的临床表现，结合血糖升高或糖耐量降低。脑血管病需进行头部 CT、MRI 检查；脊髓血管病多数可通过 MRI 检出；周围神经病需进行神经电生理检查，必要时行神经活检帮助诊断。

★（四）治疗

首要的是将血糖控制在理想范围内，包括控制饮食、口服降糖药、使用胰岛素等，注意避免治疗中低血糖的发生。其次，B 族维生素的使用非常重要。同时可以应用一些改善循环的药物和神经营养药物。如合并脑血管病，应该按照脑血管病的治疗原则处理。应注意血脂的控制。

★一、糖尿病性多发性周围神经病

糖尿病性多发性周围神经病（diabetic polyneuropathy）又称对称性多发性末梢神经病（distal symmetric neuropathy），是最常见的糖尿病神经系统并发症，病变通常对称性，上肢重于下肢，以感觉神经和自主神经症状为主，而运动神经症状较轻。

★（一）临床表现

（1）慢性起病，逐渐进展。

（2）感觉症状通常自下肢远端开始，主要表现为肢体远端疼痛、烧灼感、针刺感及寒冷感，夜间重，有时疼痛剧烈难以忍受而影响睡眠。还可以出现对称性麻木、蚁走、烧灼感等感觉障碍，活动后可好转，可有手套-袜套状感觉减退或过敏。

（3）自主神经受损，可出现直立性低血压，皮肤、瞳孔、心血管、汗腺、周围血管、胃肠、泌尿生殖系统均可受累。

（4）肢体无力较轻或无，但查体时可见腱反射减弱或消失，一般无肌萎缩。

★ （二）诊断与鉴别诊断

诊断主要依靠以感觉和自主神经症状为主的多发性周围神经病的症状和体征、血糖异常、肌电图显示神经传导速度减慢。需与农药、一些易引起周围神经病的药品、重金属和一些有机化合物中毒引起的多发性周围神经病以及遗传性运动感觉性神经病的Ⅰ型和Ⅱ型鉴别。

★ （三）治疗

治疗原则以控制血糖、改善血液循环、加强神经营养治疗为主。给予 B 族维生素、ATP、神经节苷脂-1（GM1）。自发性疼痛可给予卡马西平、苯妥英钠，情绪不稳可用抗焦虑和抗抑郁药物。自主神经症状治疗可对症治疗。

二、糖尿病性单神经病

糖尿病性单神经病（diabetic mononeuropathy）是指单个神经受累，可以侵犯脑神经，也可以侵犯脊神经，如果侵犯两个以上神经称为多发性单神经病。

★ （一）临床表现

糖尿病性单神经病主要是血液循环障碍所致，髓鞘的损害较轴索病变严重，往往以急性或亚急性发病居多。临床表现为受损神经相应区域的感觉、运动障碍，肌电图检查以传导速度减慢为主。病程可持续数周到数月。

★ （二）治疗

与多发性周围神经病相同。

三、糖尿病性自主神经病

80％的糖尿病患者有不同程度的自主神经受损，可以发生在糖尿病的任何时期，但最易发生在病程 20 年以上和血糖控制不良的患者中。交感神经和副交感神经，有髓纤维和无髓纤维均可受累。影响到心脏、血管、汗腺以及瞳孔。

★较常见的糖尿病性自主神经病（diabetic autonomic neuropathy）有：

（1）糖尿病性胃肠自主神经病（diabetic gastrointestinal autonomic neuropathy）　糖尿病常引起胃、肠自主神经损害，导致胃、肠功能紊乱。

（2）糖尿病性膀胱功能障碍（diabetic bladder dysfunction）　13％的糖尿病患者合并有膀胱功能障碍。

（3）糖尿病性性功能障碍（diabetic sexual dysfunction）　男性糖尿病患者有接近半数出现阳痿，40 岁以下的女性患者 38％出现月经紊乱、性冷淡和会阴部瘙痒。

四、糖尿病性脊髓病

糖尿病性脊髓病（diabetic myelopathy）是糖尿病少见的并发症，包括糖尿病性肌萎缩（diabetic amyotrophy）、糖尿病性假性脊髓痨（diabetic pseudomyelanalosis）和脊前动脉综合征。

1. 糖尿病性肌萎缩　约占糖尿病的 0.18％，多见于中、老年患者。多亚急性起病，也可以急性起病或隐匿起病。主要累及骨盆带肌，特别是股四头肌，可以单侧，也可以双侧或不对称，肩胛带肌很少受累，延髓支配的肌肉一般不受累，故以典型的骨盆带肌肉萎缩、无力起病，但肌萎缩与肌无力不平行，往往肌萎缩明显，而肌无力非常轻微。重者起立、行走、上楼梯困难，可有肌肉束颤，无感觉障碍，膝反射减弱或消失，而踝反射相对正常。肌电图显示以支配近端肌肉和脊旁肌为主的神经源性损害。

2. 糖尿病性假性脊髓痨　是脊髓的后根和后索受累引起的。临床表现为深感觉障碍、感觉性共济失调，患者步态不稳、步态蹒跚、夜间行走困难、走路踩棉花感，闭目难立征阳性。

以上治疗均以治疗糖尿病为主，辅以 B 族维生素治疗。

★第三节　系统性红斑狼疮的神经系统表现

系统性红斑狼疮（systemic lupus erythematosus，SLE）是一种累及全身各系统的常见自身免疫病，是由于遗传、内分泌和环境因素相互作用而导致机体免疫失调引起的慢性炎性疾病，90%以上是女性，临床表现多种多样，除了有关节、皮肤、肾脏、心脏、浆膜及血管等受累外，约有半数患者出现不同程度的神经精神症状，可表现为头痛、癫痫、精神障碍、认知障碍、脑血管病、狼疮脑病、无菌性脑膜炎、运动障碍、脊髓病及周围神经病等。

一、病因

病因复杂：种族遗传性、病毒感染、内分泌、紫外线照射、药物。

二、发病机制

免疫介导 SLE 神经损伤的主要机制有：①抗体直接损伤神经；②抗体对脑血管损伤；③抗体对凝血系统的影响；④抗体对脉络膜和血脑屏障的损伤。

三、病理

SLE 神经系统病理改变包括中枢神经系统和周围神经系统。脑损害主要脑血管广泛受累，出现新旧不一的微梗死、出血，少见的有大面积脑梗死、脑出血及蛛网膜下腔出血。以小血管病变为主，白质区出现脱髓鞘改变。周围神经主要以多灶性不对称的脱髓鞘改变为主，可导致轴索改变。

★四、临床表现

按神经精神损害分为三型：①轻型：头痛和（或）呕吐、视物模糊；②中型：除上述表现外同时并发精神异常、抽搐、病理征、眼底改变；③重型：除中型表现外有昏迷、典型的癫痫发作。常见的神经精神症状有：

（1）头痛　偏头痛或紧张性头痛。

（2）癫痫　全身强直-阵挛发作、单纯部分性发作、复杂部分性发作、癫痫持续状态、反射性癫痫、精神运动性发作。

（3）脑血管病　是 SLE 常见的神经症状（占 3%～15%），包括脑梗死、脑出血和蛛网膜下腔出血，病变可累及大脑、小脑和脑干。

（4）认知障碍及精神症状　主要表现为记忆减退、胡言乱语、意识模糊、躁动不安、幻觉、痴呆、抑郁等。

（5）无菌性脑膜炎　表现为头痛、呕吐、颈强直等。

（6）运动障碍　主要是狼疮性舞蹈病，偶可见到帕金森综合征。

（7）脊髓病　急性或亚急性起病，多胸髓受累，表现为双下肢无力，受损平面以下各种感觉减退和消失、大小便功能障碍。

（8）脑神经病变　主要是视神经，也可累及面神经、三叉神经及后组脑神经。

（9）脊神经病变　较少见，主要是非对称性神经炎。最常见的症状是感觉异常，可有手套-袜套状痛觉减退；其次是感觉性共济失调。也可以累及神经根，表现为急、慢性炎性脱髓鞘性多发性周围神经病，少数也可出现单神经病、多发性单神经病、弥漫性神经病等。

★五、辅助检查

1.脑脊液　压力升高、蛋白升高、白细胞轻度升高（淋巴细胞升高为主）；糖和氯多正常，此外还可查到抗神经元抗体和抗淋巴细胞的 IgG 抗体，半数患者出现寡克隆区带。CSF 中 C4 补体和糖的含量降低常提示活动性狼疮性脑病。

2. 血清免疫学　血清中一些抗体，例如抗淋巴细胞抗体与认知障碍有关，抗核蛋白 P 抗体与神经症有关，抗心磷脂抗体与脑梗死、舞蹈病和脊髓炎有关。

3. 影像学　头部 CT 和 MRI 异常，如脱髓鞘样变、脑梗死、脑出血、脑炎性改变。

4. 脑电图　可出现不同程度脑电图异常。

5. 肌电图　可出现神经传导速度减慢，或轴索损害改变。

六、诊断与鉴别诊断

根据典型的 SLE 表现伴有神经、精神症状，相关辅助检查异常等诊断可以确立。必须除外动脉硬化及脑血管病其他危险因素所致的脑梗死、脑出血及蛛网膜下腔出血，以及多发性硬化。

★七、治疗与预后

1. 一般治疗　避免一些诱发因素，慎用普鲁卡因胺、肼屈嗪等药物，尤其注意尽量避免应用肾毒性药物。

2. 神经科治疗　主要是对症治疗，近来研究发现 β-七叶皂苷钠有激素样作用，既可以抗脑水肿又可发挥免疫调节作用，对 SLE 应该较为合适。

3. SLE 治疗　SLE 主要治疗方法是肾上腺糖皮质激素或免疫抑制治疗或合用。

本病预后不良，晚期出现多器官衰竭，特别是肾衰竭，也可以死于癫痫、大面积脑梗死以及药物不良反应等。

第四节　甲状腺疾病神经系统并发症

一、甲状腺功能亢进症的神经系统病变

甲状腺功能亢进症（hyperthyroidism）简称甲亢，是由多种原因导致的甲状腺增强，甲状腺素分泌过多引起的多系统受累的高代谢症候群，可有多系统受累，包括神经系统，在甲亢基础上可出现发热伴中枢神经系统损害和精神异常，包括以下四种：

1. 甲状腺毒性脑病（thyrotoxic encephalopathy）　可有不同程度的意识障碍，大量错觉、幻觉以及明显的精神运动性兴奋，患者很快进入昏迷状态。还可表现为去皮质状态、癫痫发作、延髓性麻痹、锥体束受损、脊髓丘脑束受累、锥体外系受累。精神异常可为兴奋状态、亦可为抑郁状态。脑脊液可有压力增高及蛋白增高，脑电图中重度异常，头颅 CT 早期多示正常，颅脑 MRI 可见相应部位长 T_1、长 T_2 异常信号。

2. 急性甲状腺毒性肌病（acute thyrotoxic myopathy）　罕见，表现为迅速的肌无力，严重时可在数日内发生软瘫。常侵犯咽部肌肉，发生吞咽困难、声音嘶哑，甚至累及呼吸肌，秒数可侵犯眼肌及其他颅神经支配的肌肉，括约肌功能保留，无感觉障碍。

3. 慢性甲状腺毒性肌病（chroni thyrotoxic myopathy）　很常见，特点为进行性肌萎缩与肌力下降，而甲亢症状不明显，易侵犯近端肌，少数同时侵犯远端肌，伸肌较屈肌更易受累。常用为双侧性，少数单侧为主，腱反射正常或亢进，少数患者肌肉萎缩可伴束颤。

4. 甲状腺毒性周期性瘫痪　男性多见，与家族性周期性瘫痪相同，可伴有自主神经障碍，血钾降低，补钾不能改善肌无力。

二、甲状腺功能减退性神经病

甲状腺功能减退（hypothyroidism）性脑损害：轻者记忆力减退、反应迟钝、精神抑郁、淡

漠、轻度智能障碍等；重者步态不稳、共济失调、嗜睡、痴呆、精神错乱甚至昏迷。如为先天性或发生在生后早期，可引起精神发育不良、智能缺陷。

甲减性脑神经病变可有嗅、味、视听觉减退，真性眩晕、视物模糊、视野缺损、视神经萎缩，也可有三叉神经痛及面神经麻痹。

甲减性脊神经病变较常见，表现为呈肢远端感觉异常或感觉减退。

甲减极易导致阻塞性睡眠呼吸暂停低通气综合征，进而引起头昏、嗜睡、认知障碍。

本病经甲状腺素治疗，临床症状可很快改善，预后良好。

三、桥本脑病

桥本脑病（Hashimoto encephalopathy，HE）是一种与自身免疫性甲状腺病相关的脑病，以抗甲状腺抗体增高为特征，而甲状腺功能可为正常、亢进或减退。病程呈复发-缓解或进展性，应用激素后可有显著疗效，以被称作为自身免疫性甲状腺炎相关的激素反应性脑病。

HE的发病机制尚不清楚，其病理改变主要为脑实质内毛细血管周围、动静脉、脑膜血管周围特别是静脉周围为中心的淋巴细胞浸润及髓鞘和（或）轴突损害。

本病多呈急性或亚急性起病，少数慢性起病，中年女性多见。可分为两种类型：①以局灶症状为主的卒中样发作型，病程呈复发-缓解形式，可出现瘫痪、失语、失用、失读、小脑性共济失调、感觉障碍；②持续进展型，多为精神症状，幻觉、兴奋、抑郁、淡漠、意志缺乏、认知功能低下、妄想、人格改变、行为异常等。此外，还可表现为：意识障碍、锥体外系症状、癫痫发作、睡眠障碍、听觉过敏、偏头痛、神经痛性肌萎缩症及脱髓鞘性周围神经病。

抗甲状腺抗体（抗甲状腺过氧化物酶抗体、抗甲状腺球蛋白抗体）检查对诊断非常重要；脑脊液可见蛋白及细胞数增高，脑电图呈全面慢波，也可见三相波、棘波、棘慢波；头颅CT、MRI无异常特异改变。

治疗首选皮质类固醇激素，此外可应用环磷酰胺、硫唑嘌呤，也可试用免疫球蛋白、血浆置换。

同步练习

1. 常见的与PNS相关的抗神经组织抗体有哪些？
2. 副肿瘤性脑脊髓炎的主要临床表现有哪些？
3. Lambert-Eaton综合征与重症肌无力如何鉴别？
4. 糖尿病性多发性周围神经病的临床表现及治疗原则是什么？
5. 糖尿病性自主神经病的主要表现有哪些？
6. 系统性红斑狼疮的神经系统并发症有哪些？
7. 甲状腺功能亢进症的神经系统并发症及主要临床表现有哪些？

参考答案

1. 答：见文中表23-1。
2. 答：副肿瘤性脑脊髓炎的主要临床表现有：①副肿瘤性边缘叶性脑炎：主要侵犯边缘系统如颞叶和海马、下丘脑，灰质重于白质。呈亚急性、慢性或隐匿起病。表现为近记忆力减退、定向力障碍、行为异常、虚构、幻觉、抑郁、多种形式的癫痫发作等，也可表现为思睡、体温升高及内分泌功能紊乱，病情进行性加重最后痴呆。②副肿瘤性脑干炎：主要累及下橄榄核、前庭神经核等下位脑干结构，特别是延髓，表现为眩晕、眼震、复视、凝视麻痹、吞咽困难、构音障碍和共济失调，甚至出现锥体束征。③副肿瘤性脊髓炎：可累及脊髓的任何部位，主要以损害脊髓前角细胞为主，表现为慢性进行性或不对称性肌无力、肌萎缩，上肢多见。

3. 答：Lambert-Eaton 综合征与重症肌无力的鉴别：①Lambert-Eaton 综合征行新斯的明或腾喜龙试验往往阴性，部分患者可有弱反应，而重症肌无力敏感；②Lambert-Eaton 综合征肌电图最有特征性改变的是：低频（小于 10Hz）刺激时动作电位波幅变化不大，而高频（10Hz 以上）重复电刺激时波幅递增到 200％以上，而重症肌无力行重复频率刺激时波幅呈现递减现象。

4. 答：糖尿病性多发性周围神经病的临床表现：①慢性起病，逐渐进展；②感觉症状通常自下肢远端开始，主要表现为肢体远端疼痛、烧灼感、针刺感及寒冷感，夜间重，有时疼痛剧烈难以忍受而影响睡眠。还可以出现对称性麻木、蚁走、烧灼感等感觉障碍，活动后可好转，可有手套-袜套状感觉减退或过敏；③自主神经受损，可出现直立性低血压，皮肤、瞳孔、心血管、汗腺、周围血管、胃肠、泌尿生殖系统均可受累；④肢体无力较轻或无，但查体时可见腱反射减弱或消失，一般无肌萎缩。

糖尿病性多发性周围神经病的治疗原则：以控制血糖、改善血液循环、加强神经营养治疗为主。

5. 答：糖尿病性自主神经病的主要表现：①糖尿病性胃肠自主神经病：糖尿病常引起胃、肠自主神经损害，导致胃、肠功能紊乱；②糖尿病性膀胱功能障碍：13％的糖尿病患者合并有膀胱功能障碍；③糖尿病性性功能障碍：男性糖尿病患者有接近半数出现阳痿，40 岁以下的女性患者 38％出现月经紊乱、性冷淡和会阴部瘙痒。

6. 答：系统性红斑狼疮的神经系统并发症有：头痛、癫痫、脑血管病、认知障碍及精神症状、无菌性脑膜炎、运动障碍、脊髓病脑神经病变和脊神经病变等。

7. 答：甲状腺功能亢进症的神经系统并发症及主要临床表现：①甲状腺毒性脑病：可有不同程度的意识障碍，大量错觉、幻觉以及明显的精神运动性兴奋，患者很快进入昏迷状态。还可表现为去皮质状态、癫痫发作、延髓性麻痹、锥体束受损、脊髓丘脑束受累、锥体外系受累。精神异常可为兴奋状态、亦可为抑郁状态。②急性甲状腺毒性肌病：罕见，表现为迅速的肌无力，严重时可在数日内发生软瘫。常侵犯咽部肌肉，发生吞咽困难、声音嘶哑，甚至累及呼吸肌，秒数可侵犯眼肌及其他颅神经支配的肌肉，括约肌功能保留，无感觉障碍。③慢性甲状腺毒性肌病：很常见，特点为进行性肌萎缩与肌力下降，而甲亢症状不明显，易侵犯近端肌，少数同时侵犯远端肌，伸肌较屈肌更易受累。常用为双侧性，少数单侧为主，腱反射正常或亢进，少数患者肌肉萎缩可伴束颤。④甲状腺毒性周期性瘫痪：男性多见，与家族性周期性瘫痪相同，可伴有自主神经障碍，血钾降低，补钾不能改善肌无力。

（肖祖锋）

试题及参考答案

试　题

A1/A2 型选择题（每一道考试题下面有 A、B、C、D、E 五个备选答案，请从中选择一个最佳答案。）

1. 深反射亢进见于（　　　）。
   A. 前角受损　　　　　　　　B. 后根受损　　　　　　　　C. 肌肉病变
   D. 后索受损　　　　　　　　E. 锥体束受损

2. 延髓麻痹不同于假性延髓麻痹的临床表现的主要特点之一是后者有（　　　）。
   A. 下颌反射和咽反射出现或亢进　　　　　　B. 舌肌萎缩、肌束震颤
   C. 舌前 2/3 味觉消失　　　　　　　　　　　D. 咽部感觉无保留
   E. 声音嘶哑、吞咽困难

3. 周围性面瘫和中枢性面瘫区别的关键在后者具有（　　　）。
   A. 构音障碍　　　　　　　　B. 口角歪斜，鼓腮困难　　　C. 面肌无萎缩
   D. 面部感觉减退　　　　　　E. 能闭目，蹙额

4. 脑神经共有（　　　）对。
   A. 12　　　　　　　　　　　B. 13　　　　　　　　　　　C. 14
   D. 11　　　　　　　　　　　E. 16

5. 一侧眼球固定于外展位，病损神经可能是该侧的（　　　）。
   A. 动眼神经　　　　　　　　B. 滑车神经　　　　　　　　C. 展神经
   D. 三叉神经　　　　　　　　E. 面神经

6. 患者发热 5 天，逐渐不认识家人，躁动不安，言语增多，伴幻觉，查体：定向力障碍，注意力分散，最可能的意识障碍类型是（　　　）。
   A. 去皮质状态　　　　　　　B. 意识模糊　　　　　　　　C. 醒状昏迷
   D. 谵妄状态　　　　　　　　E. 清醒

7. 病人持续处于睡眠状态，多次较重的刺激或较大的言语刺激方可唤醒，能简单、模糊地回答问题，这种情况属于下面哪一种意识障碍（　　　）。
   A. 浅昏迷　　　　　　　　　B. 深昏迷　　　　　　　　　C. 嗜睡
   D. 昏睡　　　　　　　　　　E. 谵妄

8. 病人肢体能在床面上移动，但不能抵抗重力，该病人肌力属于（　　　）。
   A. 1 级　　　　　　　　　　B. 2 级　　　　　　　　　　C. 3 级
   D. 4 级　　　　　　　　　　E. 5 级

9. 下列关于上运动神经元瘫痪的表现，错误的是（　　　）。
   A. 瘫痪分布以整个肢体为主　　　　　　　　B. 肌张力减低
   C. 腱反射增强　　　　　　　　　　　　　　D. 病理反射阳性

E. 肌张力增高

10. 患者，男，52 岁，糖尿病病史 10 年，出现复视，检查见右眼内斜视，眼球不能向外侧转动，其病变部位可能是（　　）。

A. 左侧展神经　　　　　　B. 右侧展神经　　　　　　C. 左侧中脑

D. 右侧脑桥　　　　　　　E. 左侧脑桥

11. 左侧偏瘫、右侧外展神经麻痹和右面神经周围性麻痹时，病变部位在（　　）。

A. 右内囊　　　　　　　　B. 右中脑　　　　　　　　C. 右脑桥

D. 右延髓　　　　　　　　E. 左延髓

12. 患者，男，38 岁，扛重物时突然出现颈部疼痛，随之四肢瘫痪。查体：神志清楚，颅神经正常，双上肢迟缓性瘫痪，双下肢痉挛性瘫痪。最可能的病变部位在（　　）。

A. 颈膨大　　　　　　　　B. 高位颈髓　　　　　　　C. 脑桥

D. 延髓　　　　　　　　　E. 周围神经

13. 一位病人有步态不稳（夜晚黑暗时加重），行走时双目注视地面，跨步阔大，举足过高，踏步作响，应考虑为（　　）。

A. 小脑性共济失调　　　　B. 前庭功能障碍　　　　　C. 感觉性共济失调

D. 下肢痉挛性轻瘫　　　　E. 鸭步

14. 负责伸大腿和屈小腿的神经为（　　）。

A. 胫神经　　　　　　　　B. 腓神经　　　　　　　　C. 股外侧皮神经

D. 坐骨神经　　　　　　　E. 腓总神经

15. 造成腕下垂的单一周围神经损害是（　　）。

A. 尺神经　　　　　　　　B. 桡神经　　　　　　　　C. 腋神经

D. 正中神经　　　　　　　E. 肌皮神经

16. 膝反射的脊髓反射中枢为（　　）。

A. $T_{12} \sim L_1$　　　　　　B. $L_{2 \sim 4}$　　　　　　　C. $S_{1 \sim 2}$

D. $L_{3 \sim 5}$　　　　　　　　E. $L_{1 \sim 3}$

17. 浅感觉检查不包括（　　）。

A. 热觉　　　　　　　　　B. 振动觉　　　　　　　　C. 冷觉

D. 触觉　　　　　　　　　E. 痛觉

18. 一患者的位置觉受损，当此患者双脚并拢站立时，下列哪种情况患者容易跌倒（　　）。

A. 屈颈　　　　　　　　　B. 闭眼　　　　　　　　　C. 屈膝

D. 双手平举　　　　　　　E. 转头

19. 以下哪项不是检查小脑功能的方法（　　）。

A. 轮替实验　　　　　　　B. 指鼻试验　　　　　　　C. 病理反射

D. 肌张力检查　　　　　　E. 跟膝胫实验

20. 三叉神经检查的内容以下哪项不正确（　　）。

A. 角膜反射　　　　　　　B. 面部感觉　　　　　　　C. 下颌反射

D. 舌前 2/3 味觉　　　　　E. 咀嚼运动

21. 锥体束受损时肌张力通常改变为（　　）。

A. 折刀样肌张力增高　　　B. 齿轮样肌张力增高　　　C. 铅管样肌张力增高

D. 肌张力减低　　　　　　E. 以上均是

22. 意向性震颤见于（　　）。

A. 大脑半球受损   B. 小脑半球受损   C. 深部感觉受损

D. 基底核受损   E. 前庭神经受损

23. 神经病诊断中首要的依赖材料是（   ）。

A. 病史和体格检查   B. 脑电图   C. 磁共振检查

D. 肌电图   E. CT 扫描

24. 急诊室中常用于鉴别脑出血和脑梗死快速、安全的检查方法是（   ）。

A. 头颅 CT   B. 头颅 MRI   C. 脑电图

D. 脑脊液检查   E. 脑干诱发电位

25. 患者，女性，20 岁，低热、盗汗、咳嗽 1 个月，头痛、呕吐 4 天，查体：神志清楚，消瘦，脑膜刺激征阳性。为明确诊断，首选何种检查（   ）。

A. 腰椎穿刺   B. 脑电图检查   C. 颅脑 MRI 检查

D. 头颅 CT 检查   E. 诱发电位检查

26. 患者，60 岁。1 年来感全身肉跳，逐渐出现左下肢无力和变细，登梯困难。近半年持筷困难。查体：双手鱼际肌、骨间肌和下肢肌肉萎缩，可见肌束颤动，双侧 Babinski 征阳性。无感觉障碍。为明确有无运动神经元病，首选检查为（   ）。

A. 颈髓 MR   B. 肌电图   C. 脑脊液检查

D. 头颅 CT   E. 脑干诱发电位

27. 脑梗死病灶在 CT 上出现低密度改变，多在发病后（   ）。

A. 3～6h   B. 12～24h   C. 6～8h

D. 8～10h   E. 24～48h

28. 女性，68 岁，活动中突发头痛、左侧肢体乏力伴呕吐 3h，既往有高血压病史 10 年。查体：神志清楚，左侧肢体肌张力低，肌力 0 级，左侧偏身感觉减退。该患者最有诊断价值的辅助检查是（   ）。

A. TCD   B. 头颅 CT   C. 肌电图

D. 脑电图   E. 脑脊液检查

29. 分泌脑脊液的主要部位（   ）。

A. 侧脑室脉络丛   B. 蛛网膜颗粒   C. 脑膜

D. 蛛网膜   E. 脑实质

30. 男性，10 岁，近 1 个月发作性四肢抽搐 2 次，伴有意识障碍，口吐白沫，大小便失禁，每次持续 4～6min，神经系统检查未见异常。下列哪项检查最有助于诊断（   ）。

A. 头颅 MRI   B. 脑电图   C. 脑脊液检查

D. 头颅 CT   E. TCD

31. 在头颅 CT 检查中，下列性质的病变表现为低密度影，但除外（   ）。

A. 脓肿   B. 囊肿   C. 水肿

D. 钙化   E. 空气

32. 脑脊液中糖和氯化物含量降低，常见于（   ）。

A. 吉兰-巴雷综合征   B. 脊髓压迫症   C. 结核性脑膜炎

D. 脑梗死   E. 病毒性脑膜炎

33. 四肢远端对称性的感觉、运动和自主神经功能障碍疾病定位在（   ）。

A. 脊髓病变   B. 多发性周围神经病变   C. 脑干病变

D. 肌肉病变   E. 神经肌肉接头处病变

34. 病程中出现复发-缓解特点，提示疾病的性质是（　　）。
    A. 脱髓鞘疾病　　　　　B. 营养及代谢疾病　　　　C. 神经变性疾病
    D. 血管性疾病　　　　　E. 感染性疾病

35. 病理反射的出现是由于（　　）。
    A. 锥体束受损　　　　　B. 基底核受损　　　　　　C. 脑干网状结构受损
    D. 神经系统兴奋性增高　　E. 脊髓反射弧的损害

36. 50 岁女性，糖尿病，突发左侧面部无力，右侧肢体无力，向左侧凝视时有复视，病变可能在（　　）。
    A. 右侧脑干　　　　　　B. 左侧脑干　　　　　　　C. 右侧大脑半球
    D. 左侧大脑半球　　　　E. 右侧内侧纵束

37. 小脑病变常出现以下症状，但除外（　　）。
    A. 眼球震颤　　　　　　B. 共济失调　　　　　　　C. 锥体束征
    D. 肌张力减低　　　　　E. 以上均不是

38. 一名 30 岁醉酒男士，醒后发现右手活动不灵活，神经系统检查显示右手腕部背屈不能，他可能损伤了（　　）。
    A. 尺神经　　　　　　　B. 桡神经　　　　　　　　C. 正中神经
    D. 肌皮神经　　　　　　E. 肱桡神经

39. 闭锁综合征见于（　　）。
    A. 大脑中动脉闭塞　　　B. 大脑前动脉闭塞　　　　C. 脊髓前动脉闭塞
    D. 小脑梗死　　　　　　E. 脑桥基底部梗死

40. 患者近一个月来刷牙时常出现右上牙部及右面部疼痛，每次持续 5～6s，间歇时完全正常，神经系统检查无阳性体征，首先考虑的诊断（　　）。
    A. 牙痛　　　　　　　　B. 鼻窦炎　　　　　　　　C. 舌咽神经痛
    D. 三叉神经痛　　　　　E. 偏头痛

41. 能提示诊断急性炎症性脱髓鞘性多发性神经根神经病的脑脊液检验结果是（　　）。
    A. 蛋白增高，细胞数正常　　　　　　　　　B. 蛋白正常，细胞数增高
    C. 蛋白降低，血压增高　　　　　　　　　　D. 葡萄糖降低，细胞数剧增
    E. 葡萄糖正常，氯化物升高

42. 女性，26 岁，劳累后出现胸背痛 11 天，双下肢麻木、无力，小便失禁 1 天。体检：两下肢肌力 0 级，两侧下肢腱反射消失，病理征阴性，T_4 以下深浅感觉消失，首先考虑的诊断（　　）。
    A. 多发性硬化　　　　　B. 急性脊髓炎　　　　　　C. 亚急性脊髓炎
    D. 吉兰-巴雷综合征　　　E. 运动神经元疾病

43. 脑出血最常见的病因是（　　）。
    A. 血液病　　　　　　　B. 脑血管畸形　　　　　　C. 颅脑外伤
    D. 抗凝或溶栓治疗　　　E. 高血压和脑动脉硬化

44. 蛛网膜下腔出血最常见的病因是（　　）。
    A. 动脉瘤　　　　　　　B. 脑血管畸形　　　　　　C. 血友病
    D. 高血压和动脉硬化　　E. 冠心病

45. 女性，37 岁，有风湿性心脏病病史 10 余年，突发口角歪斜，口齿不清，右上肢无力 1 天。最可能的诊断（　　）。

　　A. 脑血栓形成　　　　　　　　B. TIA　　　　　　　　　C. 脑出血

　　D. 蛛网膜下腔出血　　　　　　E. 脑栓塞

46. 某患者突发昏迷，四肢瘫痪，双侧瞳孔"针尖样"缩小，最可能是（　　　）。

　　A. 蛛网膜下腔出血　　　　　　B. 基底核出血　　　　　C. 小脑出血

　　D. 额叶出血　　　　　　　　　E. 桥脑出血

47. 关于短暂性脑缺血发作，下列不正确的是（　　　）。

　　A. 常反复发作　　　　　　　　B. 恢复不完全　　　　　C. 发作突然

　　D. 持续时间短暂　　　　　　　E. 好发年龄 50～70 岁

48. 蛛网膜下腔出血患者卧床休息至少（　　　）。

　　A. 4～6 周　　　　　　　　　　B. 10 天　　　　　　　　C. 2 周

　　D. 10～14 天　　　　　　　　　E. 8 周

49. 青壮年脑栓塞患者，栓子来源最多的原因是（　　　）。

　　A. 心肌梗死　　　　　　　　　　　　　　　　B. 风湿性心脏病伴房颤

　　C. 细菌或病毒导致的动脉炎　　　　　　　　　D. 高血压性心脏病伴房颤

　　E. 先天性心脏病

50. 脑出血的预后与（　　　）。

　　A. 出血量有关　　　　　　　B. 并发症严重程度有关　　C. 部位有关

　　D. 出血量、部位有关　　　　E. 出血量、部位、并发症严重程度有关

51. 高血压脑出血的主要发病机制是（　　　）。

　　A. 颅内动脉外膜不发达，管壁较薄，易致破碎

　　B. 硬化动脉内膜粗糙，形成内膜溃疡，在高血压作用下血管破裂

　　C. 在高血压的基础上，合并颅内动静脉畸形，易出血

　　D. 高血压可使小动脉硬化、玻璃样变，形成微动脉瘤导致破裂

　　E. 实质上是颅内静脉循环障碍和静脉破裂

52. 脑出血病人的急性期处理，下列不正确的是（　　　）。

　　A. 安静、少搬动　　　　　　　　　　　　　　B. 用脱水剂、减轻脑水肿

　　C. 给血管扩张药以改善血液循环　　　　　　　D. 合并应激性溃疡时用止血药

　　E. 血压增高明显者，给降血压治疗

53. 诊断蛛网膜下腔出血的首选的辅助检查方法是（　　　）。

　　A. CT　　　　　　　　　　　B. MRI　　　　　　　　　C. DSA

　　D. TCD　　　　　　　　　　E. SPECT

54. 高血压性脑出血急性期最威胁患者生命的是（　　　）。

　　A. 出血后血肿形成　　　　B. 出血后并发脑水肿　　　C. 昏迷后肺感染

　　D. 脑水肿并发脑疝　　　　E. 昏迷后水、电解质紊乱等并发症

55. 关于脑出血最确切的诊断依据（　　　）。

　　A. 60 岁以上发病　　　　　B. 均有偏瘫

　　C. 脑脊液血性　　　　　　　D. 头颅 CT 检查发现脑实质内有高密度影

　　E. 均有脑膜刺激征

56. 脑栓塞治疗的正确目标是（　　　）。

　　A. 控制脑水肿和预防脑疝　　　　　　　　　　B. 预防脑栓塞再发

　　C. 控制脑水肿，并治疗原发病　　　　　　　　D. 外科手术摘除栓子

E. 应用抗生素，防止并发症

57. 脑栓塞的临床表现不正确的是（　　）。
    A. 患者较年轻　　　　　　　B. 多有风湿性心瓣膜病史
    C. 起病急骤　　　　　　　　D. 多有脑膜刺激征
    E. 可有偏瘫失语

58. 脑血栓形成患者应用溶栓疗法的首选药物是（　　）。
    A. rt-PA　　　　　　　B. 肝素　　　　　　　C. 双香豆素
    D. 华法林　　　　　　E. 阿司匹林

59. 脑出血患者CT图像为（　　）。
    A. 起病后即可见高密度异常影　　　　B. 起病24～48h后可见异常高密度影
    C. 起病后即可见低密度异常影　　　　D. 可见脑室扩大
    E. 起病后24h内无改变

60. 脑出血最重要的内科治疗是（　　）。
    A. 控制脑水肿　　　　B. 止血剂　　　　　C. 迅速降血压
    D. 抗血素治疗　　　　E. 吸氧

61. 脑梗死患者脑水肿高峰期为发病后（　　）。
    A. 24h～3d　　　　B. 48h～5d　　　　C. 72h～5d
    D. 4～6d　　　　　E. 7d

62. 防止蛛网膜下腔出血患者再出血的最可靠方法是（　　）。
    A. 保持大便通畅　　　B. 卧床休息4～6周　　　C. 避免活动和激动
    D. 保持血压稳定　　　E. 脑动脉瘤或血管畸形手术或放射介入治疗

63. 蛛网膜下腔出血最常见的致死原因（　　）。
    A. 脑疝　　　　　　B. 脑积水　　　　　C. 脑血管痉挛
    D. 动脉瘤再破裂出血　　E. 感染

64. 脑血栓形成最常见的病因是（　　）。
    A. 高血压病　　　　B. 脑动脉粥样硬化　　　C. 各种脑动脉炎
    D. 血压偏低　　　　E. 红细胞增多症

65. 一位脑出血的病人，很快昏迷，双侧瞳孔极度缩小，四肢瘫痪，高热，呼吸障碍，出血部位应考虑（　　）。
    A. 内囊内侧和丘脑附近　　B. 外囊附近　　　C. 脑桥
    D. 小脑　　　　　　E. 内囊内侧扩延至外囊附近

66. 重症肌无力常与哪一种疾病同时存在（　　）。
    A. 甲状腺肿瘤　　　B. 甲状腺功能亢进症　　C. 胸腺肿瘤或胸腺增生
    D. 系统性红斑狼疮　　E. 多发性神经炎

67. 面神经炎急性期，下列哪一种药较为重要（　　）。
    A. 青霉素　　　B. 加兰他敏　　　C. 维生素 B_{12}
    D. 激素　　　　E. 地巴唑

68. 癫痫失神性发作的首选药物是（　　）。
    A. 丙戊酸钠　　　B. 三甲双酮　　　C. 地西泮
    D. 硝西泮　　　　E. 乙琥胺或苯琥胺

69. 诊断癫痫的主要依据（　　）。

A. 神经系统体征   B. 头颅 X 线拍片   C. 脑脊液化验

D. 病史询问   E. 脑电图检查

70. 紧张型头痛的性质为（ ）。

A. 刺痛   B. 钻痛   C. 炸裂样疼痛

D. 搏动性疼痛   E. 紧箍样胀痛

71. 偏头痛发作期治疗首选（ ）。

A. 尼莫地平   B. 氟桂利嗪   C. 卡马西平

D. 麦角胺咖啡因   E. 普萘洛尔

72. 偏头痛中最常见的类型是（ ）。

A. 有先兆的偏头痛   B. 无先兆的偏头痛   C. 紧张型头痛

D. 基底动脉型偏头痛   E. 丛集性头痛

73. 根性坐骨神经病，最常见的病因是（ ）。

A. 椎管内肿瘤   B. 风湿或受寒   C. 腰椎间盘突出

D. 腰部关节炎   E. 黄韧带肥厚

74. 三叉神经痛最常用和最有效的首选药物是（ ）。

A. 维生素 B_{12} B. 卡马西平   C. 苯妥英钠

D. 巴氯芬   E. 维生素 B_1

75. 患者女性，20 岁，吹风后出现左耳疼痛伴口角右歪 1 天来诊。查体：面部感觉正常，伸舌无偏斜，四肢肌力正常，行走平稳。患者最可能伴有的体征是（ ）。

A. 右侧眼睑闭合不能   B. 左侧眼睑闭合不能 C. 左侧眼睑下垂

D. 右侧眼睑下垂   E. 双眼向右凝视障碍

76. 男性，45 岁，右侧面颊阵发性剧痛 1 个月，每次发作突然出现，进食或刷牙可诱发，呈触电样疼痛，持续数秒钟，本病最可能的诊断的是（ ）。

A. 舌咽神经痛   B. 三叉神经痛   C. 鼻窦炎

D. 非典型面痛   E. 蝶腭神经痛

77. 与坐骨神经痛有关的体征是（ ）。

A. Romberg 征   B. Kernig 征   C. Chaddock 征

D. Babinski 征   E. Laseque 征

78. 慢性吉兰-巴雷综合征首选的治疗是（ ）。

A. B 族维生素   B. 血浆交换   C. 皮质类固醇

D. 免疫球蛋白   E. 免疫抑制剂

79. 关于急性脊髓炎错误的是下列哪项（ ）。

A. 可先有病灶相应部位的背痛   B. 急性发生肌张力低下，腱反射减低

C. 散在发病，多见于青壮年   D. 早期一般不出现脊髓休克现象

E. 急性发生脊髓横贯损害症状

80. 患者，男性，45 岁，双下肢无力伴下背痛 6 天来诊。查体：双下肢肌力 3 级，肌张力下降，膝、踝腱反射消失，病理征阴性，尿潴留。病变位于（ ）。

A. 周围神经   B. 颈膨大   C. 腰膨大

D. 胸髓段   E. 脊髓圆锥

81. 脊髓压迫症最多见的原因是（ ）。

A. 肿瘤   B. 出血   C. 炎症

D. 外伤　　　　　　　　　　E. 退行性变

82. 一痉挛性截瘫的病人，查体发现脐肋缘水平以下感觉消失，上腹壁反射消失。MRI 检查按椎体算选择的摄片部位在（　　）。

A. $T_{5\sim6}$　　　　　　　B. $T_{9\sim10}$　　　　　　C. $C_{5\sim6}$

D. $L_{1\sim2}$　　　　　　　E. 整个胸腰椎

83. 结核性脑膜炎时，脑脊液中的糖和氯化物典型变化是（　　）。

A. 均升高　　　　　　　　B. 均下降　　　　　　　C. 糖下降，氯化物升高

D. 糖升高，氯化物下降　　E. 糖正常，氯化物下降

84. 结核性脑膜炎和新型隐球菌脑膜炎的鉴别主要通过（　　）。

A. 脑脊液中糖的变化　　　B. 脑脊液中蛋白的变化　　C. 脑脊液中病原体检查

D. 脑脊液中氯化物的变化　E. 是否存在慢性消耗性疾病

85. 艾滋病的 HIV 感染可造成神经系统损害的部位是（　　）。

A. 脑　　　　　　　　　　B. 脑、脊髓　　　　　　　C. 脑、脊髓、周围神经

D. 脑、脑膜、脊髓　　　　E. 脑、脊髓、周围神经、肌肉

86. 患者，女性，30岁，发热、头痛伴呕吐3天，有体重下降史3周，有肺结核病史2年。查体：颈项抵抗，克氏征可疑阳性。需进一步检查以下哪项有助于确诊（　　）。

A. 血糖、血脂检查　　　　B. 脑脊液抗酸涂片　　　　C. 脑脊液墨汁染色

D. 血常规　　　　　　　　E. 胸部 CT

87. 病毒性脑膜炎好发的季节是（　　）。

A. 冬季　　　　　　　　　B. 夏秋季　　　　　　　　C. 春季

D. 冬春季　　　　　　　　E. 春夏季

88. 单纯疱疹病毒性脑炎最常见的病灶部位是（　　）。

A. 顶叶和枕叶　　　　　　B. 大脑皮质广泛性损害　　C. 颞叶、额叶及边缘系统

D. 脑干　　　　　　　　　E. 丘脑

89. 最能支持脑膜炎诊断的症状是（　　）。

A. 头痛　　　　　　　　　B. 发热　　　　　　　　　C. 颈项强直

D. 呕吐　　　　　　　　　E. 视乳头水肿

90. 治疗肝豆状核变性的首选药物是（　　）。

A. 青霉胺　　　　　　　　B. B族维生素　　　　　　C. 左旋多巴

D. 硫酸锌　　　　　　　　E. 二巯丙醇

91. 原发性帕金森病主要病变部位在（　　）。

A. 中脑　　　　　　　　　B. 丘脑　　　　　　　　　C. 黑质-纹状体

D. 蓝斑　　　　　　　　　E. 迷走神经背核

92. 以下哪个不属于帕金森病的特有表现（　　）。

A. "搓丸样"动作　　　　　B. 折刀样强直　　　　　　C. 写字过小征

D. 齿轮样强直　　　　　　E. 铅管样强直

93. 帕金森病的典型肌张力改变为（　　）。

A. 肌强直和铅管样肌张力增高　　　　　　B. 肌强直和折刀样肌张力增高

C. 铅管样和齿轮样肌张力增高　　　　　　D. 铅管样和折刀样肌张力增高

E. 齿轮样和折刀样肌张力增高

94. 帕金森病的治疗，最有效的药物是（　　）。

A. 苯海索　　　　　　　　B. 金刚烷胺　　　　　　　C. 多巴胺制剂

D. 溴隐亭　　　　　　　　E. 吡贝地尔

95. 在 Shy-Drager 综合征早期常有阳痿，原因是（　　　）。

A. 锥体束病变　　　　　　B. 自主神经功能不全　　　C. 动脉粥样硬化

D. 糖尿病　　　　　　　　E. 脊髓病变

96. 不符合腕管综合征临床表现的是（　　　）。

A. 手掌桡侧半，拇指、中指及示指掌面，无名指桡侧半掌面，示、中指末节和无名指末节桡侧半背面感觉减低或消失

B. 表现为尺神经麻痹　　　C. 常合并灼性神经痛

D. 大鱼际肌萎缩　　　　　E. 表现为正中神经麻痹

97. 患者，女性，5 岁，近 1 个月发作性突然意识不清，发呆，双目瞪视，呼之不应，持续数秒后清醒，对发作无记忆，每天发作数次。查体无异常。该患儿首选治疗药物是（　　　）。

A. 乙琥胺　　　　　　　　B. 卡马西平　　　　　　　C. 丙戊酸钠

D. 苯巴比妥　　　　　　　E. 苯妥英钠

98. 癫痫持续状态指的是（　　　）。

A. 一侧肢体抽搐不止　　　　　　　　　　B. 大发作频繁，间期意识持续丧失

C. 精神运动性发作　　　　　　　　　　　D. 大发作频繁，不能用药物控制

E. 阵挛发作一处开始逐渐扩散

99. 治疗癫痫持续状态首选药物（　　　）。

A. 苯巴比妥　　　　　　　B. 地西泮静脉推注　　　　C. 丙戊酸钠

D. 卡马西平　　　　　　　E. 10％水合氯醛保留灌肠

100. 患者，男性，30 岁，近 3 个月反复发作性左上肢抽动，每次半分钟自行缓解，对发作有记忆。最可能诊断是（　　　）。

A. 肌阵挛发作　　　　　　B. 单纯部分性发作　　　　C. 小舞蹈症

D. 自动症　　　　　　　　E. 低钙性手足搐搦

101. 先天性脑积水主要表现是（　　　）。

A. 四肢瘫痪　　　　　　　B. 头围快速进行性增大　　C. 落日征

D. 视乳头水肿　　　　　　E. Macewen 征

102. 与周期性瘫痪可以伴发的常见疾病是（　　　）。

A. 癔症　　　　　　　　　B. 甲状腺功能亢进症　　　C. 糖尿病

D. 原发性醛固酮增多症　　E. 甲状旁腺功能亢进症

103. 重症肌无力最易受累的肌肉是（　　　）。

A. 眼外肌　　　　　　　　B. 面肌　　　　　　　　　C. 四肢近端肌肉

D. 延髓支配的肌肉　　　　E. 四肢远端肌肉

104. 重症肌无力患者合并肺部感染，下列抗生素哪种不宜使用（　　　）。

A. 庆大霉素　　　　　　　B. 青霉素　　　　　　　　C. 氯霉素

D. 头孢氨苄　　　　　　　E. 甲硝唑

105. 重症肌无力的发病机制是（　　　）。

A. 突触前乙酰胆碱释放减少

B. 突触后膜乙酰胆碱受体敏感性降低和受体数目减少

C. 胆碱酯酶活性增高

D. 胆碱酯酶活性降低

E. 以上均不是

106. 下列哪种肌病可有明显肌痛（　　）。

    A. 线粒体肌病　　　　　　B. 强直性肌营养不良症　　　C. 先天性肌强直

    D. 进行性肌营养不良症　　E. 多发性肌炎

107. 患者，男性，60岁，近一个月无明显原因出现消瘦，感四肢无力，口干。查体：眼球活动自如，四肢近端肌力4级，远端5级，膝、踝反射消失，病理反射未引出。血生化，血糖正常，甲状腺功能检测正常，胸片怀疑占位性病变。本病最可能的诊断是（　　）。

    A. 重症肌无力　　　　　　B. 多发性肌炎　　　　　　　C. 低钾性周期性瘫痪

    D. Lambert-Eaton综合征　E. 2型糖尿病

108. 重症肌无力最明显的病变部位是（　　）。

    A. 副交感神经　　　　　　B. 前角细胞　　　　　　　　C. 感觉神经节

    D. 神经肌肉接头　　　　　E. 交感神经

109. 关于Duchenne型肌营养不良，下列哪项描述不正确（　　）。

    A. 有明显的地理或种族差异　　　　　　　　B. 女性为基因携带者

    C. 是主要影响男性的X连锁隐性遗传病　　　D. 为最常见的类型

    E. 家族受累代数越多，病情越轻

110. 低钾性周期性瘫痪的常见诱因是（　　）。

    A. 心率缓慢和U波出现　　B. 饱食和寒冷　　　　　　　C. 多汗和烦渴

    D. 高盐饮食　　　　　　　E. 嗜睡和少尿

111. 患者躯干肌、四肢近端肌群被叩诊锤叩出局部肌球，数秒钟后消失，该现象出现于（　　）。

    A. 低钾性周期性瘫痪　　　B. 强直性肌营养不良　　　　C. 进行性肌营养不良

    D. 多发性肌炎　　　　　　E. 脊肌萎缩症

112. 急性炎性脱髓鞘性多发性神经病的首发症状通常为（　　）。

    A. 双侧周围性面瘫　　　　B. 呼吸困难　　　　　　　　C. 吞咽困难

    D. 排尿困难　　　　　　　E. 四肢远端对称性无力

113. 急性横贯性脊髓炎和吉兰-巴雷综合征的鉴别点是（　　）。

    A. 腱反射消失　　　　　　B. 四肢瘫痪　　　　　　　　C. 病理反射阴性

    D. 括约肌障碍　　　　　　E. 肌张力低

114. 脊髓灰质炎的瘫痪特点是（　　）。

    A. 不对称性迟缓性瘫痪，无感觉障碍　　　　B. 不对称性迟缓性瘫痪，有感觉障碍

    C. 对称性迟缓性瘫痪，无感觉障碍　　　　　D. 对称性迟缓性瘫痪，有感觉障碍

    E. 双下肢痉挛性瘫痪，无感觉障碍

115. 锥体外病变可表现为（　　）。

    A. 腱反射亢进　　　　　　B. 折刀样强直　　　　　　　C. 静止性震颤

    D. 共济失调　　　　　　　E. 肢体瘫痪

116. 橄榄-脑桥-小脑变性常见的首发症状是（　　）。

    A. 吞咽困难　　　　　　　B. 双下肢共济失调　　　　　C. 双上肢共济失调

    D. 不自主运动　　　　　　E. 核上性眼肌麻痹

117. 下列哪项不符合小舞蹈病的体征（　　）。

    A. 旋前肌征　　　　　　　B. 挤奶妇手法　　　　　　　C. 盈亏征

D. 小写征　　　　　　　　　　E. 不自主运动

118. 短暂性脑缺血发作应用阿司匹林的目的是（　　　）。

A. 预防复发　　　　　B. 保护脑细胞　　　　　C. 增加脑灌注

D. 扩张血管　　　　　E. 改善神经功能的缺失

119. 下列哪个情况常见于典型的偏头痛（　　　）。

A. 恶心　　　　　　　B. 畏光　　　　　　　　C. 视觉先兆

D. 家族史　　　　　　E. 偏瘫

120. 胸髓横贯性损害引起（　　　）。

A. 四肢瘫　　　　　　B. 偏瘫　　　　　　　　C. 双下肢周围性瘫

D. 双上肢中枢性瘫　　E. 双下肢中枢性瘫

A3/A4 型题（每一道考题是以一个小案例出现的，其下面都有 A、B、C、D、E 五个备选答案。请从中选择一个最佳答案。）

患者女性，40 岁，突然出现剧烈头痛、项枕部痛和呕吐 8h，不发热。无高血压病史。体检：神清，血压轻度增高。右瞳孔散大，对光反应消失，右上睑下垂，眼球向上、向下、向内运动不能。颈强直，Kernig 征（＋）。脑 CT 示脑正中裂、大脑外侧裂和基底池呈高密度影。

121. 首先考虑的诊断是（　　　）。

A. 脑实质出血　　　　B. 脑膜癌病　　　　　　C. 蛛网膜下腔出血

D. 脑膜炎　　　　　　E. 脑瘤

122. 其受累的颅神经为（　　　）。

A. 右侧动眼神经　　　B. 右侧外展神经　　　　C. 右侧面神经

D. 右侧三叉神经　　　E. 右侧视神经

123. 如进行脑脊液检查，以下哪项最可能是检查所见（　　　）。

A. 脑脊液出现蛋白升高　　　　　　　B. 脑脊液正常

C. 脑脊液出现大量白细胞　　　　　　D. 脑脊液出现肿瘤细胞

E. 血性脑脊液

患者女性，65 岁，发现左侧肢体活动不能 3h。既往有高血压病 10 年。检查：意识清楚，瞳孔等圆，肌力 2 级。

124. 为明确诊断，最有鉴别价值的辅助检查为（　　　）。

A. 脑血管造影　　　　B. 头颅 CT　　　　　　C. 腰穿

D. TCD　　　　　　　E. SPECT

125. 患者入院后 1h，确诊为急性脑梗死。目前最应该考虑的处理是（　　　）。

A. 抗血小板治疗　　　　　B. 甘露醇等药物降颅压，抗脑水肿治疗

C. 蛇毒类降纤药　　　　　D. 尿激酶等溶栓治疗

E. 钙离子拮抗剂等神经保护剂

患者男性，59 岁，发现右眼睑下垂 2 个月。病前无明显诱因，眼睑下垂下午比早晨明显。查体：右上睑下垂，右眼球各方向运动受限，瞳孔大小无改变，光反射正常。

126. 此时应考虑的诊断是（　　　）。

A. 右动眼神经麻痹　　　B. 右外展神经麻痹　　　C. 重症肌无力

D. 右面神经麻痹　　　　E. 进行性眼外肌麻痹

127. 对病人进行胸部 CT 检查，主要目的是为了确定（　　　）。

A. 是否合并结节病　　　B. 是否有胸腺瘤或胸腺增生

C. 是否有肺转移癌　　　　D. 是否有肺结核

E. 是否有肺癌

128. 在此情况下首选的药物治疗是（　　　）。

　　A. 抗癌药物治疗　　　　B. 维生素 B_{12}　　　　C. 肾上腺皮质激素

　　D. 溴吡啶斯的明　　　　E. 免疫球蛋白

患者，男性，21岁，一周前出现发热、头痛、全身酸痛，3天后好转，4天前出现双下肢无力，尚能行走，但费力，次日双下肢完全瘫痪，尿便障碍。查体：T_5 水平以下深、浅感觉丧失。腰穿压颈通畅，脑脊液化验正常。

129. 该患者诊断考虑（　　　）。

　　A. 吉兰-巴雷综合征　　　B. 急性脊髓炎　　　　C. 脊髓出血

　　D. 脊椎肿瘤　　　　　　E. 急性硬脊膜外脓肿

130. 该病急性期治疗，下列哪项是不必要的（　　　）。

　　A. 大剂量脱水治疗　　　B. 皮质类固醇激素

　　C. 选用适当抗生素　　　D. 处理排尿障碍，防治尿路感染和褥疮

　　E. 早期康复训练

131. 该病最常损害的节段是（　　　）。

　　A. 腰膨大　　　　　　　B. $T_{3\sim5}$ 节段　　　　C. $T_{12}\sim L_2$ 节段

　　D. 颈膨大　　　　　　　E. 圆锥部

患者，女性，22岁。双下肢无力发麻3天，今感解小便困难，两年前双眼视物模糊2个月。查体：T_6 以下感觉完全丧失，下肢肌力3级，腱反射亢进，Babinski征阳性。

132. 最可能的诊断是（　　　）。

　　A. 急性横贯性脊髓炎　　B. 视神经脊髓炎　　　　C. 脊髓压迫症

　　D. 脊髓血管畸形　　　　E. 吉兰-巴雷综合征

133. 较有价值的检查是（　　　）。

　　A. 视觉诱发电位　　　　B. 脑部 MRI　　　　　　C. 胸椎 X 线片

　　D. 脑脊液检查　　　　　E. 血清 IgG

134. 适宜和经济的治疗是（　　　）。

　　A. 维生素 B_{12}　　　　　　　　　　　　　　　B. 血浆置换

　　C. 地塞米松静脉滴注　　　　　　　　　　　　　D. 免疫球蛋白静脉滴注

　　E. β_1 干扰素

患者，女性，33岁，既往体健，不明显诱因出现左侧面部麻木和复视半个月。查体：左侧面部感觉缺失，水平运动仅右眼可以外展。3个月前有双侧视神经炎史。

135. 最可能的临床定位诊断是（　　　）。

　　A. 脑干、视神经　　　　B. 脑干　　　　　　　　C. 大脑白质

　　D. 中脑、视神经　　　　E. 颅底

136. 最可能的诊断是（　　　）。

　　A. Fisher 综合征　　　　B. 脱髓鞘脑炎　　　　　C. 多发性硬化

　　D. 脑干肿瘤　　　　　　E. 腔隙性梗死

患者，女性，73岁，右手不自主震颤3年，左手静止性震颤伴动作迟缓1年，肌肉僵硬感，小步态。查体：智力正常，眼球活动正常，面具脸，四肢肌张力高，反射对称，Babinski征阴性，无感觉障碍和共济失调。

137. 本患者最可能的诊断是（　　）。
    A. 多系统萎缩　　　　　B. 肝豆状核变性　　　　C. 帕金森病
    D. 进行性核上性麻痹　　E. 特发性震颤

138. 以下哪种药物不应为患者使用（　　）。
    A. 苯海索　　　　　　　B. 维生素 E　　　　　　C. 左旋多巴
    D. 普拉克索　　　　　　E. 金刚烷胺

139. 最适宜改善症状的单药治疗是（　　）。
    A. 维生素 E　　　　　　B. 司来吉兰　　　　　　C. 左旋多巴
    D. 苯海索　　　　　　　E. 恩他卡朋

7 岁的男孩，家人发现其每日数次发作性呼之不应，发呆，进餐时出现，手中的筷子和碗掉落打翻，每次持续 2～3s。脑电图提示双侧大脑大量发放的 3 次/秒的棘慢波。

140. 最可能的诊断是（　　）。
    A. 失神发作　　　　　　B. 复杂部分性发作　　　C. 简单部分性发作
    D. 失张力发作　　　　　E. 精神运动性发作

141. 为控制症状，首选的药物是（　　）。
    A. 卡马西平　　　　　　B. 乙琥胺　　　　　　　C. 丙戊酸钠
    D. 苯妥英钠　　　　　　E. 苯巴比妥

患者，男性，68 岁，近 2 个月常有头痛，并出现 2 次发作性左手抽搐，每次 3～5min 停止，有高血压病多年，查体未见明显异常。

142. 引起单纯部分性发作的病因首先考虑（　　）。
    A. 脑卒中　　　　　　　B. 脑血管畸形　　　　　C. 颅内肿瘤
    D. 脑脓肿　　　　　　　E. 多发性硬化

143. 需要什么检查进一步确诊（　　）。
    A. 颈动脉多普勒检查　　B. 头颅强化 CT　　　　C. 脑电图
    D. 头颅平片　　　　　　E. 肌电图

患者，男性，10 岁，频繁发作意识丧失，四肢抽搐 1 天来诊。近 3 个月有夜间意识丧失，肢体抽搐 3 次，伴有尿失禁。

144. 此患者首选治疗是（　　）。
    A. 地西泮静脉注射　　　B. 地西泮肌内注射　　　C. 苯巴比妥肌内注射
    D. 苯妥英钠肌内注射　　E. 丙戊酸钠静脉注射

145. 最可能的诊断是（　　）。
    A. 复杂部分性发作　　　B. 单纯部分性发作　　　C. 失神发作
    D. 癫痫持续状态　　　　E. 自动症

146. 癫痫持续状态最可能的类型是（　　）。
    A. 全面性强直-阵挛发作持续状态　　　　　　　B. 单纯部分性发作持续状态
    C. 复杂部分性发作持续状态　　　　　　　　　　D. 失张力发作持续状态
    E. 肌阵挛发作持续状态

147. 症状控制后应选哪一种药物治疗最理想（　　）。
    A. 丙戊酸钠　　　　　　B. 氯硝西泮　　　　　　C. 乙琥胺
    D. 地西泮　　　　　　　E. 苯妥英钠

男性，14 岁。四肢无力 3 年，进行性加重，行走时无间歇性跛行和酸痛感。查体：四肢近端无力，肌力 3 级（以肩带和骨盆带为主），远端 5 级，肌萎缩不明显。神经系统无异常。血清 CPK 增高，LDH 增高，乳酸和丙酮酸增高。

148. 患者可能的诊断是（   ）。

    A. 进行性肌营养不良   B. 多发性肌炎   C. 肌强直肌营养不良

    D. 线粒体肌病   E. Ⅴ型糖原贮积症

149. 要进一步明确诊断，必须做的检查是（   ）。

    A. 糖耐量试验   B. 肌电图   C. 肌肉活检

    D. 脑电图   E. 头 CT

患者，男性，58 岁，右眼睑下垂 2 年，四肢无力 1 年，呼吸困难 3 天入院。四肢无力有晨轻暮重的特点。无复视，无吞咽困难及构音障碍。无高血压、糖尿病病史。查体：呼吸频率 40 次/分，呼吸表浅，口唇略发绀，右侧睑裂小，四肢肌力 3 级，疲劳试验阳性。胸部 CT 示胸腺增生。肌电图提示右腋神经低频重复电刺激波幅递减。血气分析：pH7.3，Osat 85%，PCO_2 68mmHg，PO_2 55mmHg。

150. 该患者诊断应考虑（   ）。

    A. MG Ⅰ 型   B. MG Ⅱa 型   C. MG Ⅱb 型

    D. MG Ⅲ 型   E. MG Ⅳ 型

151. 该患者的治疗首选（   ）。

    A. 胸腺摘除   B. 使用抗生素

    C. 免疫抑制剂   D. 气管切开，呼吸机辅助呼吸

    E. 激素治疗

男性，29 岁，复视，全身无力 2 个月，晨轻暮重。近 3 日发热、咳嗽，有痰难以咳出，并全身无力症状加重。查体：双眼外展受限，双侧瞳孔对光反射正常，口唇发绀，双肺呼吸音弱，可闻及湿性啰音，四肢肌力 3 级，肌肉无压痛，感觉双侧对称，病理反射未引出。

152. 该患者考虑可能的诊断为（   ）。

    A. 低钾性周期性瘫痪   B. 吉兰-巴雷综合征   C. 多发性肌炎

    D. 重症肌无力危象   E. 重症肌无力

153. 为帮助诊断，可通过下列何种方法（   ）。

    A. 普萘洛尔试验   B. 新斯的明试验   C. 阿托品试验

    D. 肌电图   E. 头 CT

154. 其中不正确的处理为（   ）。

    A. 应用氨基苷类抗菌药物   B. 保持呼吸道通畅

    C. 血浆置换   D. 甲强龙冲击治疗

    E. 胸腺切除

女性，50 岁，近 2 个月来上楼吃力，上肢抬举无力，逐渐加重。查体：抬头肌群无力，四肢近端肌群无力，有压痛，远端肌力正常，眼眶周围，双侧鼻梁旁，指甲周围和指关节有淡红斑。余神经系统检查无异常。

155. 患者可能的诊断是（   ）。

    A. 系统性红斑狼疮   B. 风湿性关节炎   C. 肢端红斑症

    D. 皮肌炎   E. 进行性肌营养不良

156. 确诊本病最有价值的检查为（   ）。

    A. 血清肌酸激酶   B. 肌肉和皮肤活检   C. 肌电图

D. 血抗核抗体　　　　　　E. 24h 尿肌酸

157. 首先的治疗为（　　）。

　　A. 泼尼松　　　　　　B. 抗生素　　　　　　C. 卧床休息

　　D. 血浆置换　　　　　　E. 免疫球蛋白

　　男性，20岁，打篮球后出现肌肉酸胀，四肢无力，行走不能，无尿便障碍，被人背入医院。曾有类似发作3次，均约3天后自愈。查体：神清，四肢肌张力低，肌力2级，腱反射消失，感觉正常。心电图示 S-T 段压低和 U 波。

158. 该患者最可能的诊断是（　　）。

　　A. 周期性瘫痪　　　　　　B. 多发性肌炎　　　　　　C. 急性脊髓炎

　　D. 吉兰-巴雷综合征　　　　E. 进行性肌营养不良症

159. 血生化检查中可能表现为（　　）。

　　A. 神经节苷脂 GM1 抗体阳性　　　　　　B. 肌酸激酶增高

　　C. 抗核抗体阳性　　　　　　D. 血沉增快

　　E. 血清钾降低

160. 最佳治疗原则是（　　）。

　　A. 免疫球蛋白治疗　　　　B. 激素治疗　　　　　　C. B族维生素治疗

　　D. 螺内酯口服　　　　　　E. 10%氯化钾口服

参考答案

1.E　2.A　3.E　4.A　5.A　6.D　7.D　8.B
9.B　10.B　11.C　12.A　13.C　14.D　15.B
16.B　17.B　18.B　19.C　20.D　21.A　22.B
23.A　24.A　25.A　26.B　27.E　28.B　29.A
30.B　31.D　32.C　33.B　34.A　35.A　36.B
37.C　38.B　39.E　40.D　41.A　42.B　43.E
44.A　45.E　46.E　47.B　48.A　49.B　50.E
51.D　52.C　53.A　54.D　55.D　56.B　57.D
58.A　59.A　60.A　61.B　62.E　63.C　64.B
65.C　66.C　67.D　68.A　69.D　70.E　71.D
72.B　73.C　74.B　75.B　76.B　77.E　78.C
79.D　80.C　81.A　82.A　83.B　84.C　85.E
86.B　87.B　88.C　89.C　90.A　91.C　92.D
93.D　94.C　95.B　96.B　97.A　98.B　99.B
100.B　101.B　102.B　103.A　104.A　105.B
106.E　107.D　108.D　109.A　110.B　111.D
112.E　113.D　114.A　115.C　116.B　117.D
118.A　119.C　120.E　121.C　122.A　123.E
124.B　125.A　126.C　127.B　128.D　129.E
130.A　131.B　132.B　133.A　134.C　135.A
136.C　137.C　138.C　139.C　140.A　141.B
142.C　143.B　144.A　145.D　146.A　147.A
148.D　149.C　150.E　151.D　152.D　153.B
154.A　155.D　156.B　157.A　158.A　159.E
160.E

（刘　琳）